十三五
规划教材

"十三五"高等教育医药院校规划教材/多媒体融合创新教材

供护理、助产、相关医学技术类等专业使用

护理心理学

HULI XINLIXUE

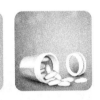

主编◎ 罗艳艳　周英华

郑州大学出版社

郑 州

图书在版编目(CIP)数据

护理心理学/罗艳艳,周英华主编. —郑州:郑州大学出版社,
2018.8

ISBN 978-7-5645-5623-5

Ⅰ.①护…　Ⅱ.①罗…　②周…　Ⅲ.①护理学-医学
心理学-高等学校-教材　Ⅳ.①R471

中国版本图书馆 CIP 数据核字(2018)第 145069 号

郑州大学出版社出版发行

郑州市大学路 40 号　　　　　　　邮政编码:450052

出版人:张功员　　　　　　　　　发行电话:0371-66966070

全国新华书店经销

郑州市诚丰印刷有限公司印制

开本:850 mm×1 168 mm　1/16

印张:19.5

字数:474 千字

版次:2018 年 8 月第 1 版　　　　印次:2018 年 8 月第 1 次印刷

书号:ISBN 978-7-5645-5623-5　　　定价:47.00 元

本书如有印装质量问题,由本社负责调换

作者名单

主　编　罗艳艳　周英华

副主编　郭舒婕

编　委　（按姓氏笔画排序）

叶　林　朱　博　张红星

张东军　陈超然　周英华

罗艳艳　郭舒婕

"十三五"高等教育医药院校规划教材/多媒体融合创新教材

建设单位

（以单位名称首字拼音排序）

安徽医科大学

安徽中医药大学

北华大学

蚌埠医学院

承德医学院

大理大学

佛山科学技术学院

赣南医学院

广东医科大学

广州医科大学

贵阳中医学院

贵州医科大学

桂林医学院

哈尔滨医科大学

河南大学

河南大学民生学院

河南广播电视大学

河南科技大学

河南理工大学

河南中医药大学

湖南医药学院

黄河科技学院

江汉大学

吉林医药学院

济宁医学院

嘉应学院

井冈山大学

九江学院

南华大学

内蒙古医科大学

平顶山学院

山西医科大学

陕西中医药大学

沈阳医学院

邵阳学院

泰山医学院

西安医学院

新乡医学院

新乡医学院三全学院

徐州医科大学

许昌学院医学院

延安大学

延边大学

右江民族医学院

郑州大学

郑州工业应用技术学院

中山大学

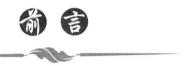

前　言

　　普通高等教育本科护理学专业"十三五"规划教材,坚持质量为本,内容为王,教研先行,创新特色,服务教学,引领教改,科技支撑,共赢未来的编写理念,《护理心理学》是其中之一。护理心理学是护理学和心理学相结合的学科,是将心理学的理论和技术应用于护理领域,研究患者及护士心理活动的规律及特点,以实施最佳护理的一门应用性学科。

　　本教材编写紧紧围绕护理行业需求,以就业为导向,注重实际技能的培养,旨在满足执业资格考试、考研、教学及社会需要,内容贴近学生学习实际和学习方式,汇集护理学心理学的经典理论、知识要点、实践运用等,体现了精理论、重实践、求创新的专业特色。在辅助性内容设计上,每章节有小结、思考题,拓展阅读,名人名言,以提高学生的自主学习能力和教材的可读性、趣味性、实用性。

　　全书分三部分内容,共十章。第一部分为护理心理学概述,第二部分为护理心理学相关的心理学理论、知识、技能,第三部分为护理心理学的临床实践运用即心理护理相关的知识。第一章绪论,主要介绍护理心理学的概念、研究对象和任务、发展史、研究原则与方法、与相关学科的关系;第二章心理学基础,介绍心理现象和主要心理学理论流派;第三章为心理发展与健康,介绍健康、发展的概述,不同人生阶段的心理发展特点与心理卫生,护士的心理健康维护;第四章应激与健康;第五章心身疾病;第六章护患关系;第七章护患沟通;第八章护理心理评估;第九章心理咨询与心理治疗;第十章心理护理。

　　为便于教学和学习,本教材还附有相关量表供读者参考。

　　本书的编写得到各方的大力支持和帮助,特别要感谢各位编委及参编单位。本书的编委都是院校教学一线骨干教师和临床一线的专家。大家充满热情,克服各种困难,齐心协力,精益求精。

　　虽然我们努力编写,但由于时间有限和编者知识的局限性,疏漏、错误在所难免,真诚地期望使用教材的师生和医务工作者给予批评指正,以便修订时改进和完善。

编者

2018 年 4 月

目　录

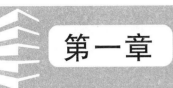

第一章

绪　论

随着医学模式向生物-心理-社会医学模式的转变,以及护理模式向整体护理模式的转变,临床护理制度发生了很大的变化,"以患者为中心"的"整体护理"取代了"以疾病为中心"的功能制护理,在现代护理工作中,患者被看成身心统一的整体。关注患者的心理反应及情绪变化、满足患者的心理需求、提高患者的自我护理能力和促进患者的早日康复已成为临床护理的重要目标;同时,维护护士的心理健康,对护士进行职业心理素质优化也成为临床护理工作的专业发展目标。学习和掌握护理心理学的相关理论知识和实践技能,应作为临床护理人员提升整体护理工作能力,尤其是提升心理护理工作能力的有效途径。

第一节　护理心理学概述

护理心理学是护理学和心理学相结合的一门交叉学科,是从护理情境和个体相互作用的观点出发,研究在护理情境下医疗服务对象和护士心理现象的发生、发展及其变化规律的应用心理分支学科。护理心理学既是为了找到在护理情境下护士和患者个体之间变化的规律,也是为了给现代护理工作提供更加深层次的理论知识参考,更突出护理学中"以人为本"的思想,是现代护理学发展过程中的重要进步。

一、护理心理学的概念

护理心理学(nursing psychology)是将研究心理活动的理论和技术应用于护理领域,研究护士和护理对象的心理现象及其心理活动规律、特点,解决护理实践中的心理问题,以实施最佳护理的一门应用科学。

研究对象包括护士和护理服务对象。其中,护理服务对象的范畴广泛,如患者、社区医疗服务对象、健康体检服务对象等。护理心理学在护理情境这个特定社会生活条件下,必须同时掌握护士、护理服务对象这两类人群的心理活动规律。

"护理情境"这个特定的社会生活条件,指护理情境并不局限于医院。广义的"护理情境"包括所有影响护理服务对象、护士心理活动规律的社会条件。

二、护理心理学的研究对象与任务

（一）护理心理学的研究对象

护理心理学的研究对象是人，主要涉及护理服务对象和护士两大人群。

1. 护理服务对象

（1）患者　当个体出现躯体不适到医院寻求医疗帮助时，该个体的角色就由健康人转变为患者，并成为医疗护理活动的主体之一。多数患者还是首选大型医院就医，在医院环境下，患者是主要的护理心理学研究对象。

（2）社区医疗服务对象　社区卫生服务中心是为社区居民提供医疗卫生保健的场所，涉及预防、医疗、康复、保健、健康促进等各个方面。社区医疗服务对象多为慢性病患者、病情较轻的患者或疾病康复期的患者，以及身体处于健康状态或亚健康状态的社区人群。社区医疗服务对象也是护理心理学的研究对象。

（3）家庭医疗服务对象　家庭医疗服务是指对居家患者实行全面的、连续的、有效的、及时的和个性化的照顾和护理服务。家庭医疗服务对象同样是护理心理学的研究对象。

（4）健康体检对象　健康体检是用医学手段和方法对健康人群的身体进行全面检查，方便了解身体情况，筛查身体疾病，或称之为"预防保健性体检"。健康体检目前越来越被人们接受和重视，健康体检服务对象可以是健康人群、亚健康人群、慢性病患者，甚至潜在患病者，有许多疾病是通过健康体检筛查出来的。因此，大量的健康体检对象也成为护理心理学的研究对象。

2. 护士　护士是护理活动的主体，护理心理学对护士的研究主要是在特定职业情境下，研究护士的心理活动规律，从而更好地维护和促进护士的心理健康。

（二）护理心理学的研究任务

护理心理学的研究任务是，研究在护理情境下护理活动主体的各种心理现象。为实现这一任务，护理心理学主要研究以下几个方面。

1. 研究患者的心理活动规律和特点　探究患者的一般心理活动规律特点及特殊心理活动特点，并依据其规律特点，采取最佳的心理护理措施。比如，大多数患者患病后都有焦虑、抑郁等负性情绪，这是患者的一般心理活动反应，护士要掌握患者的一般心理活动规律，及时发现问题，对患者进行有针对性的心理护理。然而，不同年龄、不同性别、不同社会背景、不同的家庭经济状况或者在疾病的不同时期的患者的心理活动各有差异。因此，护士也需掌握患者的特殊心理活动规律，从而更好地对患者进行个性化心理护理，促进患者全面康复。

2. 研究护士的心理健康状况　护理这项工作需要护士具备良好的心理素质，护士不只是通过护理实践为患者减轻病痛，更需要促进患者的心理健康。而如何运用积极心理学培养护士良好的心理品质和素养，是护理心理学要研究的一项重要内容。

3. 研究护理心理测量的理论与技术　科学系统的心理测量能够为诊断和评估患者的心理问题提供可靠依据，以便采取有效的干预措施。国内外的相关研究表明，在临床工作中，通过心理测量与心理评估继而采取科学的干预措施，更有利于促进患者的身心健康。因此，对护理心理测量的方法、理论与技术的不断完善和发展，成为护理心理学研究的重要范畴。

三、护理心理学的学科性质

将心理学原理和方法运用于现代护理领域,在心理学中就形成了一个新的应用学科——护理心理学。它侧重研究护理工作中的心理学问题,是医学心理学在护理工作中的分支,但在某些护理心理学的专著中,则包括了大部分医学心理学的基本知识、理论和方法。

1. 交叉的边缘学科 护理心理学是介于心理学和护理学之间的交叉学科,同时也是具有浓重人文色彩的边缘学科,该属性由其研究对象——"人"的特点所决定。护理心理学既要用心理学理论阐明护理过程与护士、患者个体间的相互作用,揭示其心理学规律,体现学科"以人为本"的功能和作用;还需要广泛吸收医学、护理学等学科的研究成果,以护理领域为学科生长的沃土,以心理学视角协同解决护理领域中的心理问题。

2. 基础学科 护理心理学揭示行为的生物学和社会学基础,心理活动和生物活动的相互作用,以及它们对健康和疾病的发生、发展、转归、预防的作用规律,寻求人类战胜疾病、保持健康的心理途径,为整个医学事业提出心身相关的辨证观点和科学方法。

护理专业学生掌握护理心理学知识,就像其掌握生物医学课程中的解剖学、生理学、药理学等基础医学知识一样,能使其更加全面地认识健康和疾病,认识患者,在今后本职工作中能自觉地遵循心理行为科学规律,更好地为患者服务或取得更好的工作成果。

3. 应用学科 护理心理学是临床护理实践中非常重要的应用性学科。护理心理学将心理行为科学的系统知识,包括理论和技术,结合护理工作实践,应用到临床护理工作的各个方面。疗养院、康复中心、疾控防疫机构、健康服务中心、企事业单位和学校的保健部门等临床医学的延伸领域的护理工作者也需要护理心理学的知识和技能。

护理专业学生掌握护理心理学的知识和技能,不论将来在何种岗位工作,都将会在实际工作中得到应用,成为生物医学护理手段的补充。

四、学习护理心理学的意义

(一)有助于推动护理制度的改革

护理工作与其他医疗工作一样,也是受一定的医学模式制约的。回顾中国护理科学的历史,考察护理学界的现状,可以看出,中国的护理工作基本上是在生物医学模式的规范之中,实行的是功能制护理。按人体的不同功能进行分工操作护理的制度源于工业上的流水作业分工制,有的负责量体温,有的负责数脉搏,有的负责打针,有的负责送药等。这种做法确实可以节省人力,而且有益于提高某一功能护理质量。但是,这样做的结果,却忽视了人的社会因素和心理活动。护理学界所倡导的整体护理,就是要求医护人员在临床实践中不仅要看到疾病,注意到功能,而且要把患者视为完整的即身心统一的活生生的人;不仅看到患者这一单一个体,还要了解与他所患疾病有关的社会联系。不难看出,这正是新的医学观点向生物医学模式的挑战,是护理学的巨大发展。随着医学模式的转变,责任制护理应运而生,逐渐发展并推广开来。所谓责任制护理,就是责任护士对所护理的患者做到全面负责,即从生理、心理与社会诸方面进行且全面护理。护理心理学是医学心理学的重要分支,它不仅推动着医学模式的转变,并在护理制度的变革中起着更加重要的作用。在责任制护理的护理程序中提出了如下三项护理内容:一是要以患者为中心,与患者建立相互信任的关系;二是对患者的态度要和蔼可亲,对患者提出的任何问题都能耐心地解释;三是要善于做好患者的思想工作。可以看出,上述三项护理内容与护理心理学的指导思想是完全一致的。

(二)有助于提高护理质量

中国护理界迫切需要护理心理学。只有护理心理学发展起来,普及开来,医护人员才能懂得患者的心理活动规律,才能采取相应技术进行心理护理。只有全面地认识疾病和患者,并以此为依据进行全面恰当的护理,才能使患者感到生理上舒适、心理上舒畅,从而大大提高护理质量。

(三)有助于提高医护人员的整体医学观念

患者是躯体生理活动与心理活动的统一体,医疗与护理又密不可分地统一在病理变化的全过程。医中有护,护中有医,这是符合实际情况的。因此,认为只有护士需要学护理心理学的观点是片面的。医生、护士学习护理心理学是提高医疗护理质量的需要。医生、护士服务的对象是患者,患者是有复杂心理活动的人,要想为患者服务得好,就必须了解患者的心理活动,并依据患者的心理活动规律采取恰当的医疗和护理措施,这样才能使患者感到满意。患者的良好心理状态可以促进良好的生理状态,良好的生理状态又促进良好的心理状态,造成身心之间的良好循环,促进病程向健康方向发展,从而大大提高医疗和护理质量。

第二节　医学模式的转变与护理心理学的发展历史

一、医学模式的转变与现代护理学的发展

(一)医学模式的转变

医学模式的哲学概念是医学观,是指人们对健康、医学教育、医学科研、疾病防治等医学问题的思维方式和处理方法,即总的看法。而护理学作为现代医学领域中的一个重要的专门学科,护理模式的定义可以理解为:护理模式哲学概念是护理观,是指人们对人、健康、疾病、环境、护理教育、护理科研、护理临床、疾病的预防、护理及康复等护理问题的思维方式和处理方法,即总的看法。这个定义说明:护理学的发展需要有一定的护理模式相适应,而每一次护理模式的转变都是一场深刻的变革,势必对未来护理学的发展产生深远的影响。护理模式的转变是伴随着护理实践的变化而变化,而护理实践作为医学科学领域中重要的一个学科,其发展变化离不开医学科学的发展,所以,护理模式的转变是随着医学模式的转变而转变。

医学模式由"生物医学模式"向"生物-心理-社会医学模式"的转变,护理模式也随之由"以疾病为中心"的旧模式向"以患者为中心"的整体护理新模式转变。现代护理观对护士的素质、知识、能力提出了更高的要求。护理学作为一门学科既有其独立

的内容,又具有与医学密不可分的一面,护理专业的学生在掌握医学知识的同时,还应具备护理学的知识与技能及与护理相关的边缘学科知识。因此,护理专业的教育模式和教学内容的改革势在必行。

(二)医学模式的转变对护理工作的影响

现代医学模式对心理护理的要求是,护理工作者要做到:①计划护理,满足患者的心理需要;②心理护理,调节患者的社会角色(重视患者同医护人员的关系,不应存在求和被求的关系),稳定患者情绪,缓解患者的心理压力和心理应激反应,调节其情绪变化,帮助患者增强适应能力。

综上所述,护理学作为一门既独立又与医学密不可分的学科,护理事业必受到医学模式转变的影响。护理模式的转变也将紧紧与医学模式的转变保持同步。

1.使临床整体护理进一步系统化　医学模式的转变也为护理学的发展提供了良好的契机。大大拓展了护理的外延,使护理从医院走向社区、走向社会,从医治疾病走向预防疾病,从救护生命到注重生命质量。随着生物-心理-社会医学模式的诞生,使以疾病为中心的护理模式转向以患者为中心乃至以人的健康为中心的整体护理。然而,人体需要与外界自然环境和社会环境保持和谐与平衡,在整体护理中要关注环境对人体健康的影响。不言而喻,自然环境是影响人类健康和疾病的重要因素之一,是医学研究不可缺少的领域,生物-心理-社会医学模式仅考虑到了社会环境,而没有考虑到自然环境,而生态医学模式将护理对象视为生物的、心理的、社会的、文化的、发展的人,同时也重视人与自然环境的相互影响,更加强调护理的整体性,明确护理程序是运用系统方法实施计划性、连续性、全面性整体护理的一种理论与实践模式,是整体护理的基本思维和工作框架。这不但丰富了整体护理的内容,而且使整体护理进一步系统化。

2.促进护理人员观念转变和素质的提高　任何一次模式的转变必然对传统观念产生冲击,传统的旧的护理模式仍束缚着护理人员的思想,尽管生物-心理-社会医学模式在一定程度上推动了整体护理模式的建立,推动了护理人员思想的解放,然而其缺陷是没有充分考虑到自然环境因素,当未知疾病暴发蔓延时措手不及,生态医学模式正好弥补了这一缺陷。使护士牢固树立起患者是一个整体、患者与环境(家庭环境、社会环境、自然环境)是一个整体、健康是一个过程,护理是护士与患者、健康人以及环境之间的互动过程。如果护理观念不彻底改变,整体护理就不能深入开展。在临床工作中,护理人员在知识和技能上的差异是影响护理质量的重要原因,护理人员需要及时更新知识,掌握最新、最全面的护理手段和方法。医学模式转变将在各个方面促进护理人员素质与能力的提高,达到使护理人员的知识与技能不断更新与发展的目的。护理人员必须增强学习意识,不断更新自身知识结构,加强护理新理念、新方法及各种新仪器的使用和有关医疗法律、人文知识等相关知识的学习,努力提高自身素质,适应新形势的要求。

3.促进护理教育改革　21世纪是人才辈出、人才竞争的时代。护理学作为知识更新相当迅速的一门动态学科,发展速度日新月异。随着医学模式的转变、健康理念的改变及疾病谱的变化,护理学人才的培养也在发生着深刻的变化。医学是以人为本的科学,对患者的关怀照顾是医学中人文关怀的主要体现,护理学作为医学的分支科学,是以对患者的关怀为目的的学科。对护理专业的学生不仅仅局限于对学生进行能力方面的培养,而且注重人文精神的培养。例如,医患交流在现代医学模式转变中的地位日渐突出。生物-心理-生态医学模式,"生态"不仅包括社会环境而且包括自然环境,这要求临床医学建立起良好的医患交流体制。处在医患交流第一线的护士,医院在护理部建立医患沟通制是医患交流的基本保障。在此医学模式之下,在护理学人才的知识结构中,必须大力增加社会科学、自然科学乃至技术科学的新鲜内容,实现医学人文精神的回归和升华,同时还要加强护理学人才培养对预防医学的重视,例如广大医护人员普遍缺乏防范意识,对急性呼吸道传染病的隔离、治疗、护理、消毒等方面的知识和技能十分欠缺:有些护士不会正确使用呼吸机,医护人员的感染率曾一度高居各类职业人员感染率的首位,甚至某些名牌大医院也发生了集体交叉感染的情况。

4. 促进护士预防意识的提高　医院感染已经成为当今一个非常突出的公共卫生问题。护士工作在临床第一线,和患者接触最为密切,如果没有有力的自我护措施,不但不能履行治疗疾病、促进患者康复的职责,反而会成为重要的传播媒介和传染源,甚至危害自身健康。客观分析护理工作中潜在的危险因素,旨在提高护理人员对医院感染的认识水平,探索有效的预防对策。

5. 有助于完善护理管理体系　自然环境对人类健康的影响还表现在一旦环境发生了变化,特别是人类在改造自然、征服自然的过程中,打破了人与自然的某种平衡,导致环境的恶化,某些原已控制的疾病就会卷土重来,或产生新的疾病来危害人类,结核病的死灰复燃、不断变异的流感以及埃博拉病、疯牛病和传染性非典型肺炎(SARS)等新病的出现都是最好的证明。

医疗部门随时可能面临突发事件,如食物中毒、水灾、火灾、地震和车祸等造成大批量人员伤亡的事件,护理人员是大批量患者就诊时接触最早、最频繁的医务人员,其工作的各环节都可能对患者的治疗、预后,甚至生命产生直接的影响。在突发事件到来时,如何应对成为当前研究的热门话题。特别是2003年SARS在全球部分地区的流行,引起了科研人员的高度重视,也给公共卫生系统带来了巨大的考验,各级卫生管理部门承受了巨大的压力。护理工作的作用和地位亦越来越受到重视,护理管理中的薄弱环节也浮出水面。突发事件是对护理管理的考验,也是对护理管理者的挑战。在应战SARS过程中暴露出的护理管理问题,护理管理者必须迅速采取有效的应对策略,如加强护理职业道德、强化护士的自我防护意识、普及急救知识、利用网络信息技术完善护理决策等措施来进一步完善护理管理体系,从而充分发挥护士在突发事件及临床护理工作中的职能作用,确保患者得到高效的治疗和护理。

二、护理心理学的产生与发展

护理心理学是在现代护理学科发展中逐渐孕育而形成的分支学科,护理学的学科基础是护理心理学成长的沃土。随着护理心理学的不断成熟与发展,同时又丰富和促进了护理学学科发展。

(一)护理心理学的起源

追溯护理心理学的源头,或可至人类社会诞生之初。人类应对一切由生老病死所引发病症的护理措施,都包含护理心理学的萌芽。我国几千年传统医学各种关于人的身心的论述,无处不向护理领域渗透,深刻影响着护理的理念。

中国被认为是世界心理学最早的发源地之一,许多古代思想学家有关哲学、伦理、教育、医学、文明等问题的论述中,都包含有丰富的心理学思想。成书于2000多年前的《黄帝内经》就包含了大量的心理学思想,如"天覆地载,万物悉备,莫贵于人",就提出了在诊治疾病时应首先将对人的关心和照顾放在重要位置的观点;倡导"形神合一""形与神俱"的身心统一思想,还提出"凡治病必察其下,适其脉。观其意志,与其病也",强调治病时要详细掌握和了解患者的心理活动和情绪状况及对疾病的影响。

印度著名医学家阇罗迦(Charaka,约公元1世纪)在《阇罗迦集》中也明确提出"护士必须心灵手巧,有纯洁心身""护士应注意患者的需要,给患者关心"等思想。这些心理学思想对指导人类的早期医疗护理活动产生重要的影响,对促进人类心身健康发挥了重要作用。

(二)护理心理学的近代发展史

英国的佛罗伦萨·南丁格尔(Florence Nightingale,1820—1910年)是现代护理教育的奠基人,开创了现代护理事业。护理心理学的近代发展,大约介于南丁格尔创立第一所新型护士学校到建立并推行责任制护理前的100年间。南丁格尔以其独到见解创建了全新的护理理念,她认为:"个体由于社会职业、地位、民族、信仰、生活习惯、文化程度等不同,所患疾病与病情也不同,要使千差万别的人都达到治疗或康复所需的最佳心身状态,是一项最精细的艺术。"南丁格尔提出,护士必须"区分护理患者与护理疾病之间的差别,着眼于整体的人"。这些理念使得护理工作者逐渐认识到加强患者的健康教育及让患者保持生理和心理平衡的重要意义。护士作为专门学科人才,应具备心理学知识,满足患者的需求。

继南丁格尔之后,奥利维亚、克伦特尔、约翰逊、威德鲍尔等学者先后提出,护理工作包括"加强健康教育,对患者及其环境、家庭、社会的保健"、护理是给需要的人们"提供解除压力的技术,使其恢复原有的自我平衡","护理就是帮助"等赋予社会心理内涵的护理新论点。此间,护理实践领域中帮助患者提高心理健康水平的教育显著增加,护理心理学的理论和实践也随之丰富起来。

(三)护理心理学的现代发展史

20世纪50年代末,责任制护理在美国付诸实践,它要求责任护士除加强关注患者的病理生理变化,还需把注意力延伸至患者的环境、家庭、社会等各种心理及社会信息的处理。护理心理学伴随责任制护理体制的兴起和整体护理理念的传播,进入学科发展的旺盛时期;护理心理学的理论及应用研究,有了更明确的着眼点和立足点。

1980年,美国护理学会将护理概念更新为:"护理是诊断和处理人类对现存的和潜在的健康问题的反应。"更明确地提出,护理对象应包括已患病的人、尚未患病但可能会患病的人、未患病但有"健康问题"的人。心理护理的范畴也从医院扩展到社区、家庭;护理心理学的科学理论、诊断方法和干预技术也日益成熟发展。

1995年11月,"中国心理卫生协会护理心理专业委员会(中国科协统一领导、辖属中国心理卫生协会的二级学术机构)"在北京成立,此乃我国护理心理学发展的重要标志,表明我国的护理心理学进入了学科发展新时期。

2013年12月24日,成立中国心理学会护理心理学专业委员会(中国科协统一领导、辖属中国心理卫生协会的二级学术机构)的申报在中国心理学会常务理事会上顺

笔记栏

利获批,对我国护理心理学的发展具有重要的里程碑意义。

随着我国护理学研究生教育层次、规模的不断提升,国内更多高等护理院校相继开设护理心理学方向的研究生培养。拥有优质医疗资源的各大医院,对护理心理学方向的人才需求亦日益升温。在国内外心理学专业期刊发表文章,主编相关专著、教材,获批国家自然科学基金项目和社科基金项目,以及国际合作项目等科研领域硕果斐然。这一切都预示着,我国的护理心理学,将从稳健、趋于成熟的发展阶段驶入学科发展的快车道。

三、护理心理学的发展现状

护理心理学作为一个独立学科的历史很短,但护理学科的迅猛发展使得护理心理学也得到了前所未有的快速发展。

(一)国外护理心理学发展现状

1. 强调心身统一,心理学融入护理实践　20世纪80年代以来,"以患者为中心"的理念引发医疗和护理工作重心的转变。1977年,美国曼彻斯特大学恩格尔教授提出生物-心理-社会医学模式,强化了护理界将"以人为中心的护理方式"作为工作重点的宗旨。临床心理护理作为整体护理的核心内容,以个性化护理、程序化护理、文化护理等形式,在充分的护患沟通中得以体现。在临床护理实践中,以护理程序为核心,对患者生理、心理、社会等方面的资料进行全面评估,进而做出护理诊断,制定并实施将患者心身视为整体的护理计划。护理学科的迅速发展和护理实践的不断变革,使作为护理学重要组成部分的护理心理学也得到了前所未有的发展。

2. 护理人才培养重视心理学教育　为了提高护理专业人才适应人类健康事业发展所需要的能力,一些发达国家和地区,在普及高等护理教育时,根据现代护理人才的培养目标,对专业教育的课程设置及人才的知识结构进行了大幅度调整,特别强调护士应具有丰富的包括心理学在内的人文学科知识。欧美等发达国家在课程设置中显著增加了心理学课程的比重,如美国四年制本科护理教育的课程计划中,平均每年有近百学时的心理学课程内容,包括普通心理学、发展心理学、生理心理学、社会心理学、变态心理学、临床心理治疗学等。

3. 应用心理疗法开展临床心理护理　国外主张应用于临床心理护理的心理疗法有音乐疗法、松弛训练法、认知行为疗法、森田疗法等;在应用心理疗法进行心理护理的过程中,国外也比较突出强调应用效果,许多研究采用心理量表进行对照测验,取得了值得肯定的效果。近年来成为美国心理学界新兴研究领域的积极心理学,其理念的核心在于改变传统视角,认为心理学具有治疗精神疾病、使人们的生活更加丰富充实、发现并培养有天赋个体的三项使命。倡导心理学研究从既往只重视"弥补个体缺陷、修复伤害"转移到强调人类自身存在的诸多正向品质的挖掘和培养;主张心理学就普通个体在良好条件下更好地发展和生活、具有天赋者的潜能得到充分发挥等拓展其研究。以创伤后成长(post-traumatic growth)为代表的积极心理学理论性、工具性研究成果已愈来愈多地应用于临床心理护理实践,以开发护理对象的潜力,探索其健康发展的途径。

(二)我国护理心理学发展现况

1. 学科建设日趋成熟和完善　护理心理学作为一门具有心理学本质属性,应用于护理实践领域的新型独立学科,随着人类健康观发展,在进一步确定学科发展目标、构建独特的理论体系和实践应用模式的过程中逐渐走向成熟。

首先,护理心理学人才队伍已经形成。随着护理心理学的学科发展与临床心理护理实践的开展,护理心理学人才队伍日益壮大,他们既具有丰富的临床实践经验,又是有护理心理学造诣的护理专家,还有的是热爱心理护理工作的护理骨干,并且培养了一批护理心理学学科带头人。其次,护理心理学的最高学术机构得到确定,全国护理心理学专业委员会成为我国最高层次的学术机构。最后,专业基础教育的实施日益完善。护理心理学已从浅显的知识性讲座过渡到了系统传授专业理论的必修课。目前,护理心理学教学工作广泛开展,本科教学方面,教学活动丰富新颖;研究生教育方面,已经招收护理心理学方向的硕士、博士研究生,为培养专业化、高素质的护理心理学人才奠定基础。

2.心理护理科研活动深入开展　医学模式的转变,使广大临床工作者积极开展临床心理护理的应用研究,探索患者的心理活动的共性规律和个性特征的各类研究设计,对心理诊断、心理护理程序、心理评估体系及护士人才选拔和培养的研究得到了重视和加强。心理护理的研究开始注重研究设计和影响因素控制,研究论文大多采用量表或问卷评估患者的心理状况,还有大量的文章采用 Meta 分析,这些都是护理心理学科研方法的进步。研究论文的数量和质量都逐年递增。这些都极大地促进了护理心理学专业的发展,推动了护理心理学的学术研究和交流。

3.临床心理护理方法广泛应用　随着护理心理学理论及其实践方法研究的深入,开展临床心理护理个案研究,针对不同气质、性格的患者对疾病的承受能力、应对方式、不同的社会角色和社会经历、不同疾病的心理活动规律,采取个体化的心理护理方法是临床心理护理工作的发展方向之一。要运用"护理程序"指导心理护理实践,逐步完善和创建科学的心理护理方法,加强临床心理护理的可操作性研究,从而提高心理护理质量和效果,有效地推动我国心理护理事业的发展。

综上所述,国外的护理心理学发展相比于我国要深入和快速一些,但是我国近年来随着对护理心理学的重视程度加深,也加快了相关内容的研究和发展,其效果主要体现在以下一些方面:第一,我国的护理心理学学科建设日趋完善,有更多的高职院校在护理学科中开设了护理心理学课程,护理心理学这一专业教材也在不断改版进行完善;第二,我国开设了更多的有关护理心理学的科研活动项目,为更多对该专业感兴趣的人提供了交流竞赛的平台,并且产生了许多创新研究成果;第三,在临床护理上开始推广应用心理评定量表,这是将护理心理学正式应用到护理过程中的一项重要进步标志,也为护理心理学的研究发展提供了更多临床资料和样本。目前我国的护理心理学研究正在蓬勃发展,受到了多方面的重视,未来必将会取得更好的发展成果。

四、护理心理学在现代护理学中的地位

护理心理学是我国护理学科发展的支柱科学。从 20 世纪"九五"期间教育部把护理心理学列入我国高等护理教育的主干课程,到 21 世纪初我国将护理心理学列入学科发展主题及研究生培养方向,再到该方向的博士研究生培养、开启博士后流动站等,均足以确立该学科的重要地位,以下主要从 5 个方面逐一阐述。

1.符合新时代护理学科的发展趋势　一方面,"21 世纪人人享有卫生保健"的全

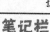

球性策略目标,既充分体现人类健康需求的飞跃发展,也促使护理学科更多地面对与疾病、健康相关的心理学问题;另一方面,与心理因素密切相关的心脑血管疾病、癌症等跃居疾病谱和死亡谱前列并占据相当比例,社会变革与激烈竞争迫使人们的身心健康越来越多地遭遇心理失衡的威胁。时代发展要求护士更多地掌握心理学等人文学科知识,以应用型心理学家的角色功能,为人们提供优质的身心健康服务。

2. 缩小我国护理教育与发达国家的差距　自20世纪初美国创立高等护理教育,迄今已在世界各发达国家普及,护士的学历层次提高、知识结构优化等,使护士的角色形象和社会职能在人类健康保障事业中的地位日益凸现。我国恢复高等护理教育仅30余年,尽管近年来大学本、专科人才培养的办学规模日益扩大,根据2010年的相关报道,我国护士队伍中大专及以上学历已达到51%,但仍难以在短期内接近发达国家本科以上学历护士的比例。虽然近10年来我国护士数量的千人口比例已有较明显的提高,护士总数从10年前的不足140万增至2014年统计的249万余,但以近14亿人口总数为基数的千人口中护士不足2人,仍与美国、澳大利亚等国家存在相当差距;距亚洲发达国家和地区的"全人口与护士之比"的先进标准也有很大距离。但我国国民对身心健康和高质量护理的需求,并不因我国护士质量、数量的相对不足而弱于发达国家。我国以近14亿人口基数的老龄人口、受心理压力困扰的人口绝对数均居世界之最。欲缩小我国护士人才培养与发达国家的差距,必须从质量、数量两方面入手。在我国尚无条件迅速增加千人口护士比例或接近发达国家护士人才培养水准的条件下,必须兼顾国情独辟蹊径,最大限度地挖掘潜力,寻找提升护士人才培养质量的突破口。如扩充各层次护士的心理学等人文学科知识结构比重,开展优化护士职业心理素质的系统研究,显著提高各层次护士的成才率、优良率,逐步形成我国护士人才培养的新格局,以显著缩短与发达国家的距离。

3. 弥补我国现行护理体制的不足　责任制护理以其先进理念、科学运作、满意结果在发达国家普遍实施,也得到我国同行广泛认同。20世纪80年代,我国曾尝试引进并推广责任制护理,但最终我国《健康报》以《责任制为何在我国流产》为题刊文,全面剖析了我国尚不具备全面施行责任制护理的背景条件,其中最根本的原因,是我国护士的数量、质量明显不足。但若坐等我国护士数量、质量赶超发达国家,其结果只会令我国护理学科发展长期滞后。尽管我国虽仍以功能制护理为主要临床运行形式,但并不会因此影响广大护士体现整体护理的全新理念。其实无论采用何种护理形式,只有患者满意才是高质量的护理,毕竟护理的实质远比其形式更重要。只要坚持应用护理心理学的科学理论,全面、深入开展临床心理护理规范化模式的系列研究并逐步推广普及,使每个护士都拥有全面维护护理对象身心的专业心理学知识,便可最大程度地体现新型护理体制的优势。

4. 突出我国护理学科的发展特色　我国护理学科的较快发展,不宜把参照系仅定位于发达国家的学科设置、应用模式等,而应侧重探索适用于我国的学科体系和特有模式。邓小平同志创造性地就"一国两制"提出"世界上的问题不可能都用一个模式解决,中国要有中国自己的模式""一定要切合实际,根据自己的特点来决定自己的制度和管理方式"等精辟论述,对我国护理学科的发展同样具有重要指导意义。我国的多人口、多民族、宽地域等特点与发达国家形成的显著差异,决定了国民的许多与身心健康密切相关的问题,必然受本民族特定文化、社会氛围等影响,发达国家的模式难以直接为我所用。我国必须在借鉴发达国家先进理论的基础上,创建符合国情、自成体系的特色学科。我国既可汲取发达国家的成功经验为我所用,还应创立发达国家不具有但可体现我国本土化、民族化特色的一流学科理论。

5.标志护理学科专业内涵的不断深入　现代科学的发展趋势表明,学科专业化分工越精细,越具有针对性,越有利于学科领域的实际问题解决。护理学科地位及学术价值的提高,有赖于其向多方向、多层次、多学说、多分化的分支学科体系不断地延伸和拓展。只有较大程度地拓宽护理学科的发展领域,才能源源不断地造就包括护理心理学在内的各类专家型人才;只有护理学科专业内涵的日益丰富,才能稳固其在学科之林的一席之地,展现护理学科在人类健康事业中的优势作用。

第三节　护理心理学的研究原则与方法

一、护理心理学研究的基本原则

(一)客观性原则

客观性原则指在对客观事实进行研究采用科学的研究方法,保持实事求是的态度,坚持客观标准,并在一定理论指导下探究事物的原则。作为理论与实践相结合的一门学科,护理心理学的研究是以护理工作为基础,通过对护理从业人员实际工作的素材收集,从研究设计到资料收集、资料数据分析及结果的讨论与解释过程都应该保持实事求是的科学态度,不能用自己主观臆断来影响研究结果的分析与解释,以确保科学研究的真实性与客观性。

(二)系统性原则

系统性原则指从多层次、多维度对护理心理现象进行动态的、综合的研究,坚持辩证唯物主义与历史唯物主义的辩证统一,反对孤立、静止的分析研究。护理心理学的研究,不仅要将研究对象放在有组织的系统中进行考察,而且要运用系统方法,从不同层次和侧面来分析研究对象与系统与各要素的关系。

(三)伦理性原则

护理心理学以人的心理现象为研究对象,相关研究主要以人为被试对象,这也为护理心理学的研究带来诸多道德问题,于是护理心理学的研究必须保障被试的权利,因此护理心理学的研究必须遵守以下伦理原则。

1.不伤害原则　不伤害原则指在研究过程中不使被试对象的身心受到损伤,不允许人为地对被试对象施加惊恐、忧伤等不良刺激,避免采用容易导致被试对象身心受到伤害的研究程序。

2.尊重原则　尊重原则是指研究者要尊重被试对象及其做出的理性决定,要保障被试对象的知情同意权才能开展研究,并且在遇到影响被试对象身心健康的时候,优先保障被试对象自由退出的权利,尊重被试对象的选择。

3.保密原则　研究者在未经被试对象允许的情况下,不得擅自泄露被试对象在实验中的相关信息,涉及相关信息的研究报告,必须隐去被试对象的真实姓名、年龄、工作单位等个人信息,或者把资料进行分解处理。护理心理学的研究以人为本,倡导人文关怀,如有涉及个人价值观取向的心理测评结果,研究者必须充分尊重被试对象,并保护其隐私。

二、护理心理学的研究方法

护理心理学作为心理学的一个分支,其主要研究方法与心理学类似,主要包括调查法、实验法、观察法、个案法。

(一)调查法

调查法(survey method)是研究者为了解决某一问题,通过问卷或者以访谈的形式,系统地、直接地从被试群体的样本中搜集资料,并通过对收集的资料进行统计分析来探索心理行为的一种方法。调查实施时以被试个体为对象,其目的是借助样本来分析和推测社会群体的整体心理趋向,调查研究包括问卷法和访谈法。

问卷法是指通过由一系列问题构成的调查问卷对被试群体进行资料收集,研究者根据被调查对象对问题的回答进行统计分析,以测量人的行为和态度。问卷法因其标准化程度高、在短时间内调取得大量的资料并能进行数量化处理并能对资料进行数量化处理而得到广泛应用,如了解护理行业从业者及护理对象的身心状况及其影响因素及相关变量的关系验证等。问卷法的不足之处在于调查对象由于各种原因(如自我防御、理解错误等)可能对问题做出虚假或错误的回答。因此,问卷设计得是否合理、结果的统计分析、科学的解释,要求调查研究者具备丰富的护理心理学知识和敏锐的洞察力。

访谈法是指通过调查员和受访人按照调查设计的要求面对面地交谈来了解受访人的心理和行为的一种研究方法。访谈法对于资料的收集是通过研究者与受访人面对面直接交谈方式而实现的,具有较好的灵活性和适应性,但可能由于访员技术水平低而使访谈的内容和结果不实而出现一定的访员偏差。

(二)实验法

实验法,在科学研究中的应用最为广泛,也是护理心理学研究的主要方法之一。实验法是依据研究目的,通过严密的设计,控制与研究无关的因素,研究一定条件相关因素之间的因果关系。在进行实验研究时,必须考虑三项变量:自变量,即研究者设计的实验情境或刺激条件;因变量,即研究者预定要观察、记录的变量,是研究要研究的真正对象;控制变量,即实验过程中除自变量、因变量之外的其他可能影响实验结果的变量。实验法的主要目的是在控制的情境下探究自变量和因变量之间的内在关系。在护理心理学的研究中,实验法可分为实验室实验、现场实验及临床实验三种。

1. 实验室实验　是在心理实验室里,通过仪器设备,严格控制实验条件,以研究行为改变及行为规律的方法。它可以提供精确的实验结果,常用于对感知、记忆、思维、动作和生理机制方面的研究。

2. 现场实验　在自然的实际环境中,对某些条件施加控制,观察心理行为改变的方法。与实验室实验相比,现场实验更能降低研究者的干扰,以及降低实验情境与日常生活的脱节。

3. 临床试验　指任何在人体(患者或健康志愿者)进行药物的系统性研究,以证实或揭示试验药物的作用、不良反应和(或)试验药物的吸收、分布、代谢和排泄,目的是确定试验药物的疗效与安全性。

(三)观察法

观察法是指在自然条件下,根据一定的研究目的,对表现心理现象的外部活动进行有系统、有计划的观察,从而发现心理行为现象变化的规律性的一种方法。观察法以其简便易行,贴近自然事实被应用到护理心理学的研究领域,观察法可分为自然观察法和控制观察法。

1.自然观察法　即在自然情景下进行的观察,记录被观察对象心理状况和心理发展变化的过程。

2.控制观察法　即观察员在一个已经设计好的并接近自然的设计模拟一种场景中观察被调查对象的行为和举止。所设置的场景越接近自然,被观察者的行为就越接近真实。

护理心理学的研究综合各类观察法,有系统、有目的、有计划地观察护理从业人员及护理对象的心理状态及行为特征,如评估住院患者的心理状态,既可以采用自然观察法,也可以通过心理干预,控制观察评估其心理状态。

(四)个案法

个案法是以一个人或一个群体为单位作样本研究某种心理现象及心理行为的方法。个案法在其发展过程中吸收和采纳了许多其他研究方法和技术,如医学临床研究方法、精神病学的精神分析方法及心理学中的行为分析方法等,个案法多与观察法、实验法、问卷法等相结合使用。与传统实验研究或者问卷法相比,个案研究中的详细描述更人性化、更生动,也更富有情感,个案研究涉及的是独特个体生活中的独特事件,不宜将研究结果推广到被试以外的人群。由于个案研究的对象不多,所以研究时就有较为充裕的时间,进行透彻深入、全面系统的分析与研究,在护理心理学中,针对住院患者心理活动的个案研究,可以通过资料的积累,帮助护理人员掌握同类患者心理活动规律,并提出相应心理干预策略,具有一定的理论意义和实用价值。

第四节　护理心理学与相关学科的关系

护理心理学侧重于护理心理学侧重研究护理工作中的心理学问题,研究在护理情境这个特定的社会生活条件下个体心理活动发生、发展及其变化规律,是医学的心理学在护理工作中的分支。但在某些护理心理学的专著中,则包括了大部分医学心理学的基本知识、理论和方法。除了医学心理学和临床心理学,与护理心理学相关的学科还包括现代护理学、基础心理学、健康心理学、行为医学和社会心理学。

一、现代护理学

现代护理学(modern nursing science)全面系统地阐述了现代护理学的发展简史,护理理论与护理学科的进展,实用基础护理操作技术,现代诊疗技术的护理配合,内科、外科、妇产科、儿科、眼科、耳鼻咽喉科、口腔科及急诊科等科室常见疾病的护理和

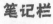

战创伤的救护都是以人为研究对象并直接服务于人,是一门在自然科学与社会科学理论指导下的综合性应用学科,是一门关系到广大人民群众健康的重要工作,随着人们对临床医学科学要求的不断提高,临床护理工作的重要性也越来越突显。如何为护理对象提供高质量的护理已成为护理专业面临的重要任务,这就要求护士在进行临床护理时不但要掌握临床护理的理论、知识、技术,同时也应掌握康复护理的理论、知识、技术,不断拓宽护理范畴,进一步提高医疗护理质量。现代护理理论不断地吸收心理学关于人们的需要与动机、应激与应对、自我的发展与障碍等理论作为自己的理论基础,现代护理实践中积极运用心理学得干预措施对患者进行心理护理和健康教育。

护理心理学是现代护理学的一个重要分支,不论是在高职院校的护理学科学习中,还是在现代护理学的研究中,二者都有着非常密切的联系。护理心理学是护理学与心理学的交叉学科,护理学为护理心理学提供了护理相关的医学和临床知识基础,是构建护理情景的依据。护理心理学的研究必须基于合理的护理情景,搭建合理的护理情景就需要具有比较专业的护理学知识;从另一方面来说,护理心理学则是对现代护理学的一个补充,是现代护理学区别与古代护理学的重要标志之一,护理心理学是现代护理学中的支柱学科,尤其是在一些高职院校的护理专业中,护理心理学的学习占据了很大的比例,是现代护理人员必须掌握的知识内容,并且护理心理学也标志着护理学专业内涵的不断深入,将基础的技术、知识和经验上升到对社会、人类活动、心理等研究内涵上。护理心理学与现代护理学互为基础和补充,是紧密结合的一个整体。

二、基础心理学

基础心理学即普通心理学(general psychology),它主要研究心理学基本原理和心理现象的一般规律,涉及广泛的领域,包括心理的实质和结构,心理学的体系和方法论问题,以及感知觉与注意,学习与记忆,思维与言语,情绪情感与动机意识,个性倾向性与能力、性格、气质等一些基本的心理现象及其有关的生物学基础。基础心理学是所有心理学分支的最基础和一般的学科,所以,护理心理学的理论建立在基础心理学的理论之上,如感知觉与注意、情绪情感与动机意识在护理心理学中都得到了广泛应用,尤其是国内护理心理学的不同教材,多数都包含基础心理学的相关内容,目的在于帮学生掌握基础心理学的知识,奠定其他内容学习的基础。

三、医学心理学

医学心理学(medical psychology)是研究心理活动与病理过程相互影响的心理学分支。医学心理学将心理学的理论与技术应用到医疗领域,是医学与心理学相结合的一门边缘学科。它既具有自然科学性质,又具有社会科学性质,医学心理学的分支包括临床心理学、变态心理学、神经心理学、护理心理学、健康新护理学及其他领域如药物与心理、心理缺陷等。医学心理学兼有心理学和医学的特点,它研究和解决人类在健康或患病以及二者相互转化过程中的一切心理问题,即研究心理因素在疾病病因、诊断、治疗和预防中的作用。

医学心理学是整个医学体系在发展过程中产生的一门成熟心理学科,相比于护理心理学来说,医学心理学的发展更早、知识体系更加完整,在护理心理学刚刚诞生之初,医学心理学就已经形成了比较完善的发展体系。因此,在护理心理学的发展过程中,医学心理学对其造成了非常重要的影响,尤其是在护理心理学发展的初期,医学心理学为护理心理学提供了大量的理论和技术基础的支撑,最开始的临床护理思路大多都来自于医学心理学中的理论和实践成果,比如说护理过程中采用的有关心理方面的"解释、安抚、劝慰"等概念皆来自于医学心理学的心理治疗技术,医学心理学对护理心理学的产生和发展起到了非常重要的作用。

但是,必须要明确的一点是,护理心理学和医学心理学是两门平行的研究学科,并不存在从属关系,而且护理心理学在逐渐完善之后,就显示出了与医学心理学之间的区别,二者在研究内容与研究的侧重点方面有很大的差异,比如说,医学护理学的一些主要研究方向有心理因素引起疾病的医学机制、人格特征在病患康复过程中的作用、脑组织损伤或内分泌失调等疾病造成心理变异的分析等;而护理心理学的一些研究方向有心理护理在护理过程中的渗透、各个年龄阶段的心理卫生推广、加强医护人员的心理素质水平等,可以看出二者的研究内容和侧重方向有比较大的差异,属于平行发展、相互促进的一种关系。

在护理工作中,护士通过对医学心理学研究的人格特征在患各种疾病及康复过程中的作用、心理护理方法和心理咨询中的实施等内容的掌握,都有助于患者更好地治疗与康复。患者心理问题的干预理论与技术,有效的交往和心理评估技术,心理护理与整体护理的关系等,都在逐步推动护理心理学这一学科的发展,也更有利于护理质量的提升。

四、健康心理学

健康心理学(health psychology)是运用心理学相关理论和技术,探讨和解决有关保持或促进人类健康、预防和治疗躯体疾病的心理学分支。它主要探讨如何利用心理学知识影响与人类健康相关或矫正导致疾病的某些不良行为,在预防各种疾病发生与矫正不良行为中发挥着特殊功能;积极运用心理学知识促进医疗与护理制度改革,建立合理的保健措施,节省医疗保健费用,并对相关的卫生决策提相应建议。在护理工作中,将健康心理学知识与护理工作相结合,更有助于躯体疾病的治疗与康复。

五、行为医学

行为医学(behavioral medicine)是综合行为科学和生物医学科学知识的一门新兴的多学科交叉性学科,它主要研究有关健康和疾病的行为科学和生物医学科学的知识与技术,研究行为与疾病关系,研究行为障碍与行为有关疾病的预防、诊断、治疗和康复。人类的行为是心理活动的外在表现,是适应社会环境的一切活动过程。在护理工作中,护士要通过观察患者的行为表现,了解心理活动,理解其行为的发生机制,并用社会学理论、认知理论等解释各种正常及异常行为的发生和治疗护理。为了更好地维护与患者的关系,护士应在掌握行为医学的基础知识的同时,培养人际交往能力和沟通技巧等,缩短护患间的心理距离。

笔记栏

六、社会心理学

社会心理学(social psychology)是研究个体和群体的社会心理现象的一门科学。个体社会心理现象指受他人和群体制约的个人的思想、感情和行为,如人际知觉、人际吸引、社会促进和社会抑制、顺从等,群体的社会心理包括社会交换与社会影响,阶级与种族心理和人际关系等,还研究团体心理如组织内的人际关系、心理相容、团体氛围、领导与被领导、团体的团结与价值定向等。而社会心理学中的人际关系和人际沟通的理论,则有助于护理心理学中的护患关系的沟通、社会因素对患者心理的影响等。

思考题

1. 简述护理心理学的概念、研究对象与任务。
2. 简述护理心理学的国内外发展现状。
3. 简述护理心理学常用的研究方法。

(新乡医学院护理学院 罗艳艳 朱 博)

第二章

心理学基础

第一节 心理学与心理现象

一、心理学概述

心理学一词源于希腊语 psyche("灵魂"或"心智")和 logos(关于……的研究),意思是关于灵魂的科学。概括来说,心理学是一门研究心理现象(包括心理过程和个性心理特征)及其对行为之影响的科学。心理学的研究对象主要是人类,但也有些心理学家以动物作为研究对象。现代心理学主要研究的是精神与大脑是如何相互影响的,采取实证科学的研究方法,透过实验和观察来检验假设。心理学主要研究的是个人,但它也与各种社会科学有关,因为在研究个人的同时,心理学也会考虑到这些个人所处的社会;同时它也与神经科学、医学、生物学等科学有关,因为这些科学所探讨的生理作用会影响个人的心智。另外,心理学还与哲学有一定的关系。

作为一门介于自然科学和社会科学之间的科学,心理学的作用主要有两个方面,一方面是通过对心理现象的研究,不断深入地揭示心理、意识与外部世界和脑的关系及其起源的奥秘,尝试通过大脑的功能来解释个体心理与行为的产生机制,这也属于基础心理学的研究范畴;另一方面是揭示各个实践领域中心理现象的特殊规律,并根据心理现象的一般规律与特殊规律来解决具体的心理问题,为社会实践服务,这方面则属于应用心理学的研究领域,如护理心理学。学习人的心理现象和心理活动规律,有助于更好地了解在护理情境这个特定的社会条件下个体心理活动发生、发展及其变化规律,以更好地发挥心理学知识在临床护理工作中的实践作用。

二、心理现象

心理现象为心理过程的表现形式,是指个体在生活中由切身经历和体验而表现出的情感和意志等活动。一般从形式上把心理现象分为两部分,即心理过程和个性心理(图2-1)。

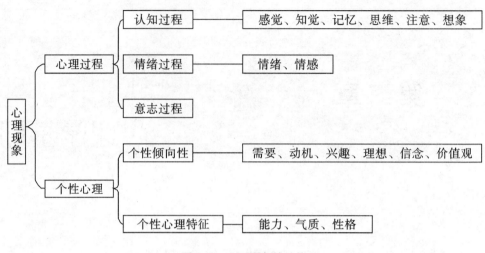

图2-1　心理现象的结构

1. 心理过程　人的心理现象的产生具有鲜明的动态特征,所谓心理过程,是人脑对客观事物动态反应过程,也即心理现象发生、发展或变化乃至结束的过程。根据心理过程的性质和形态的不同,可把其分为认识过程、情绪过程、意志过程。①认识过程:是人在认识、反映客观事物本身特性时的心理活动过程,即对信息进行加工处理的过程,是人由表及里,由现象到本质地反映客观事物特征与内在联系的心理活动。它由感觉、知觉、记忆、思维和想象等认知要素组成,注意是伴随在心理活动中的心理特征。②情绪过程:是人反映事物与自身需要之间关系的心理过程,表现为个体对客观事物的认识过程中的态度体验,如愉快、悲伤、愤怒等。情绪过程总是和一定的行为表现联系着。情感过程是心理过程的一个重要内容,根据情感色彩的程度可将情感过程分为情绪和情感两个层次。③意志过程:是指人在改造客观事物时,有意识地提出目标、制订计划、选择方式方法、克服困难,以达到预期目的的内在心理活动过程。意志过程是人的意识能动性的体现,即人不仅能认识客观事物,而且还能根据对客观事物及其规律的认识自觉地改造世界,这也是人与动物的本质区别之一。人的认识过程、情绪和情感过程、意志过程统称为心理过程。它们是既有区别又有联系的心理活动过程的三个组成部分。认识过程和意志过程往往随着一定的情绪、情感活动;意志过程又总是以一定的认识活动为前提;而情绪、情感和意志活动又促进了认识的发展,三者之间相互影响。

2. 个性心理　心理过程是人们共同具有的心理活动。但是,由于每个人的先天素质和后天环境不同,心理过程在产生时又总是带有个人的特征,从而形成了不同的个性心理。个性心理是人的稳定而独特的整体心理面貌,包括个性倾向性和个性心理特征两部分。①个性倾向性:是指人对事物稳定的心理倾向和行为趋向的个性成分,也就是人对客观事物的稳定的态度,是人从事活动的基本动力,决定着人的行为的方向,主要包括需要、动机、兴趣、理想、信念、价值观等。②个性心理特征:是个体经常表现出来的本质的、稳定的心理特点。能力、气质和性格统称为个性心理特征。这些特征影响着个体的言谈举止,反映出一个人的基本精神面貌和意识倾向,集中地体现了人的心理活动的独特性。

心理过程和个性心理是相互密切联系的,主要表现在:①心理过程与个性心理是个体心理现象的两个方面,都是心理学研究的具体内容;②个性是通过心理过程形成的,如果没有对客观事物的认识,没有对客观事物产生的情绪和情感,没有对客观事物的积极发行的意志过程,个性是无法形成的;③已经形成的个性又会制约心理过程的进行,并在心理活动过程中得到表现,从而对心理过程产生重要影响,使之带有个人的色彩。由于沟通是人与人之间、人与群体之间思想与感情的传递和反馈的过程,因此,了解人的心理活动规律和个性心理,尤其是准确判断他人的心理状态、动机或意向是进行沟通的基础之一。

三、心理现象的产生与发展

从进化的角度来看,人与动物在种系发展上有连续性,因此,人的心理与动物心理也有连续性。但是,人的心理与动物的心理又有着本质的区别。尽管在心理学的发展历史上,曾出现过各种唯心主义和庸俗唯物主义的心理观,但是,要客观科学地研究人的心理的产生与发展,必须用辩证唯物论观点从社会制约性方面进行探讨。

(一)心理的发生

心理活动不是孤立存在的,它会与外界互通信息,所以,心理发生与环境刺激密不可分。心理产生的标志是生物具有信号性反应,也即建立条件反射。当一种动物能把一个刺激变成另一个刺激的信号时,就说明它不仅有了生命,而且还具有了心理。如只具有网状神经系统的生物,不能形成条件反射,没有心理;而具有节状神经系统的动物,都能建立条件反射,具有心理。因此,心理是在生物发展到一定水平上才有的,即出现了高级的神经结构(脑)后才发生。

(二)心理的发展

从动物心理的发展到人的心理的产生与发展是一个连续的过程,概括来说,动物心理的发展可分为三个阶段,分别为感觉阶段、知觉阶段和思维的萌芽阶段。

动物心理发展的感觉阶段开始于无脊椎动物,该阶段的动物只能对单一的刺激形成条件反射,即只能把单一的刺激作为信号。知觉阶段见于具有较高发展水平的动物——低等脊椎动物,如鱼类、两栖类、爬行类、鸟类等,这类动物能对的多种刺激形成反射,能反映刺激物的多个属性,特别是到哺乳动物阶段,它们已能把复合刺激当作信号建立条件反射。动物心理发展的第三阶段是思维的萌芽阶段,主要见于灵长类,此阶段的动物能概括性地认识事物,已处在语言萌芽、思维萌芽阶段。如猩猩可以搬动木箱并站上去抓挂在高处的香蕉。可见,猩猩已"聪明"到能够"知道"现在还没有出现但将来可能出现的事件。

在人的心理发展方面,从整个人类来说,是劳动使类人猿变成了人,劳动使人的心理上升为意识。劳动从一开始就是集体的,集体劳动必须协作才能形成社会,所以说人的心理是在社会活动中发展起来的。当类人猿经历直立人到智人,发展到能够制造工具和使用工具阶段就变成了人,也就产生了人的心理,并在后续的社会发展与变革中不断得以发展。

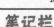

四、心理的本质

作为研究心理现象发生、发展规律的科学,心理学的重要任务之一就是研究清楚心理现象的本质。尽管心理现象已为人们所熟悉,但要解释清楚其本质并非易事。孔子曾曰"心之官则思",受此类思想的影响,我国古代的哲学家、思想家都一度认为心理活动是由心脏所产生的。随着自然科学的发展,大量的研究事实证明:心理是脑的功能,是人脑对客观现实主观能动的反映。这一论断科学地阐释了心理现象的本质属性。

(一)心理是脑的功能

现代科学研究表明,神经系统与脑是心理产生的器官,心理是脑的产物。

首先,心理是物质发展到一定阶段才产生的。只有物质发展到生命阶段,尤其是生物出现了神经系统才使心理的产生具备了物质基础,并在进化的不同阶段,发生相应的、不同水平的心理现象。一般来说,无脊椎动物只有感觉,脊椎动物发展出了知觉,哺乳动物的灵长类开始具有思维的萌芽。

脑的出现使心理的产生具备了器官基础。人脑是一个由神经元纵横交织组成的巨大神经网络,可在多层面、多水平上进行信息的处理与加工。人的心理就是人脑对内外信息不断接受、加工、储存和提取过程中发生、发展和变化的。现代研究证明,脑产生心理现象的方式是反射,也即借助神经系统对内外刺激的有规律反应的过程。反射形成的一般过程:内外刺激作用于感觉器官(感受器)→产生神经兴奋→经传入神经向上传导→脑中枢(神经中枢)对信息进行加工处理并产生反应(心理现象)→反应信息经传出神经下行传导至效应器官(效应器)→引发或调节机体的动作言语等行为反应。因此,整个反射的组成包括五个部分:感受器、传入神经、神经中枢、传出神经和效应器。

可见,心理是在反射活动中实现的,反射是有机体与环境相互作用的基本形式。脑在反射中起着异常复杂的联系转换功能,即整合作用。脑既可同时接受各种刺激,还受过去刺激的影响,加之反馈的作用,就使得在反射的中间环节中产生的心理变得极为复杂。了解心理产生的物质过程,掌握神经系统和脑的组织与功能,以及内分泌系统对人的心理和行为的调节,是学习心理学相关课程重要且必要的一环。

(二)心理与客观现实

人脑作为心理的器官,仅是产生心理的"加工厂",要想产生心理,还离不开"原材料"——客观现实。无论是简单还是复杂的心理现象,都是客观现实在人脑中的反映。所以说,一切心理现象都是由神经活动过程携带的对客观现实的反映。心理对客观现实的反映有以下重要特点。

1.内容来自客观现实 人脑对客观现实的反映并不局限于现在的事物,还涉及过去经历过的事物,且后者还可能会影响前者。心理反映的内容既可以超过当前面临的客观现实,但也会受到所处时代背景的局限。总的来说,心理不能脱离客观现实,客观现实是心理活动的源泉。

2.反映的主观能动性 所谓反映的主观能动性,是指人对客观现实的反映不是消极、被动的,而是积极、主动的。在心理现象产生的过程中,人不是像照镜子那样完全被动地反映客观现实,而是会根据自己的需要、兴趣、爱好等去有选择地反映事物的某些特征,即表现出选择性。可以说,心理的主观能动性的最基本表现是反映的选择性,包括人和动物。其中,动物的选择性是由它的生物性决定其需要;人的选择性不只取决于生物性,还取决于其社会需要。

3.心理是观念的反映　反映性是物质的普遍特性,物质世界的反映形式有物理的、化学的、生物的,都是物质的相互作用和影响。唯有心理的反映形式是非物质的、观念的反映。心理在反射中的作用就在于它能反映客观事物的特征,并支配身体某些部分去做出适当的反应。在人身上,这种观念反映可为产生这些观念的主体所知觉,并成为人的意识。观念的反映构成了人的精神世界,它使人认识外界,存储知识,制订计划,调节行为。

4.社会制约性　人反映的选择性虽然也取决于其生物性,即其特定的生物学需要,但这往往比较次要。什么事物更能引起个体的注意、深思,通常是由人所处的社会关系中的地位所决定的,也即人的心理社会制约性。再者,尽管人的高度复杂的需要使人的心理有了高度复杂的主观能动性,但也不是可以主观任意的,还是与其所处的社会背景息息相关的。因此,归根到底来说,人的需要本身还是由社会存在决定的。

综上可见,脑产生心理人的心理、意识,从反映的生理机制来说,是由人脑实现的,从反映的内容来说,是社会的产物。人的感觉、记忆、思维、情感和意志等心理现象,都是人脑这个高度发展的特殊物质对客观世界的能动性反映。

第二节　认知过程

认识过程是人的最基本的心理过程,它包括感觉、知觉、意识、注意、记忆、思维、想象等过程。

一、感觉

(一)感觉的概念

感觉是指人脑对当前直接作用于感觉器官的客观事物的个别属性的反映。人们时时刻刻都接触到外界各种各样的事物,而每种事物都具有多种属性,如大小、形状、颜色、质地、温度、气味等,这些属性直接作用于个体的各种感觉器官,通过传入神经传入,经过人脑的信息加工而产生多种感觉。除此之外,人们还能通过内部感受器感受到有机体自身的活动情况,如自身的姿势和运动、躯体内部各器官的变化等。

感觉虽然只反映事物的个别属性,但却在人们的工作生活中具有重要的意义。首先,感觉可使人觉察到刺激的存在,分辨出内外环境刺激的个别属性,并根据感觉提供的信息调整自己的行为。其次,感觉保证了机体和外界环境的信息平衡,人们从内外界环境中获得各种必要的信息,只保证机体正常生活的必要条件。如果获得信息不足或过多,使这种机体内外部平衡打破,就可能会给机体带来不良影响。再次,感觉是一切高级、复杂心理现象的基础,只有通过感觉获得事物个别属性信息的基础上,才能产生复杂的认知活动,知觉、记忆、思维、想象等认知活动都离不开感觉提供的最基本的原始材料。

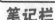

（二）感觉的分类

感觉的种类较多,通常根据刺激物的性质及其作用的感受器所在部位,可将感觉分为外部感觉和内部感觉。

1.外部感觉　外部感觉主要是指由外感受器接受机体外部的刺激引起的感觉。外部感受器位于身体表面并感受外在环境刺激变化,包括眼、耳、鼻、舌、身,分别感受视觉、听觉、嗅觉、味觉、肤觉(触、压、温、痛、震动觉)。

2.内部感觉　内部感觉是指由内感受器接受机体内部的刺激引起的感觉。内部感受器位于身体内部(血管、内脏、骨骼肌、肌腱)并感受内环境刺激变化。它能分别感受机体运动、平衡及内脏感觉等。

（三）常见的感觉现象及规律

1.适应　适应是指刺激物持续作用于同一感受器,引起感受性改变的现象。"久入芝兰之室而不闻其香,久入鲍鱼之肆而不闻其臭"就是一种感觉适应。感觉适应的一般规律是强刺激持续作用时会使感受性降低,而弱刺激持续作用时会使感受性增高。适应可以使人们提高对弱刺激的感觉能力,并能防止超强刺激对感受器的伤害,使人更好地适应环境。

2.对比　对比也称为感觉对比或对比效应,是指某一感受器同时或先后接受到不同的刺激时,由于不同刺激在性质和强度上的对比作用,使个体对这些刺激的感受性发生一定的变化。对比对感受新的影响有同时对比和继时对比两种。同时对比指某感受器同时接受到不同刺激而产生的对比现象。如同一种颜色把它放在较暗的背景上看起来明亮些,放在较亮的背景上看起来暗些(图2-2)。继时对比是指某感受器先后接受不同刺激而产生的对比现象,比如吃过甜食之后再吃酸的橘子的话,会感觉橘子的味道与以前相比明显变酸了。

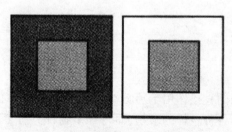

图2-2　视觉明度的同时对比

3.后像　后像是指刺激物对感受器的作用停止以后,感觉并不立即消失,并能短时间保留的现象。后像可使原本断续的刺激在人的心理上产生连续的感受,如人们看胶片电影时并没有断续的感觉。后像根据性质不同可分为正后像和负后像,后像的品质与刺激物相同的为正后像,如注视日光灯一段时间,闭上眼后仍会感觉有日光灯的光亮形象;后像的品质与刺激物相反的为负后像如注视一个红色正方形约1 min,然后将视线转向身边的白墙,那么在白墙上将看到一个绿色正方形后像。

4.联觉　联觉是一种特殊的不同感觉之间相互作用的现象,指一种感受器官受到刺激时同时引起另一种感觉的心理现象。生活中联觉的现象相当多见,尤其是颜色刺激,例如红、橙、黄三种颜色,由于与太阳和火焰的颜色相近,因此往往使人们产生温暖的感觉,被称为暖色调;更深一些的颜色如深蓝、青色、紫色等,这些色彩使人感到凉爽甚至寒冷,被称为冷色调。

5.补偿 感觉补偿是指当某种感觉受损或缺失后,其他感觉的感受性提高以进行补偿的现象。例如,盲人丧失视觉,但其听、触、嗅觉会得到特别发展。这种补偿体现了感受性不仅能因一时的环境条件变化而变化,而且能在实践活动中不断地提高和发展。

二、知觉

(一)知觉的概念

知觉是指人脑对直接作用于感觉器官的客观事物的整体属性的反映。当客观事物作用于人的感觉器官时,人不仅能够反映事物的个别属性,而且可以通过各种感受器的协同活动,在大脑将事物的各种属性联系起来,整合为一个整体,形成对事物的完整映像,这就是知觉。根据不同的标准,可以对知觉进行不同的分类。根据知觉是更正确,可将知觉分为正确的知觉和错误的知觉。根据知觉活动中占主导地位的感受器的不同,可将知觉分为视知觉、听知觉、嗅知觉、味知觉等。根据知觉对象的不同,可将知觉分为物体知觉和社会知觉。

(二)知觉的基本特性

1.知觉的选择性 自然界中的客观事物是纷繁复杂、千变万化的,人们置身于自然界及社会环境之中通过感觉器官接受信息时,并不能对环境中所接触到的一切刺激信息都全部接受,而是根据个体需要或主客观情况,选择其中的一部分作为知觉的对象,而把其他事物作为知觉的背景,知觉的这一特性称为知觉的选择性,也称为知觉的对象性。心理学中常用一些"双关图形"来说明知觉的选择性(图2-3)。

2.知觉的整体性 人们在知觉过程中,不是孤立地反映刺激物的个别特性和属性,而是在过去经验的基础上反映事物的整体和关系的特性,这是知觉的整体性。人们对事物的整体知觉依赖于部分之间的结构关系,通常具有一定的规则,即空间、时间上接近的客体易被知觉为一个整体;具有相似物理属性的客体易被知觉为一个整体;具有连续性或共同运动方向等特点的客体易被知觉为一个整体。知觉的整体性是知觉的积极性和主动性的重要方面,它不仅依赖于刺激物的结构(空间分布和时间分布),而且依赖于个体的知识经验(图2-4)。

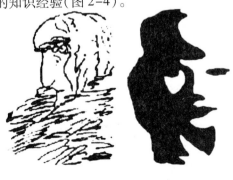

a   b

图2-3 双关图形

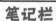

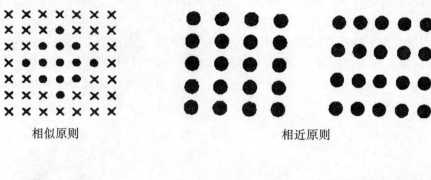

相似原则　　　　　　　　　　　相近原则

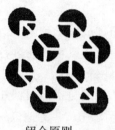

闭合原则　　　　　　　　　　　连续原则

图 2-4　知觉整体性的组织原则

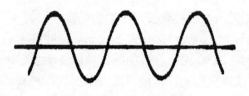

3. 知觉的理解性　人们在知觉过程中,以过去的知识经验为依据去理解和解释事物,对感知对象进行加工理解,并以概念的形式标示出来,使其具有一定意义的特性,这是知觉的理解性。理解可以使知觉更深刻、更精确,并且可以提高知觉的速度。其实质是旧的知识经验与新刺激建立多维度、多层次的联系,以保证理解的全面和深刻。在理解过程中,已有的知识经验是关键。例如,面对一张 CT 片子,不懂医学和影像学知识的人很难知觉到有用的信息,而影像科的医师却能获知病变与否。所以,理解有助于知觉的整体性,人们对于自己理解和熟悉的东西,容易当成一个整体来知觉;相反,在不理解的情况下,知觉的整体常受到破坏。在观看某些不完整图形时,正是理解帮助人们把缺少的部分补充起来,进而对图形形成概念性解释(图 2-5)。另外,语言指导、知觉任务、实践活动及个人兴趣爱好等都会影响对知觉对象的理解。

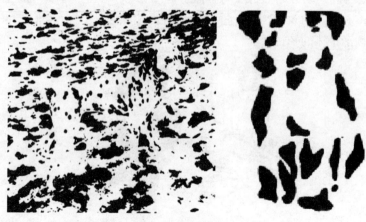

图 2-5　不完整图形

4.知觉的恒常性　当知觉条件发生变化时,知觉的印象仍然保持相对不变,这就是知觉的恒常性。在视知觉中,知觉的恒常性十分明显。知觉的恒常性包括大小恒常性、形状恒常性、明度恒常性和颜色恒常性。从不同的角度看同一扇门,视网膜上的投影形状并不相同,但人们仍然把它知觉为同一扇门,这是形状恒常性(图2-6)。一个人由近及远而去,在视网膜上的成像是越来越小的,但是人们并不会认为这人在慢慢变小,这是大小恒常性。煤炭在日光下反射的光亮是白墙在月色下反射的光量的5万倍,但人们仍然认为煤是黑的,墙是白的,这是明度恒常性。墙壁颜色可在不同灯光的照明下发生变化,但人对它颜色的知觉保持不变,这就是颜色恒常性。知觉的恒常性对于人类来说具有重要意义。它有利于人们能够准确地适应环境,即使知觉的环境条件发生变化,仍能对知觉的对象保持稳定的印象。

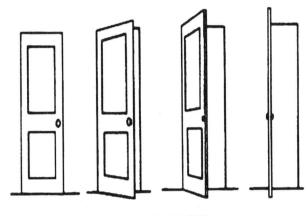

图2-6　形状恒常性

(三)错觉

1.错觉的概念　错觉是指人们在观察物体时,由于物体受到形、光、色的干扰,加上人们的生理、心理原因而误认物象,产生与实际不相符的错误知觉。错觉是知觉的一种特殊形式,它是人在特定的条件下对客观事物的扭曲的知觉,也就是把实际存在的事物被扭曲地感知为与实际事物完全不相符的事物。错觉现象十分普遍,在几乎各种知觉中都可以发生,其中视错觉在各类错觉中表现得最为明显,常见的有图形错觉、大小错觉、形重错觉和方向错觉等(图2-7)。

2.错觉产生的原因　人为什么会产生错觉?研究人员做过各种各样的解释,但迄今为止,还没有一种理论能解释所有的错觉现象。下面是一些常见的理论解释。

(1)眼动理论　该理论认为,人们在知觉几何图形时,眼睛总会沿着图形的轮廓或线条扫描。由于眼球垂直运动较水平运动更加费力,因此,同等长度的垂直线段就要比水平线段感觉长。而当人们扫描图形的特定部分时,由于周围背景的影响,改变了眼动的方向与范围,进而造成了取样上的误差,导致了各种知觉错误的产生。

(2)神经抑制作用理论　是从神经生理水平解释错觉的一种尝试。该理论认为,当认知两个彼此接近的图形轮廓时,由轮廓所刺激的细胞活动被视网膜的侧抑制改变,从而使大脑兴奋中心产生了变化,人们从而产生是轮廓发生了位移的感觉。

(3)深度加工与常性误用理论　该理论认为,错觉具有认知方面的根源。人们在知觉立体对象时,总是把距离估计在内,从而保持物体的大小恒常。而当人再注视平面对象时,会习惯性地运用原来的透视经验,从而引起了错觉。从这一层面来说,错觉是知觉恒常性的一种例外,是误用了知觉恒常性的结果。

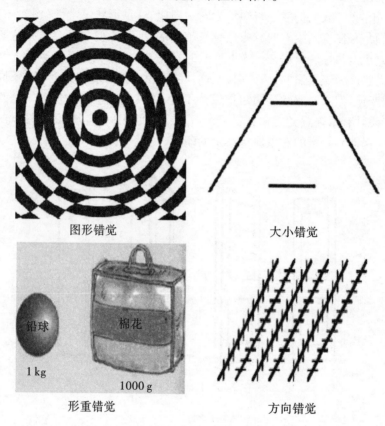

图 2-7　几种常见的错觉

三、意 识

(一)意识的概念

意识是人脑对于客观物质世界的反映,也是感觉、思维等各种心理过程的总和。意识是以人的感觉、知觉、记忆、思维等心理过程为基础,从而对自己身心状态和外界环境变化产生觉知和认识,从这一意义来说,意识是一种高级的心理过程,一种觉知,同时是一种心理状态。人们能意识到外部事物的存在,也能察觉到某些内部状态,意识对个体的身心系统起统合、管理和调控的作用。

(二)意识的功能

1.觉知功能　意识的觉知功能是指人对自身内部状态和外部环境刺激信息的觉知和了解,表现为既能意识到客观事物的存在,如自然界和社会生活中的各种现象,也能意识到自身的状态,如自身的心理活动与行为表现是否和谐,自身与外部客观事物之间的关系等。

2.计划功能　意识的计划功能体现在人的心理与行为是有目的性和计划性的,人的各种行为活动总是具有某种目的和动机,这种目的和动机会以观念形式存在于人脑中。在具体的活动之前,通常会制定有助于达到目的和实现愿望的行动计划、策略、方案与步骤,并采取一定的程序,并会根据具体的活动进程,针对性地对原计划做出必要的调整,以达到预期目的。

3.选择功能　意识的选择功能是指意识能够使人在环境中接受最为适宜和有效的刺激信息,限制并过滤与目标和目的无关的信息,能够有选择地存储与自己需要相关的信息。

4.监控功能　意识的监控的功能体现在两个方面,首先可以监视自身内部心理活动和外部环境的刺激信息,其次可以调节和控制自身状态与外在环境之间的关系,以便能够根据监控的信息调节自己的行为与认知活动,从而更好地实现自身的目标。

(三)几种不同的意识状态

1.睡眠　睡眠是一种与觉醒对立的意识状态,是高等脊椎动物周期出现的一种自发的和可逆的静息状态,表现为机体对外界刺激的反应性降低和意识的暂时中断。正常人脑的活动,和所有高等脊椎动物的脑一样,始终处在觉醒和睡眠两者交替出现的状态。这种交替是生物节律现象之一。觉醒时,机体对内外环境刺激的敏感性增高,并能做出有目的和有效的反应。睡眠时则相反,机体对刺激的敏感性降低,肌张力下降,反射阈增高,虽然还保持着自主神经系统的功能调节,可是一切复杂的高级神经活动,如学习、记忆、逻辑思维等活动均不能进行,而仅保留少量具有特殊意义的活动。睡眠由两个交替出现的不同时相所组成:一个是慢波相,又称非快速眼动睡眠;另一个则是异相睡眠,又称快速眼动睡眠,此时相中出现眼球快速运动,并经常做梦。

2.梦　人在睡眠过程中会周期性地出现梦,并伴有独特的生理表征,有学者认为梦是独立于觉醒和睡眠之外的第三种意识状态。梦是一种主体经验,是人在睡眠时产生想象的影像、声音、思考或感觉,通常是非自愿的。梦是睡眠中最生动有趣又不可思议的环节,经常发生于快速眼动睡眠阶段。长期以来,对于梦的解释有以下几种观点:精神分析学家弗洛伊德和荣格等人认为,梦是潜意识过程的体现,是通向潜意识的可靠途径;持生理学观点的学者霍布森认为,梦的本质是我们对脑的随机神经活动的主观体验;梦的认知观点则认为在睡眠中,认知系统依然对存储的知识进行检索、排序、整合、巩固等,这些活动一部分会进入意识,成为梦境。

四、注意

(一)注意的概念

注意是心理活动或意识对一定对象的指向与集中。注意的指向性指人在每一瞬间,心理活动或意识选择了某个对象,而忽略了另外一些对象,指向不同,人接收的信息也不相同。注意的集中性指心理活动或意识在一定方向上活动的强度或紧张度,心理活动或意识的强度越大,紧张度越高,注意也就越集中。

(二)注意的品质

1.注意广度　注意广度是指同一时间内,一个人能清楚地觉察到或认识到客体的数量,也称为注意范围。注意广度也表明知觉的范围。在同一时间内知觉的对象就越多,注意广度越大,知觉的对象越少,注意广度越小。研究注意广度,一般用速示器将

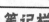

图形、词、数字或字母等刺激材料在很短的时间内呈现出来,由于被试来不及转动眼球,因此其对呈现的刺激物的知觉几乎是同时进行的,被试所能知觉的数量就是其注意广度。注意的广度受注意对象的特点、活动的性质和任务、个体的知识经验、把握注意对象的方法等因素的影响。

2.注意稳定性 注意稳定性是指注意能较长时间地保持在某种事物上的一种品质,其标志是在一段时间内保持注意的高度集中,也称为注意持久性。注意稳定性是注意在时间上的特征,医院手术室的外科医生和护士在进行手术时常常要连续几个小时高度紧张地工作,将注意力集中在手术部位及全身生命指征的观察上,这就是注意稳定性的表现。知觉对象本身的特点、活动的内容及方式、主体状态可对注意的稳定性产生影响。

3.注意分配 注意分配是指在同一时间内把指向分到不同的对象上,它是可能而且是有效的。生活中的注意分配是比较常见的,如教师一边讲课,一边板书,还能一边观察学生的听课情况;汽车驾驶员在驾驶汽车时,除了注意汽车上的仪表盘外,还要注意交通信号、会车、行人、转弯等信息。注意分配虽然是困难的,但是在一定条件下又是可能的。注意分配需要的基本条件:①同时进行的两种或几种活动,只能有一种活动是生疏的,其余的活动必须是熟练的,如听报告的同时书写笔记,只有书写的活动已经达到熟练的程度时,才能顺利地去完成这两种活动;②同时进行的几种活动之间必须有一定的联系且已形成了动作系统。例如,歌唱家能同时做到眼看歌谱、手弹钢琴、口腔发声。这时各种活动之间已形成固定的反应系统,从而使注意能够较好地分配。

4.注意转移 注意转移是指人能根据新的任务,主动地把注意从一个对象转移到另一个对象上。注意的转移与注意的分散有着本质的区别。注意的转移是根据新任务的需要,主动地把注意转移到新的对象上,使一种活动合理地代替另一种活动,是一个人注意灵活性的表现。注意的分散是由于受到无关刺激的干扰,使自己的注意离开了需要注意的对象,而不自觉地转移到无关活动上。注意的转移有一个过程,这正是开始做一件事情时觉得有些困难的原因,故"万事开头难"。

(三)注意的功能

注意的基本特性决定了注意的一些主要功能。注意的功能主要体现在三个方面。

1.选择功能 注意使得人们在某一时刻选择有意义的、符合当前活动需要和任务要求的刺激信息,同时避开或抑制无关刺激的作用。这是注意的首要功能,它确定了心理活动的方向,保证人们的生活和学习能够次序分明、有条不紊地进行。

2.保持功能 注意可以将选取的刺激信息在意识中加以保持,以便心理活动对其进行加工,完成相应的任务。如果选择的注意对象转瞬即逝,心理活动无法展开,也就无法进行正常的学习和工作。

3.调节和监督功能 注意能使人随时调节和监督自己的心理活动,使之向着特定的方向和对象进行,这就是注意的调节和监督功能。注意的这一功能可提高活动的效率,在注意集中的情况下,会减少错误,提高准确性和速度。另外,注意的分配和转移保证活动的顺利进行,并适应变化多端的环境。

(四)注意的种类

根据注意过程中有无预定目标,是否需要意志努力的参与,可以把注意分为无意注意、有意注意和有意后注意。

1.无意注意 无意注意指没有预定目的,不需要意志努力的注意。无意注意一般是在外部刺激物的直接刺激作用下,个体不由自主地给予关注。例如,上课的过程中有人推门而入,大家会不自觉地向门口注视;大街上听到一声巨响,行人会不由自主地注意巨响产生的方向。无意注意更多地被认为是由外部刺激物引起的一种消极被动的注意,是注意的初级形式。人和动物都存在无意注意。虽然无意注意缺乏目的性,但因为不需要意志努力,所以个体在注意过程中不易产生疲劳。

2.有意注意 有意注意是指有预定目的,也需要意志努力的注意。人们工作和学习中的大多数心理活动都需要有意注意。医生做手术,护士测血压,学生课堂听讲,都是有意注意在发挥作用。有意注意是一种积极主动、服从于当前活动任务需要的注意,属于注意的高级形式。它受人的意识的调节和控制,是人类所特有的一种注意。有意注意虽然目的性明确,但在实现过程中需要有持久的意志努力,这容易使个体产生疲劳。

3.有意后注意 有意后注意是指有预定目的,但不需要意志努力的注意。有意后注意是在有意注意的基础上,经过学习、训练或培养个人对事物的直接兴趣达到的。在有意注意阶段,主体从事一项活动需要有意志努力,但随着活动的深入,个体由于兴趣的提高或操作的熟练,不用意志努力就能够在这项活动上保持注意。例如,初学护理学知识,学习者可能对此不感兴趣,只是为了完成任务,这时候是有意注意,很容易感到疲倦;此后,随着对基础知识的掌握,对护理学产生兴趣,凭兴趣可自然地将注意力集中到学习上,这时的注意就是有意后注意。有意后注意是一种更高级的注意。它既有一定的目的性,又因为不需要意志努力,在活动进行中不容易感到疲倦,这对完成长期性和连续性的工作具有重要意义。但有意后注意的形成需要付出一定的时间和精力。

五、记忆

(一)记忆的概念

记忆是指人脑对经历的事物识记、储存、再认和再现的心理过程。从信息加工观点来看,记忆就是对输入信息的编码、储存和提取过程。编码相当于识记阶段,储存相当于保持阶段,再认和回忆相当于提取过程。

记忆作为一种重要的心理过程,贯穿在人们的各种心理活动中,它对保证个体的正常生活起着重要的作用。记忆不仅可使个体积累经验,学习新知识以适应不断变化的环境,而且记忆在个体的发展以及个性特征的形成中也起着决定性的作用,记忆可使个体的心理活动的过去和现在连成一个整体,如果没有记忆,一切心理发展、一切智慧活动都是不可能的。

(二)记忆的种类

1.按记忆保留的时间长短和编码方式分类 可分为瞬时记忆(0.25~2 s)、短时记忆(5~20 s,最长不超过1 min)、长时记忆之分。

2.按记忆的内容进行分类 可以分为形象记忆(以感知过的事物形象为内容的记忆)、运动记忆(以过去做过的运动或动作作为内容的记忆)、逻辑记忆(以语词、概念、原理为内容的记忆)和情绪记忆(以体验过的某种情绪和情感为内容的记忆)。

(三)记忆的信息加工过程

记忆的信息加工过程一直是现代记忆研究的中心问题,记忆的认知加工理论认为,当外界信息作用于感官时,首先进行感觉登记,即产生对信息的瞬时记忆。当对瞬时记忆的内容加以注意时便可使信息进入短时记忆系统。短时记忆系统的内容再经过复述和编码等进一步加工,即可转入长时记忆系统。长时记忆可以对信息做出最高水平的编码、加工和储存,如解决当前问题需要时,可随时从长时记忆中提取有用的信息。三种记忆阶段或三种记忆系统之间是相互联系、相互影响、协同活动的(图2-8)。

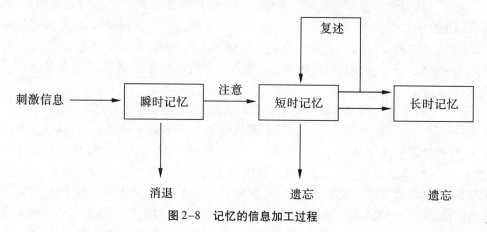

图2-8　记忆的信息加工过程

(四)记忆的基本过程

1.识记　识记是反复感知事物,在大脑中留下印象的过程,也即人们识别并记住事物的过程。识记是记忆的第一步,是记忆过程的开始和前提。人们识记事物具有选择性,根据人在识记时有无明确目的性,识记可分为无意识记和有意识记。

无意识记也称不随意识记,是指人们事先没有识记的目的和意图,无须付出意志努力的识记。这种识记常与人们的职业、兴趣、动机及需要有密切关系。有意识记也叫随意识记,是指有预定识记目的,运用一定的策略和方法,经过特殊的努力而进行的识记。人们主要靠有意识记来掌握系统的、复杂的知识和技能。

2.保持　保持是指过去经历过的事物在脑中得到巩固的过程,是一种内部潜在的动态过程。随着时间的推移及后来经验的影响,保持的内容会在质和量上发生明显的变化。其质的变化有两种倾向:一种是原来识记内容中的细节趋于消失,主要、显著的特征得以保持,记忆的内容变得简略、概括与合理;另一种是增添了原来没有的细节,内容更加详细、具体,或者突出夸大某些特点,使其更具特色。其量的变化也有两种倾向:第一种是记忆回溯现象,是指延缓回忆比识记后立即回忆在内容上更为完全的记忆现象,也即在短时间内延迟回忆的数量超过直接回忆的数量,也有人称之为记忆恢复现象;第二种倾向是识记的保持量随时间的推移而日趋减少,有部分内容不能回忆或发生错误,这种现象叫遗忘。

3.再认和回忆　再认和回忆都是对长时记忆所储存的信息提取的过程。再认是指过去经历过的事物重新出现时能够识别出来的心理过程。回忆是指过去经历过事物的形象或概念在人们头脑中重新出现的过程。例如,考试过程中试卷中选择题就属于再认,而问答题则属于回忆。通常是能够回忆的内容都可以再认,而能够再认的内容不一定能够回忆。再认和回忆的正确程度通常受两方面因素的影响,一方面是对原识记材料的巩固程度,巩固程度越强就越容易回忆或再认;另一方面是积极的思维活动,在回忆或再认时的思维活动越积极,回忆或再认的效果越好。

4.遗忘　遗忘(forgetting)是对识记过的事物不能再认或回忆,或者再认或回忆出现错误。遗忘分为两种:一种是永久性遗忘,即不重新学习,永远不能再认或回忆;另一种是暂时遗忘,即一时不能再认或回忆,但在适当条件下记忆还可能恢复。德国心理学家艾宾浩斯(Ebbinghaus H)最早研究了遗忘的发展过程。他利用无意义音节为材料,以重学法为方法,得到了著名的艾宾浩斯遗忘曲线(the Ebbinghaus forgetting curve)(图2-9)。这条曲线表明,遗忘在学习之后立即开始,而且遗忘的进程并不是均匀的,其趋势是先快后慢、先多后少,呈负加速,并且到一定的程度就不再遗忘了。

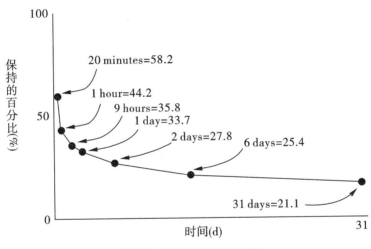

图2-9　艾宾浩斯遗忘曲线

六、思维

(一)思维的概念

思维是人脑借助于语言,以已有知识为中介,对客观现实中的对象和现象概括、间接的反映。思维是认识的高级形式,它揭示了事物的本质特征和内部联系,并以概念的形式进行判断、推理,解决人们面临的各种问题,主要表现在概念形成、问题解决等活动中。尽管是高级的认知活动,但思维却离不开感知觉,只有在大量感性认识的基础上,才能揭示出事物的本质特征和规律。

(二)思维的特征

人的思维具有间接性、概括性两个特征。

1.思维的间接性　是指人们借助于一定的媒介和知识经验对客观事物进行间接反映。正是由于思维的间接性,才能使人能够超越感知觉提供的信息,去认识没有或者不能直接作用于人的各种事物和特性,从而揭示事物的本质和规律,预见事物的发展。

2. 思维的概括性　是指在大量感性材料的基础上,人们把一类事物共同的特征和规律抽取出来,加以概括。概括性在人的思维活动中具有重要的作用,它使人可以脱离具体的事物进行抽象思维,并使思维活动在一定条件下进行迁移。

(三)思维的基本过程

思维是人类所具有的一种高级心理现象,思维的过程是人们运用概念、判断、推理的形式对外界信息不断进行分析与综合、比较、抽象与概括的过程。

1. 分析与综合　分析与综合是思维的最基本过程,分析是指在头脑中把事物的整体分解为各个部分或各种属性,如把人体分解为各个系统来学习;而综合则是在头脑中把事物的各个部分、各种特征和属性结合起来,即把分析的结果加以整合,形成对事物的整体认识,如综合患者的病史、症状、体征而做出临床诊断。分析与综合是同一思维过程中不可分割的两部分。

2. 比较　比较则是把各种事物和现象加以对比,确定其异同,发现其关系的思维过程。比较是以分析为前提的,只有在思想上把不同对象的各个部分或特征区别开来,才能进行比较,而比较的结果又是一个综合过程。

3. 抽象与概括　抽象是在思想上抽出各种事物与现象的共同特征与属性,舍弃其个别特征和属性的过程。概括是形成概念的一种思维过程和方法,即把某些具有一些相同属性的事物中抽取出来的本质属性,推广到具有这些属性的一切事物,从而形成关于这类事物的普遍概念。概括是在抽象的基础上形成的。概念在心理学上是指反映客观事物共同特点与本质属性的思维形式,是经过抽象和概括等思维活动得到的。

上述过程相互联系,任何思维活动都是分析、综合、比较、抽象和概括这些过程协同活动的结果。

七、想象

(一)想象的概念

想象是对头脑中已有的形象进行加工改造,形成新形象的过程。如作家在写作时所需塑造的人物形象,就是作家在已经积累的知觉材料的基础上经过加工改造而成的。想象是人的高级的、复杂的认识活动。想象与思维有着密切的联系,都属于高级的认知过程,它们都产生于问题的情景,由个体的需要所推动,并能预见未来。

(二)想象的作用

想象在人类的生活中有着重要的作用,主要表现为以下三个方面。

1. 补充作用　人类感知活动的局限性可以由想象得到补充,例如我们没有去过月球,但是通过宇航员的介绍,可以在头脑中产生月球表面的形象。

2. 预见作用　人类活动的一个重要特点,是它具有预见性和计划性,在这方面,想象有着巨大的作用。人类的任何劳动,从制造简单工具到艺术创作和科学发明都离不开想象。

3. 代替作用　当人们的需要在实际中不能得到满足,或者人的某些活动不能实际得到实现时,人们可以借助于想象得到满足和实现,以此来保持心理上的平衡。

(三)想象的分类

根据想象时有无目的性,想象可分为无意想象和有意想象。

1.无意想象　又称为消极的想象,是指顺其自然地进行的想象,是没有预定目的、不自觉的想象。无意想象是在外界刺激的作用下,不由自主地产生的。例如,梦就是一种无意想象。

2.有意想象　也称为积极的想象,是指有预定目的的、自觉的想象。有意想象中,根据观察内容的新颖性、独立性和创造程度,又可分为再造想象、创造想象、幻想等。

第三节　情绪过程

人在认识和改造客观世界以及在人与人的交往过程中,必然接触到自然界和社会中的各种刺激和现象,也不可避免地会遇到荣辱、美丑、顺逆、得失等各种情境,从而产生喜、怒、哀、乐、爱、恨等各种情绪和情感体验。情绪是人类社会的一笔巨大的精神财富,是人类生活丰富性和生动性的重要内容,正是各种情绪、情感的不同变化,才使得人们的心理活动丰富多彩,各具特色。

一、情绪的概念

情绪是人们对客观事物是否满足自身需要的一种整合性心理过程,这一过程包括主观体验、生理唤醒和外显表情。主观体验是个体对不同情绪和情感状态的自我感受。外显表情是在情绪和情感状态发生时身体各部分的动作量化形式,包括面部表情、姿态表情和语调表情。生理唤醒是指情绪与情感产生的生理反应。可以说客观事物是产生情绪、情感的来源,离开了客观事物,情绪、情感就成了无源之水,无本之木。当客观事物满足了人的需要和愿望时,就会引起愉快、满意、爱慕等积极肯定的情绪和情感,反之则会引起不满、苦闷、憎恨等消极否定的情绪和情感。

二、情绪和情感的关系

在日常生活和心理学的研究历史中,情绪和情感这两个概念常常被混用或相互替代。不可否认,情绪和情感都指的是同种性质的心理现象,但在现代科学的情绪心理学领域,二者还是有着严格的区别的。尽管情绪和情感都是个体对客观事物与个人需要之间关系的体验过程,是人对客观事物是否符合自身需要而产生的态度体验。但情绪侧重指的是受外界干扰而产生的心理活动,而情感则侧重指由内心自发引起的心理活动。情绪和情感同认识活动一样,仍然是人脑对客观现实的反映,只不过反映的内容和方式上有所不同。认识活动反映的是客观事物本身,包括事物的过去、现在和将来,以及它们的外部特征和内在联系。情绪和情感反映的是一种主客体的关系,是作为主体的人的需要和客观事物之间的关系。因此,二者既有联系又有区别。二者的联系体现在情感是在多次情绪体验的基础上形成的,并通过情绪表现出来;反过来,情绪的表现和变化又受已形成的情感的制约。换句话说,情绪包容情感,情感是情绪的一个成分或方面,及情绪感受或情绪体验。二者的区别体现在三个方面:①情绪出现较早,多与人的生理性需要相联系;情感出现较晚,多与人的社会性需要相联系;②情绪具有情境性和暂时性;情感则具有深刻性和稳定性;③情绪具有冲动性和明显的外部表现；情感则比较内隐。

它既包括感情发生的过程，也包括由此产生的各种体验，因而用单一的感情概念难以表达这种心理现象的全部特征。在当代心理学中则分别采用"情绪"和"情感"来更确切地表达感情的不同方面。所以情绪和情感既相互联系又有区别。情绪主要是指感情过程，也就是脑的神经机制活动的过程。情绪代表了感情的种系发展的原始方面，所以情绪的概念可用于动物和人。情绪和情感又是人类社会历史发展的产物，而且情感是人才具有的高级心理现象，情感的概念是感情性的"觉知"方面，集中表达感情的体验和感受，经常用来描述那些具有稳定的、深刻的社会意义的感情。

三、情绪的分类

情绪的分类是揭示情绪的性质、结构和不同情绪之间相互关系的重要方法，在情绪的研究过程中，心理学家们提出过不少的情绪分类体系。

（一）从进化的角度分类

从生物进化的角度来看，人的情绪可分为基本情绪和复合情绪。基本情绪是人与动物共有的、先天的、不用学习就能掌握的，每一种基本情绪都具有独立的神经生理机制、内部体验和外部表现，并有不同的适应功能。如快乐、愤怒、悲哀等。复合情绪则是由基本情绪的不同组合派生出来的，如爱、恨、嫉妒等。

20世纪70年代初，美国心理学家伊扎德（C. E. Izard）用因素分析的方法提出人类的基本情绪有11种，即兴趣、惊奇、痛苦、厌恶、愉快、愤怒、恐惧、悲伤、害羞、轻蔑和自罪感。由此产生的复合情绪有三类：第一类是基本情绪的混合，如兴趣—愉快、恐惧—害羞等；第二类是基本情绪与内驱力的结合，如疼痛—恐惧—怒等；第三类是基本情绪与认知的结合，如多疑—恐惧—内疚等。

（二）根据情绪体验的性质和对人活动的影响分类

可分为积极情绪与消极情绪两大类。积极情绪是指当客观事物作用于人时，由于符合主体的主观需要，主体采取积极肯定的态度而产生的一种内心体验，如高兴、愉快、尊敬、佩服等。消极情绪是指当事物作用于人时，由于不符合主体的客观需要，主体采取否定态度而产生的一种内心体验，像忧虑、恐惧、悲伤等。在日常生活当中人们常常认为积极情绪是好的，消极情绪是坏的。实际上这种认识是片面和不恰当的。首先，积极情绪和消极情绪两个概念本身并不存在价值判断的成分，只是对情绪所做的分类，本身无好坏之分。其次，具体判断人的情绪好坏需要与当时的情况相联系，是根据它是否符合"当喜则喜、当怒则怒，喜怒有度"标准。比如，同样是怒，为人民利益受害的怒，与因个人不合理私欲得不到满足而怒，反映的是完全不同的道德水平。再者，从有利于身心健康的角度说，应该尽可能多一些积极情绪，少一些消极情绪，这是很有必要的，但这并不意味着两类情绪有好坏之分。

（三）根据情绪状态的分类

情绪状态是指在某种事件或情境的影响下，在一定时间内所产生的某种情绪，其中较典型的情绪状态有心境、激情和应激三种。

1. 心境　心境是指微弱、持久、带有渲染性的情绪状态。心境不是对于某一事物的特定体验，而是以同样的态度体验对待一切事物。

2. 激情　激情是一种迅猛爆发、激动短暂的情绪状态。这种情绪状态通常是由对个人有重大意义的事件引起的,例如重大成功之后的狂喜、惨遭失败后的绝望。在激情状态下人往往出现"意识狭窄"现象,即认识活动的范围缩小,理智分析能力受到抑制,自我控制能力减弱,进而使人的行为失去控制。

3. 应激　应激是指人对某种意外的环境刺激所做出的适应性反应。例如,人们遇到某种意外危险或面临某种突然事变时,身心处于高度紧张状态,即为应激状态。由于应激状态会伴随全身性的能量消耗,因此,长时间处于应激状态下会降低和损害人的免疫能力,导致某些疾病的易感性增加。

四、情绪的功能

1. 适应功能　情绪是进化的产物。当特定的行为模式、生理唤醒及相应的感受状态三种成分出现后,就具备了情绪的适应性,其作用在于发动机体能量使机体处于适宜的活动状态。所以,情绪自产生之日起便成为适应生存的工具。情绪的适应功能根本在于改善和完善人的生存和生活条件。人们常通过快乐表示情况良好,通过痛苦表示急需改善不良处境。

2. 动机功能　情绪构成一个基本的动机系统,它能够驱策有机体发生反应、从事活动,在最广泛的领域里为人类的各种活动提供动机。情绪的这一动机功能既体现在生理活动中,也体现在人的认识活动中。

3. 组织功能　作为脑内的一个监测系统,情绪对其他心理活动具有组织作用。情绪的组织作用包括对活动的促进或瓦解两方面,正性情绪起协调、组织作用,负性情绪起破坏、瓦解或阻断作用。

研究证明,情绪能影响认知操作的效果,影响效应取决于情绪的性质和强度。愉快强度与操作效果呈倒"U"形,即中等唤醒水平的愉快和兴趣为认识活动提供最佳的情绪背景,过低或过高的愉快唤醒均不利于认知操作(图2-10)。

4. 信号功能　情绪和语言一样,具有服务于人际沟通的功能。情绪通过独特的无词沟通手段,即由面部肌肉运动、声调和身体姿态来实现信号传递和人际间相互了解。其中面部表情是最重要的情绪信息媒介。表情信号的传递不仅服务于人际交往,而且常常成为人们认识事物的媒介。当面临陌生的不确定情景时,人们常从他人面孔上搜寻表情信息,然后才采取行动,这种现象称作情绪的社会性参照作用。

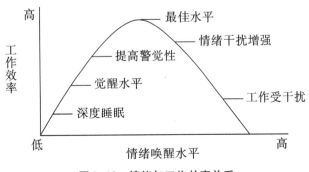

图2-10　情绪与工作效率关系

五、情绪的维度与两极性

情绪的维度是指情绪所固有的某些特征,主要指情绪的动力性、激动性、强度和紧张度等方面,这些特征的变化幅度又具有两极性,即每个特征都存在两种对立的状态。

1.情绪的动力性有增力和减力两极 一般来说,需要得到满足时产生的肯定情绪是积极的、增力的,可提高人的活动能力,对活动起促进作用;需要得不到满足时产生的否定情绪是消极的、减力的,会降低人的活动能力,对活动起瓦解作用。

2.情绪的激动性有激动与平静两极 激动是由一些重要的刺激引起的一种强烈、外显的情绪状态,如激怒、狂喜、极度恐惧等;平静的情绪是指一种平稳安静的情绪状态,它是人们正常生活、学习和工作时的基本情绪状态,也是基本的工作条件。

3.情绪的强度有强、弱两极 在情绪的强弱之间有各种不同的强度,如从愉快到狂喜,从微愠到狂怒,在微愠到狂怒之间还有愤怒、大怒、暴躁等不同程度的怒。情绪强度的大小决定于情绪事件对个体意义的大小,较重大的情绪反应强烈,较小的则情绪反应弱。

4.情绪的紧张度有紧张和轻松两极 人们情绪的紧张程度决定于面对情境的紧迫性、个体心理的准备状态及应变能力。如果情境比较复杂,个体心理准备不足而且应变能力比较差,人们往往容易紧张,甚至不知所措。如果情境不太紧急,个体心理准备比较充分,应变能力比较强,人就不会紧张,而会觉得比较轻松自如。

六、表情

情绪和情感本是一种内部的主观体验,当这种体验发生时,又总是伴随着某些外部表现,并可观察到。人的外显行为主要指面部可动部位的变化、身体的姿态和手势及言语器官的活动等。这些与情绪、情感有关联的行为特征称为表情,它包括面部表情、身段表情和言语表情。

(一)面部表情

面部表情是指通过眼部肌肉、颜面肌肉和口部肌肉的变化来表现各种情绪状态。因为人的表情具有原始的生物学根源,所以,许多最基本的情绪,如喜、怒、悲、惧的原始表现是通见于全人类的。美国心理学家艾克曼(Ekman)博士等人对人脸表情进行了深入的研究,通过对西方人和新几内亚原始部落居民的表情研究,提出了在不同民族、不同文化背景的人类群体中表情具有很高的一致性,同时通过大量的观察和生物反馈定义了愤怒、高兴、悲伤、惊讶、厌恶和恐惧六种基本表情并开发了面部肌肉运动单元编码系统,该系统可以有效地检测出人脸表情。

(二)体态表情

体态表情是指情绪发生时身体各部分呈现的姿态。例如,抑郁时哈腰驼背、兴奋时手舞足蹈、悔恨时捶胸顿足、愤怒时摩拳擦掌等身体姿势都可以表达个人的某种情绪。体态表情虽然是一种无声语言,但它同有声语言一样也具有明确的含义和表达功能,有时连有声语言也达不到其效果,即所谓的"此时无声胜有声"。

手势是一种重要的身段表情,它通常和言语一起使用来表达人的某种思想感情。在一些情况下,手势也可以单独使用,如人们在无法用言语进行沟通时,往往是通过手势等肢体语言进行交流,表达个人的情感,传达个人信息,它为人们提供了非言语信息和感觉反馈。但需要注意的是,在日常生活中,手势的表现方式十分丰富,且在不同的文化背景下可能会存在差异。

(三)言语表情

言语表情是指情绪发生时在语调、节奏和速度等方面的变化,是人类特有的表达情绪的手段。言语中音调的高低、强弱,节奏的快慢等所表达的情绪是言语交际的重要辅助手段。例如,喜悦时语调高昂,语速较快;悲哀时语调低沉,语速缓慢;此外,感叹、激愤、讥讽、鄙视等也都有一定的语调变化。

总之,面部表情、体态表情和言语表情构成了人类的非言语交往形式,是人们表达情绪、情感的重要外部方式,是伴随言语沟通的"言外之意",故亦称为副语言。但由于这些外部表达方式具有习得性,人们往往为达到某种目的而故意隐瞒或装扮出某种情绪表现,因此情绪的外部表达常常带有掩饰性和社会称许性,所以在观察个体的情绪变化时,不能只观察其外在表现,还需要观察个体的一些生理变化指标。

七、情绪理论

在情绪理论的研究方面,不同学派的理论观点不同,采取的研究方法也不同,因此,其得出的结论也各不相同,主要的情绪理论有以下几种。

(一)詹姆士-兰格理论

詹姆斯-兰格情绪理论是有关情绪的生理机制方面的第一个学说。19世纪的美国心理学家威廉·詹姆斯(W. James)和丹麦生理学家卡尔·兰格(C. Lange),分别于1884年和1885年不约而同地提出了同一种关于情绪的生理机制的观点。詹姆士认为情绪是由内脏器官和骨骼肌肉活动在脑内引起的感觉,情绪是对身体变化的知觉。在他看来,悲伤是由哭泣引起,而愤怒是由打斗而致。而兰格则特别强调情绪与血管变化的关系,如心跳等。这一理论认为情绪产生的方式首先是外部的刺激引发个体的生理变化,接着导致直接的行为反应,最后个体对身体反应的知觉产生情绪。

詹姆士-兰格理论提出了机体生理变化与情绪发生的直接联系,强调了自主性神经系统在情绪产生中的作用,因此也称为情绪的外周学说。

(二)坎农-巴德学说

坎农(W. B. Cannon)对詹姆士-兰格理论提出了三点质疑:①机体生理变化的速度相对缓慢,不能够解释情绪迅速发生、瞬息变化的事实;②各种情绪状态下的生理变化并没有很大的差异,因此通过机体变化难以分辨感觉到的不同情绪;③机体的某些生理变化可以通过药物引起,但是药物只能激活某种生理状态,而不能造成某种情绪。坎农认为情绪产生的中心不是外周系统,而是中枢神经系统的丘脑。坎农和巴德于20世纪20至30年代提出了情绪的丘脑学说,该学说认为由外界刺激引起感官的神经冲动,通过内导神经传至丘脑,再由丘脑同时向上、向下发出神经冲动,向上传到大脑产生情绪的主观体验,向下传至交感神经引起机体的生理变化。

(三)阿诺德的评定-兴奋说

美国心理学家阿诺德(M. B. Arnold)于20世纪50年代提出了情绪的"评定-兴奋

说"，强调情绪的来源是大脑皮质对刺激情境的评估，大脑皮质的兴奋是情绪产生最重要的条件。刺激情境并不能直接决定情绪的性质，对于同一刺激情境，人对它的认知和评估不同，就会产生不同的情绪，例如，人们在森林里看到老虎会产生恐惧，而在动物园里看到关在笼子里的老虎却不产生恐惧。阿诺德认为情绪产生的具体模式是外界刺激作用于感受器，产生神经冲动，通过内导神经上传至丘脑，进而传至大脑皮质，在大脑皮质刺激得到评估，形成一种特殊的态度，这种态度通过外导神经将皮质的冲动传至丘脑的交感和副交感神经，并进而将冲动下行传至血管和内脏组织，引起血管和内脏反应。血管和内脏的反应进一步反馈到大脑皮质，大脑皮质再次进行评估，使纯粹的认识经验转化为被感受到的情绪体验。

阿诺德的评定-兴奋说同时看到了大脑中枢神经系统及外周生理变化在情绪产生中的重要作用，强调情绪的产生是大脑皮质和皮质下组织协同活动的结果，在认识情绪的产生机制方面具有一定的进步。

(四)沙赫特-辛格的情绪归因论

20世纪60年代美国心理学家沙赫特(S. Schachter)提出情绪的产生是受认知过程、环境刺激、生理反应三种因素所制约，其中认知因素对情绪的产生起关键作用。沙赫特和心理学家辛格(J. Singer)1962年用实验来验证他们的理论，证明情绪状态是由认知过程、环境刺激、生理反应在大脑皮质中整合的结果，即环境中的刺激因素通过感受器向大脑皮质输入外界信息；同时生理因素通过内部器官、骨骼肌的活动也向大脑输入生理变化的信息；认知过程是对过去经验的回忆和对当前情境的评估，来自这三方面的信息经过大脑皮质的整合作用之后，才产生某种情绪体验。沙赫特认为，脑可能以几种方式解释同一生理反馈模式，给予不同的标记。生理唤醒本来是一种未分化的模式，正是认知过程才将它标记为一种特定的情绪。标记过程取决于归因，即对事件原因的鉴别。人们对同一生理唤醒可以做出不同的归因，产生不同的情绪，这取决于可能得到的有关情境的信息。改理论认为认知评价在情绪产生中起着关键的归因作用，故亦称之为归因论或认知学说。

(五)拉扎勒斯的认知-评价理论

拉扎勒斯(R. S. Lazarus)认为情绪是人与环境相互作用的产物。在情绪活动中，人不仅反映环境中的刺激事件对自己的影响，同时要调节自己对于刺激的反应。按照他的观点，情绪是个体对环境事件知觉到有害或有益的反应。因此，在情绪活动中，人们需要不断地评价刺激事件与自身的关系。具体来讲有三个层次的评价，包括：①初评价，是指人确认刺激事件与自己是否有利害关系，以及这种关系的程度；②次评价，是指人对自己反应行为的调节和控制，它主要涉及人们能否控制刺激事件及控制的程度；③再评价，是指人对自己的情绪和行为反应的有效性和适宜性的评价。

(六)情绪智力理论

20世纪90年代，美国耶鲁大学心理学家萨洛维(P. Salovey)和新罕布什尔大学的梅耶(J. Mayer)提出了一个新的概念——情绪商数(emotional quotient, EQ)，简称情商。戈尔曼(D. Goleman)在其《情绪智力》著作中推广了这一概念而使其流行起来。情商概念的提出使人们意识到影响学业成绩和工作绩效的心理变量中，除了智力因素外，还有一些非智力因素在起作用。诸如情绪的表达方式、个性品质、自我意识的特点、成就动机和合作性等。情商并不是指具体的情绪商数,而是评价"情绪智力"(emotional intelligence,EI),通常 EQ 是 EI 的代名词。情商是指个体识别、控制和调节自身情绪体验的能力。情商包括四个方面的内容:①情绪的知觉、评价与表达能力;②思维过程中的情绪促进能力;③理解与分析情绪的能力;④对情绪进行调节的能力。

第四节　意志过程

一、意志的概念与特征

(一)意志的概念

意志是人自觉地确定目标,有意识地支配、调节行为,通过克服困难以实现预定目标的心理过程。作为人类所特有的一种极其复杂的心理过程,意志和人类所独有的第二信号系统的作用是分不开的。意志使人的内部意识转化为外部的动作,充分体现了意识的能动性。意志具有引发行为的动机作用,但比一般动机更具选择性和坚持性,因而可以看成是人类特有的高层次动机。

(二)意志的特征

1. 目的性　自觉地确立行动目的,是意志的首要特征,是意志活动的前提,也是体现人和动物根本区别的特征之一。人为了满足某种需要而预先确定目的,并有计划地组织行动来实现这一目的。人在从事活动之前,活动的结果已经把行动的目的以观念的形式存在于头脑中,并用这个观念来指导自己的行动。一般来说,一个人行动的目的性越明确、目的的社会价值越大、意志水平就越高、行动的盲目性和冲动性就越少。

2. 排难性　这是意志的第二个特征,是意识活动的核心。意志是在人们克服困难中集中表现出来的,困难的强弱反映出意志的强弱;坚强的意志正是在不断地克服困难中培育发展起来的,没有困难、没有意志。这种困难包括内部困难和外部困难,内部困难如目的不足、缺乏信心、经验不足,外部困难包括环境艰苦、工具简陋、外界干扰等。所以,个体的行动需要克服的困难越大,意志的特征就显得越充分、越鲜明。

3. 以随意运动为基础　这是意志的第三个特征。人的活动可分随意活动和不随意活动两种。随意动作是指受意识控制的、后天习的、有目的动作。不随意动作是指无预定目的、无须努力的不自主动作,主要指的是由自主神经支配的内脏运动,如吞咽、睡眠、眨眼等。随意动作是意志活动的基础,意志行动是有目的的行动,这就决定了意志行动是受人的主观意识调节和控制的。

二、意志与认知、情绪的关系

(一)意志与认知的关系

1. 认知是意志活动的前提和基础　人的意志活动受目的的支配,这种目的不是与生俱来的,也不是凭空想象出来的,意志过程与其他心理现象一样是反映外界客观事实的,是人的认知活动的结果。人的外界客观存在的认识越丰富越深刻,其意志活动和目的也就越有意义和价值,越有可能提出实现这一目标的策略、方法和手段,并坚持实现这一目的。相反,一个人对外界客观存在的认识不足,就很难制订出切合实际的目标,对自己确定的目标也会缺乏深刻的认识,也就难以提出适当的策略和措施来实现自己的目的。

2.意志可对认知活动产生巨大的影响 意志对认知也有很大的影响,因为认知是有目的和计划的,而且事物总是变革中的,认知事物过程中难免会遇到这样或那样的困难和挫折,所以需要意志的参与。一切随意的、有目的的认知过程,如学习一种新技术、观察一个事物、了解一个事件等,都要求人的意志努力,也都是意志活动的过程。可以说,没有意志活动,就不会有深入完全的认知过程。

(二)意志与情绪的关系

1.意志受到情绪的影响 情绪渗透在人的意志行动的全过程,人总是在对事物持有一定的态度、抱有某种倾向的情况下进行意志行动的。人的情绪过程是人活动的内部动力之一,它既能鼓舞意志行动,也能阻碍意志行动。当某种情绪对人的行动有激励和支持作用时,这种情绪就成为意志行动的动力。热情、兴奋、激动、愉快等积极情绪都能增强一个人的意志。相反,像冷漠、困惑、忧郁、悲观等消极情绪,就会成为意志行动的阻力,甚至可能会动摇和销蚀一个人的意志,使人的意志行动最终不能实现。

2.意志对情绪有调节和控制的作用 意志坚强的人,能够控制和驾驭自己的情绪,能够化悲痛为力量,把困难转化为动力,把消极情绪转变为积极情绪,不做自己情绪的奴隶,做自己情绪的主人。相反,意志薄弱的人,不能调节和控制自己的情绪而成为情绪的俘虏,使行动背离了目的,而达不到预定的目标。"理智战胜情感"其实是意志努力来克服消极的情感。因此,只有锻炼出坚强的意志,才能调节和控制自己的情绪,克服困难,朝着预定的目标不断前进。

生活中的活动,往往既有意志、也有情感和认识。意志、认识、情感是密切联系彼此渗透的。并不存在纯粹的不以认识和情感伴随的意志过程。

三、意志行动过程

人的意志是通过行为表现出来的,受意志支配的行为称为意志行动。意志行动的基本过程包括采取决定阶段和执行决定阶段。采取决定阶段是意志行动的初始阶段,它包括确定行动的目标,选择行动的方法并做出行动的决定;执行阶段是意志行动的完成阶段,一方面它要求个体坚持执行预定的目标和计划好的行为程序,另一方面制止和修改那些不利于达到预定目标的行动。执行决定阶段是意志活动重要的阶段,要求强大的意志力。因为执行决定需要强大的智力和体力支撑,需要忍受行动和行动环境带来的种种不愉快的体验,需要克服个性中许多消极的品质(懈怠、保守、不良习惯等);执行过程中,各种与既定目的不相符的动机还会出现,需要意志去克服;活动中的意外情况,需要意志去处理;总之,妨碍意志行动贯彻到底的所有困难,都需要意志去努力战胜。只有通过这两个阶段,人的主观目的才能转化为客观结果,主观决定才能转化为实际行动,实现意志行动。

四、意志品质

意志品质是指构成人意志的某些比较稳定的心理特征。意志品质是人格的一个组成部分,它具有明显的个体差异。良好的意志品质是在人生中逐渐形成的,需要从小进行培养和自我锻炼。

1. 自觉性　是指能主动地支配自己的行动,使其能达到既定目标的心理过程。个体具有明确的行动目的,并能充分认识行动效果的社会意义,使自己的行动符合社会、集体的利益,不屈从于周围人的压力,按照自己的信念、知识和行动方式进行行动的品质。与自觉性相反的有意志的动摇性、受暗示性、盲从、随波逐流、刚愎自用和独断性等。

2. 坚韧性　意志的坚韧性是指在意志行动中能否坚持决定,百折不挠地克服困难和障碍,完成既定目标的意志品质。这是最能体现人的意志的一种品质。坚韧性强的人能根据目的的要求,在长时间内毫不松懈地保持身心的紧张状态,在任何情况下,都坚持不变,直至达到目的。在遇到困难时,它能激励自己树立起克服困难的信心,始终如一地完成意志行动。所谓"只要功夫深,铁杵磨成针",就是意志坚韧性的表现。与坚韧性相悖的是做事虎头蛇尾、见异思迁、急躁、轻浮、疑虑等。

3. 果断性　是指人善于明辨是非,迅速而合理地采取决断,并实现目的的品质。这种品质以深思熟虑和大胆勇敢为前提,果断性强的人,当需要立即行动时,能迅速地做出决断对策,使意志行动顺利进行;而当情况发生新的变化,需要改变行动时,能够随机应变,毫不犹豫地做出新的决定,以便更加有效地执行决定,完成意志行动。与果断性对立的是优柔寡断、患得患失和草率从事。

4. 自制性　是指能够自觉、灵活地控制自己的情绪和动机,约束自己的行动和语言的品质。有这种品质的人,能够克服懒惰、恐惧、愤怒和失望等内、外诱因的干扰;善于使自己做与自己愿望不符合的事情,执行已确定的目的和计划。与自制性相反的意志品质是任性和怯懦。任性的人自我约束力差,不能有效地调节自己的言论和行动,不能控制自己的情绪,行为常常为情绪所支配。怯懦的人胆小怕事,遇到困难或情况突变时惊慌失措,畏缩不前。

第五节　个性心理特征

一、基本概念

(一) 个性心理的概念与结构

1. 个性的概念　个性作为人的稳定而独特的心理面貌,一直是众多学者研究的对象。受苏联心理学家从人的精神面貌方面考察个性的观点的影响,目前,我国多数心理学教材将个性定义为一个人整个的精神面貌,即具有一定倾向性的、稳定的心理特征的总和。这一定义认为人的许多心理特征不是孤立存在的,而是由个性倾向性和个性心理特征两个相互联系的部分构成的。其中个性倾向性是反映人对事物的稳定的心理倾向和行为趋向的成分,主要包括需要、动机、兴趣、信念和世界观等。个性心理特征则是个体经常表现出来的本质的、稳定的心理特点,包括能力、气质、性格等。

2.个性的心理结构　个性是多层次、多维度、多侧面的复杂体系。它主要由个性倾向性、个性心理特征和自我调控系统三部分构成。

(1)个性倾向性　是人进行活动的基本动力,是个性中最活跃的因素。它以积极性和选择性为特征,制约着人的全部心理活动。个性倾向性主要包括需要、动机、兴趣、理想、信念和世界观等,这些成分并不是孤立的,而是相互联系、相互影响和相互制约的。其中需要是个性倾向性的源泉,只有在需要的推动下,个性才能形成和发展。

(2)个性心理特征　是指在心理活动过程中表现出来的比较稳定的成分,它包括能力、气质和性格三方面。这三个成分之间的关系错综复杂,相互影响、相互牵制,形成一种环形结构。这三种特征的独特结合,形成了人各不同的稳定的独特特征。因此,人和人在个性心理特征方面是有差异的。

(3)自我调控系统　自我意识是自我调控系统的核心,它是指个体对自己作为客体存在的各方面的意识,具有自我认知、自我体验和自我控制三个子系统。上述三方面不是截然分开的,而是紧密联系构成了个性结构中的自我调控系统,对个性中的各种心理成分进行调节和控制,以保证个性的和谐、完整和统一。

(二)个性的特征

个性是一个具有丰富内涵的概念,它反映了一个人的多种心理品质特征。

1.整体性　虽然个性是由许多心理特征组成的,但它并不是几种要素的简单组合,而是各种稳定的心理倾向、心理特征构成的有机整体。个性具有多层次性、多维度性、多侧面性,并有低级与高级、主要与次要、主导与从属之分,其特征是错综复杂地交互联系、交互制约在一起的,是一个复杂的系统。

2.稳定性　个性不是指一时表现出来的特点,而是指人在较长时间的社会实践活动中经常表现出来的个性心理特征。正是个性的这种稳定性特点,才能把一个人与另一个人从心理面貌上区别开来。个性具有稳定性的特点,并不排斥个性的可变性,因为个性的稳定性并不是一成不变的,只是改变它是较为困难的。

3.独特性　个性是在遗传、环境和教育等先天和后天的因素交互作用下形成的,不同的遗传和环境因素塑造了各自独特的个性特征,正所谓"人心不同,各如其面"。个性的独特性并不排斥人与人之间心理上的共同性,即个性中还存在着共性,一些家庭、民族、年龄、职业、文化背景等社会生活环境相同或相似的个体在个性中会有许多相同或相似的特征。

4.生物性与社会性　人既有生物属性,也有社会属性。人的生物属性是个性形成的基础,影响着个性发展的道路和方式,影响着个性行为形成的难易。但也不能把个性完全归结为先天的或遗传的。每个人都是社会的一员,都处于一定的社会关系之中,逐渐掌握了社会的风俗习惯和道德准则,形成相应的世界观、价值观、兴趣和性格等,成为具有个性的人。可以说,遗传素质只为个性的形成和发展提供了可能性,社会生活和实践则为个性的形成和发展提供了现实性。

二、需要

(一)需要的概念

需要是指个体在适应社会生活的过程中,当出现某种生理或心理不平衡时,为了恢复平衡或达到某种新的平衡而产生的一种心理状态或倾向。可以表现为个体的内趋力、对某种目标(如自身生存和发展所必备的条件)的渴求和欲望,它反映了个体对内部环境或外部条件比较稳定的要求。需要也是对客观现实的反映。

(二)需要的分类

需要大体上可以分为生理需要和社会需要两大类。

1.生理需要 即本能的机体需要,是维持生命和延续种类所必须的条件。如对空气、水、食品、运动、休息、呼吸、排泄、求偶等的需要。生理需要体现了个体的生物属性,因此又被称为生物需要。

2.社会需要 是人类在社会化过程中逐步形成的需要,是后天习得的需要,是人类所特有的。如对社会交往、文化学习、友爱、美的享受等的需要。社会需要通常是从社会要求转化而来的,表现了需要的社会属性。

(三)需要的层次论

美国心理学家马斯洛(A. H. Maslow)认为,需要的满足是人类发展的一个最基本的原则,并把人类的主要需要依其发展顺序及层次由低到高分为五个层次,较好地说明了各种需要之间的相互关系(图2-11)。

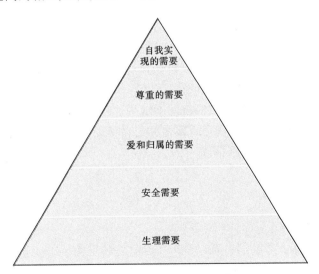

图2-11 马斯洛的需要层次

1.生理需要 即生存的需要,指对食物、空气、水、阳光、排泄、栖息等的需要。它是最强烈的不可避免的最低层次的需要,也是人们行为的强大动力,是人类最原始、最基本的需要,具有自我和种族繁衍的意义,是个体为生存而必不可少的需要,是一切其他需要的基础。在人类的各种需要中,生理需要占据着最强的优势,当个体被生理需要控制时,其他的需要便被推到了次要的位置。

2.安全需要　是指要求生活得到保护的需要,即对生活在无威胁、能预测、有秩序的环境中的需要。如劳动安全、职业安全、希望免于灾难、希望未来有保障等。安全需要比生理需要较高一级,当生理需要得到满足以后就要保障这种需要。

3.爱和归属的需要　即被接纳、有所属及爱的需要。被接纳和有所属是指个体需要依附于某个群体,例如,组织、团体、种族、国家等。爱的需要包括两个方面,即爱他人和被他人爱。广义的爱和被爱包括人际交往、友谊、互助等。社交的需要表明个体渴望亲密的感情关系、不甘被孤立或疏远。

4.尊重的需要　是个体对自己的尊重与价值的追求,是获取并维护个人自尊心的一切需要,包括被他人尊重、尊重他人和自我尊重。被他人尊重是指渴望自己在社会上占有一定的地位,享有一定的声誉和受到他人的赞扬、赏识、敬重;尊重他人表现为对他人成就的羡慕和向往;自我尊重则表现为自信、自强、好胜、求成等。尊重的需要很少能够得到完全满足,但基本上的满足就可产生推动力。

5.自我实现的需要　是指追求自我理想的实现,充分发挥个人才能和潜力的需要,是需要的最高级别,是一种创造的需要。这一需要简单地讲,就是个体渴望在社会上发挥自己的最大潜能。例如,希望实现自己的理想和抱负,追求较高的名誉、地位和权力,对社会做出较大贡献,从而体现出自身的存在对社会的价值。

按照马斯洛的观点,需要层次理论具有如下特点。①五种需要像阶梯一样从低到高,按层次逐级递升,但次序并不是完全固定的,也有种种例外情况。②该理论有两个基本出发点:一是人人都有需要,某一层次需要获得满足后,另一层需要才出现;二是在多种需要未获满足前,首先满足迫切需要,该需要满足后,其他的需要才显示出其激励作用。③一般来说,某一层次的需要相对满足了,就会向高一层次发展,追求更高一层次的需要就成了行为的驱动力。④同一时期,一个人可能有多种需要,但每一时期总有一种需要占支配地位,对行为起决定作用。任何一种需要都不会因为更高层次需要的发展而消失。各层次的需要相互依赖和重叠,高层次的需要产生后,低层次的需要仍然存在,只是对行为影响的程度减小了。⑤一个国家或地区多数人的需要层次结构,是同这个国家的经济发展水平、科技发展水平、文化和人民受教育的程度直接相关的。在不发达国家,生理需要和安全需要占主导的人数比例较大,而高级需要占主导的人数比例较小;在发达国家,则刚好相反。

三、动机

(一)动机的概念

动机是推动个体去从事某种活动、指引活动去满足需要、达到目标的内部动力。动机以需要为基础,同时还必须有外部诱因刺激的作用。需要和目标刺激是动机产生的两个必不可少的条件。

(二)动机的功能

动机的功能主要体现在三个方面。

1.激活功能　动机能激发有机体产生某种活动。带着某种动机的有机体对某些刺激,特别对那些与动机有关的刺激反应特别敏感,从而激发有机体去从事某种反应或活动。例如,饥饿者对食物、干渴者对水、患病者对健康特别敏感,因此也容易激起寻觅活动。

2.引导功能　动机与需要的一个根本不同就是:需要是有机体因缺乏而产生的主观状态,这种主观状态是一种无目标状态。而动机不同,动机是针对一定目标(或诱因)的,是受目标引导的。也就是说,需要一旦受到目标引导就成了动机。由于动机种类不同,人们行为活动的方向和它所追求的目标也不同。例如,在学习动机的支配下,学生的活动指向与学习有关的目标,如书本、课堂等;而在健康动机支配下,其活动指向的目标则是健身设施、医疗服务。

3.维持和调整功能　当个体的某种活动产生以后,动机维持着这种活动针对一定目标,并调节着活动的强度和持续时间。如果达到了目标,动机就会促使有机体终止这种活动;如果尚未达到目标,动机将驱使有机体维持和加强这种活动,以达到目标。

(三)动机与工作效率

人们一般倾向于认为动机强度越高对行为的影响越大,工作效率越高;反之,动机强度越低,工作效率越低,但心理学研究表明并非如此。但心理学研究表明,动机强度与工作效率之间的关系不是一种线性关系,而是倒"U"形曲线关系。中等强度的动机最有利于任务的完成。也就是说,动机强度处于中等水平时,工作效率最高。一旦动机强度超过了这个水平,对行为反而会产生一定的阻碍作用。如做事急于求成,会产生焦虑和紧张,干扰做事的效率。考试怯场就是由动机过强造成的。

心理学家耶克斯和多德森的研究表明,各种活动都存在一个最佳的动机水平。动机不足或者过于强烈,都会使工作效率下降。研究还发现,动机的最佳水平随着任务的性质不同而不同。在比较容易的任务中,工作效率随动机的提高而上升;随着任务的难度增加,动机的最佳水平有逐渐下降的趋势。也就是说,在难度较大的任务中,较低的动机水平有利于任务的完成。这就是著名的耶克斯-多德森定律(图2-12)。

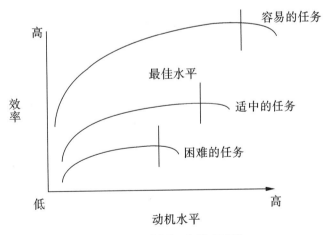

图2-12　耶克斯-多德森定律

(四)动机冲突

1.动机冲突的概念　在有目的的活动中,常常会同时存在着两个或两个以上所要达到的目标,当由于时间、空间或其他原因影响下不能同时达到所有目标的时候,便会出现欲达到这些目标的愿望相互矛盾、冲突或排斥的情况,从而出现两个或两个以上

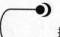

相互矛盾、冲突或排斥的动机。所谓动机冲突,就是指一个人在某种活动中,同时存在着一个或数个所欲求的目标,或存在两个或两个以上互相排斥的动机,当处于相互矛盾的状态时,个体难以决定取舍,表现为行动上的犹豫不决的一种心理状态。动机冲突是造成挫折和心理应激的一个重要原因,当冲突会十分激烈时,个体会表现出紧张、焦虑,甚至因此危及个体的身心健康。所以,认识和处理好动机冲突与维持个体的心理平衡有着密切关系。

2.动机冲突的类型　动机冲突主要有以下三种类型。①双趋式冲突,是指两个目标同时出现,并对个体具有同样的吸引力,但由于实际条件的限制,个体无法同时实现两个愿望时,在心理上出现的难以取舍的斗争。例如,"鱼和熊掌不能兼得"就是典型的双趋式冲突。②双避式冲突,是指同时出现两件可能危及个体的事件,但由于条件的限制,个体只能回避其中之一,即个体只有忍受其中一个不利因素,才能避开另一个不利因素。"前有狼,后有虎"就是双避式冲突的最好体现。③趋避式冲突,是指对于同一事物既有亲近或实现它的愿望,又有避开或不让其发生的愿望。对于个体而言,亲近是为了满足某种需要,而回避是由于该事物的不利因素对自身所造成的负面影响或危害。即个体对某事物既想趋其利,又想避其害,因而面临着最终是接近还是回避的抉择。例如,既喜欢吃奶油蛋糕,又害怕因此而发胖。

四、能力

(一)能力的概念

能力是直接影响活动效率,并使活动顺利完成的个性心理特征。能力总是和人完成一定的实践相联系在一起的,离开了具体实践既不能表现人的能力,也不能发展人的能力。顺利地完成某种复杂的活动需要有多种能力的完备结合,在完成某种活动中,各种能力独特的结合称为才能。如果一个人的各种能力在活动中能达到最完美的结合,能经常创造性地完成一种或多种活动,就可称之为天才。

(二)能力的分类

能力通常可划分为一般能力和特殊能力。

1.一般能力　也称普通能力,是指大多数活动所共同需要的能力,是人所共有的最基本的能力,在许多基本活动中表现出来,适用的范围广泛,符合多种活动的要求。一般能力和认识活动密切联系着,并保证人们较为容易和有效地掌握知识。观察力、记忆力、判断理解力、抽象概括能力、想象力、注意力等都是一般能力。这部分能力为每个人从事各种活动所必备,是发展其他方面的能力的基础。一般能力的综合体现就是通常所说的智力。智力测验主要就是检测和评价个体的一般能力,从而推测该个体从事某项专门活动的能力。

2.特殊能力　也称专门能力,是指为完成某项专门活动所必不可少的能力。如音乐能力、绘画能力、体育能力、数学能力、写作能力等都属于特殊能力,都是在一般能力的基础上发展起来的。要顺利地完成一种活动,既需要一般能力,也需要相关的特殊能力。一般能力和特殊能力有机地联系着,一般能力的发展为特殊能力的发展创造了条件,特殊能力的发展也同时会促进一般能力的发展。

(三)影响能力形成和发展的因素

能力的形成和发展是受多方面因素影响的,概括而言,主要包括以下几个方面。

1.遗传素质　是指个体先天具有的某些解剖和生理特性,主要是神经系统特别是脑的特性及感觉和运动器官的特性。遗传素质是能力形成和发展的自然基础和前提。

2.营养状况　营养不良,特别是儿童时期的营养不良,会影响神经系统特别是中枢神经系统的发育,从而影响个体心理功能的发展,影响能力的形成和发展。

3.早期经验　在个体成长的过程中,儿童期十分重要。儿童期智力发展的速度是不均衡的,通常早期阶段有着很快的变化,而且对以后的发展有着很大影响,甚至有可能在一定程度上制约个体一生能力的发展水平。

4.兴趣爱好　能力的发展与兴趣及爱好有着密切关系。对某种活动具有强烈而稳定的兴趣和爱好,往往标志着与该活动有关的能力的发展水平。能力和爱好是相互制约的,爱好吸引个体去从事某项活动,活动又促进能力的发展,能力发展了,就能更顺利地从事某项活动,也就进一步发展了这方面的爱好。

5.知识、技能　知识、技能与能力有密切关系。能力的发展是在掌握和运用知识、技能的过程中完成的;同时,能力又可在一定程度上决定个体在对知识、技能的掌握上可能取得的成就。

6.生活实践　人的各种能力是在社会实践活动中形成起来的,离开了实践活动,即使有良好的遗传素质、后天教育,能力也难以形成和发展。生活实践的性质、广度和深度不同,也会形成各种不同的能力。

7.社会历史因素　社会历史因素对能力的影响体现在两方面,首先,人类社会的不断进步和生产力的不断发展,使得人类从事实践的领域不断扩大,新能力随之产生,旧的能力也获得了新的内容;其次,由于社会制度、文化观念、生活环境等因素的影响,也可限制个体某些能力的发展。

五、气质

(一)气质的概念

气质是个人心理活动的稳定的动力特征。所谓心理活动的动力特征,是指心理过程的速度、强度、易变性、稳定性及指向性,如知觉的广度和速度、思维的敏捷性、注意的稳定性及个体倾向于外部事物还是内部事物等。

(二)气质的类型

1.体液说　古希腊医生希波克拉底提出人体内有四种体液:血液、黏液、黄胆汁和黑胆汁。古罗马医生盖伦继承和发展希波克拉底的体液说,认为人类有四种气质类型,并把这四种类型与四种体液联系起来,将人的气质划分为四种类型:胆汁质、多血质、黏液质、抑郁质。

各种气质类型的特点见表2-1。在日常生活中,这四种典型的气质类型很少见,多为混合型。

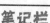

表2-1　四种气质类型及其特征

类型	主要的心理特征
胆汁质	精力充沛,情感发生快而强,心境变换剧烈,易冲动,对人直率、热情
多血质	活泼、好动、敏感,应变迅速,好与人交往,注意力易转移,兴趣易变
黏液质	安静、稳重,反应缓慢,沉默寡言,情绪不外露,注意稳定但难于转移,善于忍耐
抑郁质	孤僻,行动迟缓,情感反应慢而强,善于觉察别人不易觉察到的细小事物

2.高级神经活动类型说　气质依赖于神经活动类型。巴甫洛夫的高级神经类型学说对气质的类型做出了较为科学的解释。巴甫洛夫通过对条件反射的研究指出,气质的生理基础与大脑皮质高级神经的兴奋过程和抑制过程有关,高级神经活动表现为三个特征:①强度,即兴奋过程和抑制过程的强度有强弱之分;②平衡性,即兴奋过程和抑制过程强度的均衡性有平衡与不平衡之分;③灵活性,即兴奋过程和抑制过程相互转换的速度有灵活与不灵活之分。巴甫洛夫根据神经活动过程这三个特征的不同组合,确定了高级神经活动的四种基本类型,即活泼的、安静的、不可抑制的、弱的,分别与希波克拉底的四种气质类型相对应,高级神经活动基本类型是气质的生理基础,四种气质类型即四种典型的高级神经活动类型的行为表现(表2-2)。除这四种典型的类型外,还有许多中间类型,巴甫洛夫学派的观点得到后继者的进一步发展。

表2-2　高级神经活动的基本类型与对应气质类型

高级神经活动基本类型	气质类型
强而不平衡型(兴奋型)	胆汁质
强而平衡、灵活型(活泼型)	多血质
强而平衡、不灵活型(安静型)	黏液质
弱型(抑制型)	抑郁质

六、人格

(一)人格的概念

人格是指个体在适应社会生活的成长过程中,经遗传与环境交互作用下形成的,使人所具有的与他人相区别的独特而稳定的思维方式和行为风格。人格是一个人的整个精神面貌,是具有一定倾向性的、稳定的心理特征的总和。人格是人类独有的、由先天获得的遗传素质与后天环境相互作用而形成的、能代表人类灵魂本质及个性特点的性格、气质、品德、品质、信仰、良心及由此形成的尊严、魅力等。

(二)人格的特征

人格的特征主要有四个,它们分别是人格的独特性、稳定性、统合性、功能性。

1.独特性　一个人的人格是在遗传、环境、教育等因素的交互作用下形成的。不同的遗传、生存及教育环境,形成了各自独特的心理点。人与人没有完全一样的人格特点。但是,人格的独特性并不意味着人与人之间的个性毫无相同之处。在人格形成与发展中,既有生物因素的制约作用,也有社会因素的作用。人格作为一个人的整体特质,既包括每个人与其他人不同的心理特点,也包括人与人之间在心理、面貌上相同的方面,如每个民族、阶级和集团的人都有其共同的心理特点。人格是共同性与差别性的统一,是生物性与社会性的统一。

2. 稳定性　人格具有稳定性。个体在行为中偶然表现出来的心理倾向和心理特征并不能表征他的人格。俗话说,"江山易改,禀性难移",这里的"禀性"就是指人格。当然,强调人格的稳定性并不意味着它在人的一生中是一成不变的,随着生理的成熟和环境的变化,人格也有可能产生或多或少的变化,这是人格可塑性的一面,正因为人格具有可塑性,才能培养和发展人格。人格是稳定性与可塑性的统一。

3. 统合性　人格是由多种成分构成的一个有机整体,具有内在统一的一致性,受自我意识的调控。人格统合性是心理健康的重要指标。当一个人的人格结构在各方面彼此和谐统一时,他的人格就是健康的。否则,可能会出现适应困难,甚至出现人格分裂。

4. 功能性　人格决定一个人的生活方式,甚至决定一个人的命运,因而是人生成败的根源之一。当面对挫折与失败时,坚强者能发愤拼搏,懦弱者会一蹶不振,这就是人格功能的表现。

(三) 影响人格的因素

一般认为,人格的形成和发展是遗传因素和环境因素相互作用的结果。遗传因素是人格形成和发展的生物学基础,遗传为人格发展提供了可能性和发展方向。在遗传和环境的相互作用过程中,环境因素,包括社会、家庭、学校等,则把遗传给人格发展提供的可能性转化为现实。

1. 遗传因素　是指通过受精作用,父母的特征(包括生理的、心理的)传递给子女的一种生理变化过程。个体的形成是父亲的遗传信息和母亲的遗传信息结合的结果,因此父亲或母亲人格上的某些特点就有可能遗传给子女。

2. 社会文化因素　社会文化是一个广泛的范畴,它包括政治、法律、道德、风俗习惯及衣食住行的方式等。不同的国家和民族,不同的地区,在长期的历史发展中形成了自己特定的文化模式和传统。人们的生活都是按照一定的文化模式来进行的,这种不同的文化模式对人格的塑造起着重大作用。

3. 家庭因素　家庭是人生活中最主要的环境,大多数儿童是在家庭中生活,在父母的养育中长大的。精神分析学认为,从出生到五六岁是人格形成的最主要阶段。一个人的人格在这个时期就基本上形成了,可见家庭对个体人格的形成影响之大。

4. 学校因素　在人的一生中,学校生活是一个非常重要的阶段。学校不仅是一个学习文化知识和道德修养的场所,同时也是一个锻炼自我更好地适应社会的环境。学校对于学生性格的影响也是巨大的。

5. 自我调控因素　上述各因素体现的是人格培养的外因,而外因是通过内因起作用的。人格的自我调控系统就是人格发展的内部因素。人格调控系统是以自我意识为核心的。自我意识是人对自身及对自己同客观世界的关系的意识,其主要作用是对人格的各个成分进行调控,保证人格的完整、统一、和谐。它属于人格中的内控系统或自控系统。

第六节　主要心理学理论流派

1879年以来,整个心理学界出现了空前繁荣的发展局面,产生了各种各样、大大小小的心理学派上百个,这些学派分布广泛,遍布世界各地。现就在心理学界影响较大的四种理论流派介绍如下。

一、精神分析学派

精神分析理论(psychoanalysis)又称心理动力学理论(psychodynamics),是由奥地利精神病学家弗洛伊德(Sigmund Freud)于19世纪末创立的一种心理学说。包括一系列对于心理功能、心理发展及心理异常的概念和设想,注重对潜意识、性欲、动机及人格等深层次心理活动的分析,其中最重要的理论是关于心理结构、人格结构、性心理发展及心理防御机制的学说。

(一)心理结构理论

弗洛伊德将人的心理活动划分为意识、潜意识和前意识三个层次,即为心理结构(或意识结构)理论。

1. 意识　意识是与直接感知有关的心理部分,是在清醒状态下所能觉察的心理活动内容,包括感知觉、思维、情感、意志和行为等。

2. 潜意识　潜意识指的是在心理活动的深层,意识范围之外的部分;潜意识的内容自己难以觉察,包括人的原始冲动和本能、被压抑的欲望、精神创伤的经历、不能为现实所容许的情感和思想、动机冲突与情结等。而潜意识中这些得不到满足的本能力量和欲望等却总是试图进入意识而寻求满足,这种潜意识的矛盾冲突正是各种症状的根源。潜意识通过心理转换机制,通常以梦、失误或某些疾病(如神经症和癔症)的症状等形式表现出来。

3. 前意识　前意识处于意识与潜意识之间,是可以召回来的部分。前意识是意识的一部分,是一般情况下不能被觉察到,但在特殊情况下(如集中注意,努力回忆)又可以觉察到的那部分心理内容。前意识起到警诫作用,不让潜意识的本能冲动直接进入意识层面。

(二)人格理论

弗洛伊德在1923年提出了人格结构理论,即本我、自我和超我三个部分相互作用,共同管理一个人的行为,并表现其人格特征。

1. 本我　本我存在于潜意识的深处,是原始的与生俱来的自己,是心理能量的基本源泉,是遗传而来的本能(性本能、攻击本能)。本我执行原始的生存功能,包含生存所需的基本欲望、冲动和生命力。它是无意识的、无理性的,遵循"快乐原则"行事,只求本能需要的即刻满足,而不顾现实条件,也不知善恶、价值和道德。

2. 自我　自我介于本我和超我之间,是从本我中分化出的、大部分可意识到的一部分,小部分在潜意识中。自我是感觉、思考、判断或记忆的执行部门,在现实的反复教训中逐渐变得理性而识时务,是现实化了的本我,代表着人格中的理性部分。自我按"现实原则"行事,对内满足本我的需求,对外应付外界的现实,对上接受超我的监督和批判。自我维系本我、超我和现实之间的协调一致,当难以达到平衡时便出现心理冲突。

3. 超我　超我又称理想自我,是从自我中分化出来的部分,大部分存在于意识。超我是个体在长期的"社会化"过程中通过道德规范、社会价值的逐渐内化而形成。超我是人格中的监控机构,是道德化了的自我,它行事遵循"道德原则"。其主要功能是按社会价值和道德标准,监督限制本我、指导自我,从而约束个人的行为表现,实现理想的完美的自我。

弗洛伊德认为,人格结构的上述本我、自我和超我三个部分,既可以相互协调,也可以相互矛盾和冲突。如果三者均衡发展或处于动态平衡,则人格和精神健康。反之,个体心理就会不健康甚至导致各种精神障碍和病态行为。

(三)性心理发展理论

弗洛伊德认为,推动人类心理发展的是两种本能的内驱力,即生和死的本能。生的本能包括性本能,弗洛伊德用力比多(libido)来表示其心理能量;死的本能或称为攻击驱力。精神分析理论把人的心理发展过程分为五个可观察阶段,在本能内驱力的推动下,每一发展阶段将经历特定的心理冲突并形成特征的心理结构。

1. 口欲期(0~1岁)　这一阶段的婴儿的口唇是满足欲望及与外界进行交流的最重要身体部位。在口欲期阶段,活动的中心在口唇,婴儿通过其口唇来体验和认识他的世界,吸吮和咬嚼占据婴儿的大多数时间。这个阶段是婴儿形成信赖感和安全感的关键时期,如能提供持续、恒定的安全联系,则婴儿顺利发展进入下一阶段。

2. 肛欲期(1~3岁)　这一时期肛门成为快感的集中区域,对大便的保留和排泄引起愉快的推迟和满足。肛欲期如发展不顺利,成年后可表现为缺乏主见和自信、过分整洁、过度节俭、做事刻板、强迫、喜好挑衅、施虐和受虐、作对或控制欲过强等。

3. 性器期(3~5岁)　此期,儿童开始表现出对性器官的兴趣,这一时期孩子开始把异性父母作为最感兴趣和爱的对象,而对同性父母产生竞争抗衡(俄狄浦斯情结),由此而出现的依恋和攻击行为常常导致父母的惩罚。随着外部的禁止和惩罚的内化,孩子逐渐与同性父母认同,尤其是超我(道德观、禁忌)的认同,俄狄浦斯情结逐渐消退而压抑进入潜意识,发育顺利进入下一阶段。如发育不良,成年后可影响到对性的态度、创造力、艺术欣赏和志趣修养,也可影响其性格的形成和神经症症状的发生。

4. 潜伏期(5~9岁)　儿童在经过口欲期、肛欲期和性器期后进入一段安静的阶段。此期的儿童主要在进行社会化,学习和接受教育成为主要活动,兴趣和活动进一步扩展。此时,孩子对父母和兄弟姐妹的兴趣减少,而对自然、动植物、学校学习、体育运动和同伴交往等兴趣陡增。

5. 生殖期(9~20岁)　这一时期,随着躯体和性生理的成熟,认知功能的持续发展,个体逐渐与家庭客体疏远,开始建立家庭外的亲密客体关系,个体角色逐步确立,形成个性特征,开始对社会和文化价值产生认同和适应。当青春期到来时,性发育被重新唤醒,并有了生殖的新重点。个体开始寻求有着相互满足的异性关系,早期的自私倾向开始让步于对性伙伴的关心和责任感。随着社会化的顺利发展,个体准备担任成熟的社会成员的角色,接受自己和社会提出的各种要求。此时期如发展不良,则可出现固着、退行、酗酒、物质滥用、攻击和反社会等行为。

（四）心理防御机制

心理防御机制是精神分析学说的一个基本概念，是指个体在心理上直接的、习惯性（或常用）的保持机制。自我在无意识状态中，在调整对挫折的看法或与现实的关系，从而避免冲突引起的不适或痛苦。自我通过这种心理机制来调控本我的欲望和冲动，使其与现实环境和社会道德相符合，抵御或减轻焦虑。这种防御机制是"自我"的功能，由"自我"来执行，也被称为"自我防御机制"。

二、行为主义学派

20世纪20年代，美国心理学家华生（Watson）发表了《行为主义者眼中的心理学》，标志着行为主义的诞生，开始创建了行为主义心理学，又称行为学派。行为主义者认为，除了遗传和个体发展成熟的作用之外，学习是获得行为和改变行为的主要途径，因此行为主义理论亦即行为学习理论。

（一）经典条件反射理论

经典条件反射是指不随意的反应性行为，它是在非条件反射的基础上学习而形成，是习得行为，是行为疗法的一个重要理论基石。20世纪初，俄国生理学家巴甫洛夫（Pavlov）的条件反射研究取得了伟大的成功，提出了经典条件反射学说。巴甫洛夫通过给狗喂食的实验发现，一个无关刺激（铃声）可由非条件刺激（食物）的反复强化作用而逐渐成为非条件刺激（食物）的信号，继而这个无关刺激（铃声）也能引起狗的唾液分泌，而形成条件反射，此时的无关刺激（铃声）便成为条件刺激。但是铃声并不能等同于食物，如果重复多次仅出现铃声而不给喂食，那么条件反射就会出现消退，唾液分泌逐渐减少直至消失；而且已经形成的条件反射又能作为"非条件反射"引起第二级条件反射。如此发展可以学习获得更为复杂的行为。由于这类条件反射过程为一种反应性行为，不能被个体随意控制和操作，而称为经典条件反射，以区别于此后发展起来的操作性条件反射。临床上常用的系统脱敏疗法、厌恶疗法、阳性强化法等行为疗法，就是应用上述原理而实现。

（二）操作性条件反射

操作性条件反射是指个体随意行为的建立。美国心理学家斯金纳（Skinner）通过著名的操作性条件反射实验证明了该理论。在一个后人以他的名字命名的斯金纳箱中，安放有一个食物盘和一根杠杆装置，如果按压杠杆就会有食物落入盘中。把一只饥饿的小白鼠放入箱中，它在寻找食物时，可能偶然碰压了杠杆而获得了食物。如果这种偶然重复数次，小白鼠便会主动去按压杠杆而获取食物。由此，小白鼠学会了用按压杠杆来获得食物的行为，所得食物是对按压杠杆行为的奖励，因此这一过程也称为"奖励性学习"。根据同一原理，斯金纳又设计了"惩罚性学习"实验：小白鼠在偶然碰压了杠杆时遭到电击，这种偶然重复数次，小白鼠便学会主动回避按压杠杆而避免遭到电击。这里遭受电击是对按压杠杆行为的惩罚，因此这一过程也称为"惩罚性学习"。操作性条件反射的实验说明了行为的后果直接影响该行为出现的频度的增减。假如后果是奖励性的，则该行为的发生频度（次数）倾向增加，称为正（阳）性强化；假如后果是惩罚性的，则该行为的发生频度（次数）减少，而免遭受惩罚的行为发生频度则增加，称为负（阴）性强化。依据此原理，既然人们的行为是由行为的效应来塑造，那么,有意地设置环境和(或)条件,达到特定的行为产生特定的效应,就可以控制行为改变的预期方向,逐渐建立新的行为模式,称为行为塑造。操作性条件反射的治疗原理就在于此,临床常以此来指导各种行为治疗,如厌恶疗法等。

(三)社会学习理论

美国心理学家班杜拉(Bandura)在华生等人的研究基础上创建了社会学习理论,该理论认为,人类更大量的行为获得并非通过条件应答作用的途径进行,而是通过观察学习或模仿学习而来。而且,构成人的模仿对象的范围极其多样,不仅有生活中别人的行为,而且像书籍、戏剧、电影等人物都是行为模仿的来源。社会学习理论强调学习的作用,认为任何行为都可以学习而得,也可以消退,因而崇尚教育的作用。

三、认知学派

20世纪五六十年代,随着信息论、控制论、系统论及计算机科学的迅猛发展,心理学界掀起了认知过程的研究热潮。美国心理学家奈瑟尔(U. Neisser)1967年出版《认知心理学》一书,标志着心理学领域一个新的分支——认知心理学的诞生。

(一)认知学派简介

认知心理学运用现代信息加工处理理论和方法,探讨人是如何凭借感觉器官接受信息、加工贮存信息及提取并运用信息处理复杂问题,对人的知觉、记忆、概念形成、推理、语言及问题解决等进行研究,强调人的已有知识对当前认知活动和行为的决定作用。

(二)主要的理论内容

认知学派的心理学家有着相同或相近的认知取向,都认同人的情绪、行为受认知过程中对环境的觉察和理解的影响。主要的理论学说包括以下几种。

1.情绪认知理论　情绪认知理论主张情绪产生于对刺激情境或对事物的评价(即看法)。认为情绪的产生受到环境事件、生理状况和认知过程三种因素的影响,其中认知过程是决定情绪性质的关键因素,如阿诺德的"评定-兴奋"说。

2.认知行为理论　具有代表性的如贝克认知疗法理论。美国心理学家贝克(Beck)的认知疗法的基础理论来自于信息加工之理论模式,认为个体的行为、感情是由对事物的认知所影响和决定。贝克指出,心理障碍的产生并不是激发事件或不良刺激的直接后果,而是通过了认知加工,在歪曲或错误的思维影响下促成的。这些歪曲和错误的思维是自动形成的(称为"自动思维"),包括主观臆测,在缺乏事实或根据时的推断,过分夸大某一事情(事件)及其意义;走极端,认为凡事只有好和坏,不好即坏,不白即黑。不同的心理障碍有不同内容的认知歪曲,例如,抑郁症患者大多对自己、对现实和将来都持消极态度,抱有偏见,认为自己是失败者,对事事都不如意,认为将来毫无希望。因此,认知疗法的目标不仅针对情绪、行为的外在表现,而且分析患者现实的思维活动和应对现实的策略,找出歪曲的认知并加以纠正。

四、人本主义心理学

人本主义心理学产生于20世纪60年代,当时是作为对心理动力学及行为主义的

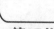

反叛而崛起的。人本主义纠正了心理动力心理学家及行为主义者把人的行为看作受个人控制以外的因素主宰的观点,强调人的内在潜能,人有决定自己命运的能力。

(一)马斯洛的需要层次理论与自我实现理论

需要层次与自我实现理论是人本主义心理学的主要理论之一,由美国心理学家马斯洛在1943年提出。马斯洛将有自我实现倾向或者自我实现者作为研究对象,如贝多芬、爱因斯坦等。通过行为主义的深入研究,马斯洛认为人类行为的心理驱力是人的需要,而不是性本能,并进一步将人类的需要分为了像阶梯一样依次由低到高五个层次。

马斯洛认为,只有当人从低级需要的控制下解放出来时,才可能出现更高级的、社会化程度更高的需要,而自我实现的需要是最高层次的需要,是指实现个人理想、抱负,将个人的能力发挥到最大限度。自我实现的需要是在努力实现自己的潜力,使自己越来越成为自己所期望的人物,包括针对真善美至高人生境界获得的需求。

(二)罗杰斯的"以人为中心"与自我理论

"以人为中心"与自我理论是人本主义心理学家罗杰斯(Rogers)从心理治疗的实践中形成的主要理论后,逐渐发展成为一支强大的心理治疗方法。

1.“以人为中心”理论 "以人为中心"理论最初称为"来访者中心",主要指人的主观性和人性观。罗杰斯认为:每个人都是生活在他个人现实的和主观的世界之中,人所得到的"现实"感觉,是他自身对真实世界主观感知、翻译的结果。一个人总是朝着自我选择的方向行进,他总是要实现自己的需要。罗杰斯相信每个人都有其对现实的独特的主观认识,来访者作为一个人就有自己的主观性和目的性的选择,因此,他强调心理咨询和治疗过程中要关注人的主观性这一基本特性,要为每个来访者保存他们的主观世界存在的余地,这也是"来访者中心"一词的由来。

2.自我理论 自我理论是罗杰斯的人格理论的核心。罗杰斯的"以人为中心"的理论认为,自我与自我概念的区别在于:自我是一个人真实的自我;自我概念则是一个人对他自己的知觉和认识。自我概念并不总是与一个人自己的体验或机体真实的自我相同。因此,理想的实现倾向即自我实现,就是指自我与自我概念的完全一致。罗杰斯认为,每个人都具有一种固有的、先天的维护自我、提高自我、自我实现的动机,这是人最基本的也是唯一的动机和目的,它指引人朝向满意的个人理想成长。基于这种认识,罗杰斯提出了来访者中心疗法,这是以来访者为主导的治疗方法,而治疗者的作用退居其次。治疗的基本原理就是使来访者向着自我调整、自我成长和逐步摆脱外部力量的控制的方向迈进。

小 结

心理是脑对客观现实的主观能动反映。心理活动产生的物质基础是人脑,心理活动的内容为客观事物。认识过程、情绪情感过程和意志过程共同构成了人的心理过程;心理过程在每个人身上表现时总带有个人特征,即个性心理,称之为人格或个性。它包括个性倾向性(兴趣、需要、动机、理想、信念等),还包括个性心理特征(能力、气质、性格)及自我意识系统(自我认识、自我体验、自我调控)。心理过程侧重于心理现象的组成,它具备发生、变化的过程并具有共性规律。个性心理则从心理现象在个体的表现来分析,它较稳定、频繁地表现出个体有别于他人的特征,并具有差异性规律。对它们的分析研究是为了深入了解人的各种心理现象;将它们结合起来考察,则是为了掌握人的心理全貌。精神分析、行为主义、认知学派、人本主义是目前心理学界比较有影响的心理学理论流派。

 思考题

1. 如何理解心理与脑的关系?

2. 什么是感觉和知觉,它们有何区别和联系?试举例说明。

3. 注意有哪几类? 分别举例说明之。

4. 简述情绪、情感的联系与区别。

5. 简述认知、情绪、意志之间的关系。

6. 根据耶克斯-多德森定律,应如何确定最佳的动机水平?

7. 简述马斯洛的需要层次理论。

8. 心理学的主要理论流派有哪些? 请简述各流派的主要理论。

(新乡医学院　张东军)

第三章

心理发展与健康

第一节 概 述

护理案例

　　小君是个活泼开朗、积极上进的大二女生,身体素质一直都很好。因为家境贫寒,小君在大学期间努力学习的同时,还兼职两份工作。最近同学们正忙着备战四、六级英语,小君也不例外,挤着时间来备考,但感觉学习效果不如以前,记忆力变差,注意力不易集中,感觉人很容易沮丧,总有莫名的火想发,觉得生活没有动力和目标。同学建议她去找找心理老师聊聊,小君说她一直都很健康,没必要去找心理老师。

　　问题与思考:

　　1. 小君真的很健康吗? 何谓健康?

　　2. 针对小君的情况,你认为目前的她应该做些什么?

一、健康与亚健康

　　随着我国社会和经济的不断发展,人们的生活水平和物质条件在变好的同时生活工作节奏也在日益加快,熬夜、手机依赖、网络依赖、吸烟、酗酒、缺乏运动、饮食不当等不良生活方式在普通老百姓中蔓延。这些不良的生活方式导致了医学模式和疾病谱的转变,人们对卫生的需求已由过去的疾病防治发展到延年益寿、增进健康、合理营养及保持良好的心理状态和社会能力等。人们不仅关注生命的数量,更关注生命的质量。

(一)健康

　　1. 健康的概念　随着时代、环境和条件的不同,人们对健康的认识也不尽相同。长期以来,人们把健康理解为"无病、无残、无伤"。随着人们对健康的认识不断更新和发展,健康概念的内涵和外延也在不断发展和深化。1948年世界卫生组织(WHO)在其宪章中的健康定义:"健康不仅仅是没有疾病和病症,而是一种躯体、心理和社会功能均处于良好的状态"。即"健康不仅仅是没有疾病和衰弱的状态,而是一种在身体上、精神上和社会上的良好状态"。到了1990年,WHO又公布了新的四位一体的健康定义:一个人只有躯体、心理、社会适应和道德四个方面都健康,才算完全健康。一个人在躯体健康、心理健康、社会适应良好和道德健康四方面都健全,才是完全健康的人。健康具有多维性和复杂性的特点,从生物角度看健康主要是检查器官功能和各项指标是否正常;从心理、精神角度观察健康主要是看有无自我控制能力,能否在外界影响下保持内心的平衡状态;从社会学角度衡量健康主要涉及个体的社会适应性、良好的工作和生活习惯、和谐的人际关系和应付各种突发事件的能力。

2. 健康的状态   2000年WHO对新的健康的标准做出解释如下:①精力充沛,能从容不迫地应付日常生活和工作的压力而不感到过分紧张;②处事乐观,态度积极,乐于承担责任,事无巨细不挑剔;③善于休息,睡眠良好;④应变能力强,能适应环境的各种变化;⑤能够抵抗一般性感冒和传染病;⑥体重得当,身材均匀,站立时头、肩、臂位置协调;⑦眼睛明亮,反应敏锐,眼肌轻松,眼睑不发炎;⑧牙齿清洁,无空洞,无痛感,齿龈颜色正常,不出血;⑨头发有光泽,无头屑;⑩肌肉、皮肤富有弹性,走路轻松有力。

3. 医学意义上的健康   医学的目的除了要使人不生病,有病早康复,更要使人类的总体健康素质提高,即:健康长寿;生活惬意,舒坦;生命有意义,有价值。"人人有健康意识、健康行为,人人健康"。2016年10月25日,中共中央、国务院印发出通知要求各地区各部门结合实际认真贯彻落实《健康中国"2030"规划纲要》,纲要明确提出建设健康中国的战略主题"共建共享、全民健康",强化个人健康责任,提高全民健康素养,引导形成自主自律、符合自身特点的健康生活方式,有效控制影响健康的生活行为因素,形成热爱健康、追求健康、促进健康的社会氛围,到2030年要实现人民健康水平持续提升,人民身体素质明显增强,2030年人均预期寿命达到79.0岁,人均健康预期寿命显著提高。

4. 健康的层次   健康是一种追求和实现愿望、满足需求和改变或处理环境的能力,从而成为追求幸福的资源。健康是人类的一项基本需求和权利,是人全面发展的基础,是社会进步的重要标志和潜在动力,关系千家万户家庭幸福。在适当的生命阶段采取适当的健康措施可以投资健康,减少健康危害,实现健康老龄化,达到生命较高的功能状态。所以,只求温饱和不生病,满足生理欲求和日常生活需求,是低层次的健康;只求长寿,是基本的健康;在躯体上、精神上和社会上达到完美状态,是高层次的健康;使自己与自然、社会、行为和生态环境相互协调,达到"天人合一"的状态,是一种生态健康,即和谐健康。

(二)亚健康

1. 亚健康的概念   亚健康是指人的身心处于健康与疾病之间的一种低质状态,也被称为"第三状态"或"灰色状态"。实际上就是人们常说的"慢性疲劳综合征"。我国学者王育学首先使用了"亚健康"这一概念,将其界定为介于健康与疾病的中间状态,也即经系统检查后未发现有疾病,而"患者"自己确实感觉到了躯体和心理上的种种不适的状态,这种状态就称其为亚健康。亚健康分布范围广且影响大。WHO的调查结果表明,当今世界上真正健康的人仅占5%,75%的人是处于亚健康状态。因为其表现复杂多样,国际上还没有一个具体的标准化诊断参数。

2.亚健康状态的表现　不良的饮食、紧张的生活节奏、不良的生活习惯、工作过度疲劳、心理压力过大、环境污染所致的体内有害物质的沉积等均可导致亚健康状态,它是机体在无器质性病变的情况下发生的功能性改变。它的表现错综复杂,较常见的表现为躯体、心理和社会适应三方面的改变。

(1)躯体方面　表现为慢性疲劳持续的或难以恢复,出现免疫力降低、食欲缺乏、头昏头疼、夜间烦躁难以入睡、易感冒、口腔溃疡、便秘、腹泻、出虚汗、心悸等。

(2)心理方面　表现为经常为了一些琐碎的小事,情绪难以控制,容易变得激动易怒;注意力不集中,思维涣散,容易走神失神,并且记忆力直线下降、反应迟钝、思维不敏捷;经常出现心境低沉、莫名其妙的恐慌感,恐慌感来源于情感、婚姻家庭、职场等各方面,有强烈的不安感,不轻易信任他人等;有时出现无望、无助、孤独、自卑感,对生活失去以往的热情和动力。

(3)社会适应方面　表现为喜欢安静及独处,逐渐回避人群、回避社会,待人冷漠,人际关系不协调、家庭关系不和谐、性功能障碍等。

二、健康的影响因素

健康是由自然环境、医疗、遗传和生活方式等多种因素共同决定的,WHO 的报告认为:自然环境因素占7%,社会因素占10%,医疗条件占8%,生物遗传因素占15%,而生活方式和行为占60%。人的健康状况与其对健康的认识、周围环境、医疗保健、生物学因素、生活方式及自我健康促进能力有着密切的关系。社会经济状况、人口特征、健康需求、政府发展规划等也是健康促进的影响因素。

(一)行为和生活方式因素

行为和生活方式因素是指因自身不良行为和生活方式,直接或间接给健康带来的不利影响。如糖尿病、高血压、冠心病、癌症、肥胖症、性传播疾病和艾滋病、精神障碍、自杀等均与行为和生活方式有关。

1.行为因素　行为是影响健康的重要因素,几乎所有影响健康因素的作用都与行为有关。例如,吸烟与肺癌、慢性阻塞性肺疾病、缺血性心脏病及其他心血管疾病密切相关;酗酒、吸毒、婚外性行为等不良行为也严重危害人类健康。戒烟可以使心脑血管疾病的死亡率下降,同时还能降低非吸烟者受到二手烟的危害;减少饮酒不仅能减少对身体脏器的损害,还能减少酒驾等事故,增加个人及家庭、社会的安全率。

2.生活方式　生活方式是指人们长期受一定文化、民族、经济、社会、风俗、家庭影响而形成的一系列生活习惯、生活制度和生活意识。近年来生活方式和不良行为导致了慢性非传染性疾病及性病、艾滋病的迅速增加,我国恶性肿瘤、脑血管病和心血管病已占总死亡原因的61%。据美国调查,只要有效地控制不合理饮食、缺乏体育锻炼、熬夜、吸烟、酗酒、滥用药物和不良情绪等危险因素,就能减少40%~70%的早死、1/3的急性残疾、2/3的慢性残疾。建立良好的生活方式,培养自身爱好,设定生活目标,改进不良的习惯,增进积极情绪等,能促进健康水平提升。医学临床实践和科学研究也证明,消极情绪如焦虑、怨恨、悲伤、恐惧、愤怒等可以使人体各系统功能失调,可以导致失眠、心动过速、血压升高、食欲减退、月经失调等疾病,积极乐观向上的情绪,能经得起失败的考验,所以有学者提出人类健康五大基石是合理膳食、适量运动、戒烟限酒、心理平衡、合理睡眠。

(二)环境因素

人的健康与自然环境、社会环境息息相关。环境对人类健康影响极大,无论是自然环境还是社会环境,人类一方面要享受它的成果,另一方面要接受它带来的危害。自然界养育了人类,同时也随时产生、存在和传播着危害人类健康的各种有害物质。气候、气流、气压的突变,不仅会影响人类健康,甚至会给人类带来灾害。在社会环境中,政治制度的变革、社会经济的发展、文化教育的进步与人类的健康紧密相连。例如,经济发展的同时带来了废水、废气、噪声、废渣,对人类健康危害极大;不良的风俗习惯、有害的意识形态,也有碍人类的健康。因此,人类要健康,就必须坚持不懈地做好改善环境、美化环境、净化环境和优化环境的工作。

1. 自然环境　自然环境是环绕生物周围的各种自然因素的总和,如大气、水、土壤、阳光、其他物种、岩石矿物等,良好的自然环境是人类生存和发展的物质基础。如清洁的空气和水、充足的阳光、适宜的气候,如果自然环境发生改变或受到人类的破坏,将会对人类健康造成直接或间接的影响。改革开放以来,经济发展使中国进入了快速的城镇化阶段,城市发展带来的环境污染(大气污染、水污染、噪声污染、辐射污染)给居民的健康带来了极大的隐患。保持自然环境与人类的和谐,对维护、促进健康有着十分重要的意义。因此,人要多与大自然接触,锻炼体魄,增强体质。

2. 社会环境　社会环境是指人类在生产、生活和社会交往等过程中建立起来的上层建筑体系,它包括社会制度、法律、经济、文化、教育、风俗习惯、人口、民族、职业、社交、婚姻、家庭及福利等,它不但可直接影响人群或个人的健康,而且还可以通过影响自然环境质量与人的心理状态,间接影响人体健康。良好的社会环境如政治稳定、经济条件优越、融洽的人际关系等会促使人精神愉快、心身健康;差的社会环境如社会动乱、经济负担过重、战争爆发、恐怖活动、人际关系危机等可使人精神紧张,甚至诱发疾病。

(三)生物因素

生物因素包括遗传、生长发育、衰老、个体生物学特征(包括年龄、性别、形态和健康状况等),据调查,目前全国出生婴儿缺陷总发生率为13.7%,其中严重智力低下者每年有200万人。现代医学发现,遗传病不仅有两三千种之多,而且发病率高达20%。许多疾病如高血压、糖尿病等的发生,亦包含一定的遗传因素,但遗传性对这些疾病来说是促发因素而不是限定因素。

(四)医疗卫生服务

医疗卫生服务包括预防、医疗和康复等服务,即指社会医疗卫生设施和制度的完善状况。医疗水平低下、医疗机构管理不善、过多的误诊漏诊、卫生技术人员不足、初级保健不健全、卫生经费过少、卫生资源分配不合理、重治轻防等都是不利于健康的危险因素。健全的卫生机构,完善的医疗保健制度,完备和质量保证的服务网络,一定的经济投入,公平合理的卫生资源配置,以及高水平的医疗服务、足够的医务人员则对人群健康有着重要的促进作用。

影响健康的四个因素相互依存,相互制约,大多数情况下是联合作用,共同危害人类的健康。其中环境因素起重要作用,其次为生活方式、卫生服务,遗传因素虽影响较小,但一旦出现遗传病,则不可逆转。

我们自毁于自己创造的生活方式和行为,我们自毁于自己创造的环境污染,我们自毁于容许有害的社会条件继续存在。

美国卫生总署《健康的人民》

我国学者提出良好的生活习惯,戒烟限酒,不可过食辛辣。避免熬夜,锻炼身体,增强免疫力,定期体检。良好的生活习惯主要包括以下方面:①心胸豁达,乐观;②劳逸结合,坚持锻炼;③生活规律,善于利用闲暇时间;④提倡合理的膳食习惯,营养得当;⑤不吸烟、不酗酒;⑥家庭和谐;⑦与人为善、自尊自爱;⑧爱清洁、注意安全。

健康观念不同,健康结局不同:

聪明的人,主动健康,投资健康,健康增值,一百二十;

明白的人,关注健康,储蓄健康,健康保值,平安九十;

无知的人,漠视健康,随心所欲,健康贬值,带病活到七十;

糊涂的人,透支健康,提前死亡,生命缩水,五十六十。

泥安儒,郝双英.健康生活幸福一生[M].济南:山东教育出版社,2015.

三、心理健康与维护

(一)心理健康的定义

《简明不列颠百科全书》指出,心理健康是个体心理在本身及环境条件许可范围内所能达到的最佳功能状态,不是绝对的十全十美。不同的心理学派对心理健康的理解与标准略有不同,但是基本内涵一致。2003 年 WHO 对心理健康(mental health)进行了界定:心理健康不仅仅是没有心理障碍,还包括主观幸福感、自我效能感、自主性、胜任性、代际间的信赖、对个人实现智力和情感潜能的识别能力。心理健康也被定义为一种幸福状态,在这种状态中,个人能够认识自己的能力,能够应对正常的生活压力,能够有成效地从事工作,并能够对周围人做出贡献。2008 年 WHO 在心理健康差距行动纲领中,再次提出心理健康是健康的基础,心理健康和身体健康互相影响,二者在实现更完整的健康状态中是不可分割的。WHO 心理健康的界定,包含着三个要点:一是心理健康的价值,即心理健康对身体健康及人的全面健康十分重要,对个人幸福、家庭幸福和成功对社会做出贡献有重要作用;二是心理健康包括各种要素,其中自我效能这一要素很重要,因为高水平的自我效能是建立在对自己能力的认识基础之上的,自我效能影响人们对生活压力的应对,影响对工作的胜任和成效;三是心理健康目标,即达到某种幸福、良好的状态。因此,心理健康是一种幸福进取的良好状态。

（二）心理健康的衡量标准

心理健康是个相对的概念,从不健康到健康只是程度的不同,正常与异常是相对的,不像生理健康那样具有精确的、易于度量的指标。人的心理健康可以从相对不健康到健康,也可以从相对健康变得不健康,心理健康与否是一个动态的过程,不是固定不变的。所以,心理健康的标准也是一个发展、变化的概念,它反映了不同时代个体对社会生活良好地适应所具备的心理状态,随着社会的发展,心理健康的标准随之有所改变。

1. WHO 的心理健康标准　身体、智力、情绪十分协调;适应环境,人际关系中彼此能谦让;有幸福感;在职业工作中,能充分发挥自己的能力,过着有效率的生活。

2. 心理健康标准　影响比较大的有美国心理学家马斯洛和米特尔曼提出的心理健康的十项标准:①有充分的自我安全感;②有良好的人际关系;③充分了解自己,并对自己的能力作恰当的估计;④生活的目标能切合实际;⑤不能脱离现实环境;⑥能保持人格的完整与和谐;⑦有从经验中学习的能力;⑧能有效地宣泄和控制情绪;⑨能做到有限度地发挥个性;⑩在不违背社会规范的情况下,个人的基本要求能适当地满足。

3. 我国学者提出自己的心理健康七标准　①智力正常。这是人正常活动的最基本的心理条件,是心理健康的首要标准。它包括人的观察能力、注意力、想象力、思维能力和实践活动能力等。智力低下者因思维能力或实践能力低下,在学习、生活、工作及社会交往中不适应,易产生心理不平衡,导致自卑或抑郁等心理状态。②善于调控情绪。情绪在心理健康中起着核心的作用,热爱生活,在生活中感受快乐、喜悦、爱、忧伤和愤怒等,并能恰如其分地控制,保持与周围环境的动态平衡。③有健全的人格。培养健全的人格是心理健康的最终目标,它包括气质、能力、性格、需要、兴趣和人生观等。正确的自我意识、积极的人生观和诚恳灵活的待人接物的态度,以及与社会发展保持步调一致,才能不断地完善与健全人格。④有健全的意志品质。意志品质在人的个性中占有重要的位置,健康的意志品质主要表现在自觉性高、果断性强、自控力好、坚韧性大。⑤良好的人际关系。个体的心理健康状况主要是在与他人交往中表现出来,他能爱人也能被爱,与人相处时,能用尊重、信任、友爱、宽容、赞美等的积极态度与人合作、分忧解愁,共同奋斗。有稳定与广泛的人际关系,在社会交往中,言行符合社会规范,能重视团体需要,及时进行自我调整。⑥社会适应良好。具有积极的处世态度,能主动地适应和改造现实环境,与社会广泛接触,对社会现状有较清晰的认识,能面对现实而不逃避。⑦心理行为符合自身年龄特征。人的心理行为表现应与生理发展阶段中大多数同年龄的人相符。若一个人的心理行为经常严重偏离自己的年龄阶段特征,一般是心理不健康的表现。

（三）心理健康的维护

1. 促进心理健康的基本原则　心理健康具有相对性、动态性、连续性和可逆性的特点,应该道循一些基本的规律。

（1）先天因素与后天因素并重的原则　要获得健康的心理,只能本着遗传、教育与认知等先天、后天因素并重的原则行事。

（2）与环境协调的原则　能否保持心理健康主要取决于人与自然、社会环境能否协调平衡的发展,是静态与动态的统一。在日常生活或社会活动中,各种因素均可影响人际关系的协调与平衡,例如,到新的环境中上学或就业,能否很快适应等。

(3)身心统一的原则 人是一个统一的有机体,各种因素影响人的生理和心理,健康的心理有赖于健康的身体。因此,要积极地增强自身体质和生理功能,促进心理健康。

(4)个体与群体统一的原则 无数个个体组成群体,而生活于群体中的个体又时时刻刻受到群体的影响。

(5)知、情、意、行相对平衡结合的原则 心理健康的发展有赖于相应的理论知识又依赖于实践行动及情感因素的参与。

2.心理健康维护方法 心理健康维护方法就是个人在生活中为了促进自己达到一种幸福进取的良好状态而采取的方法。其范围不仅在工作方面,也包括了情感、社会生活等方面,进取也不仅仅指明显的进步和远大目标的追求,还包括工作、生活、情感中每一个细小的改善与提高。不断确立新的目标,通过突破个人极限来促进个人的发展,并关注社会,帮助他人,对社会做出贡献。具体表现包括维护身体健康,调整心态,增进人际关系,培养兴趣爱好,自立自强,加强对压力性事件的预备及应对的方法等。

增进心理健康的三条基本途径,美国《人类行为百科全书》指出,"促进人类心理健康的活动,应包括生理、心理和社会三方面的内容。"生理方面是指从受孕期到老年的各阶段的人体神经系统的保护和预防损伤的各种卫生保健服务事项。心理方面是指自幼到老各发展阶段的心理需要获得满足和情绪困扰减低到最低限度。社会方面是指社会环境、社会制度和社会组织各方面功能。据上所述,维护和增进心理健康的途径包括下面三方面。

(1)生理方面的途径 ①实施优生政策,避免先天性有害生理影响,保证良好分娩过程;②儿童期营养的保证,以消除生理和心理上的紧张与压力;③提供免疫和其他医疗措施,以预防感染性疾病;④加强体育运动,以增强体质;⑤合理的休息和娱乐,以消除疲劳,调节情绪。

(2)心理方面的途径 ①在婴幼儿期给予充分的母爱和关怀,提供友爱、温暖、鼓励的养育氛围;②进行必要的社会行为训练,发展儿童的探索精神及活动能力;③提供科学的家庭、学校、社会的教育和训练;④对心理压力,给予充分的心理支持和帮助;⑤培养乐观、积极、幽默与爱的情绪,善于控制和调节不良情绪;⑥发展人际关系的能力,提高对人生各转折期的适应能力;⑦树立健康积极的人生哲学。

(3)社会方面的途径 维护和增进心理健康的社会方面,对于个人和家庭而言,远比前两者要难以控制,因为社会方面的工作必须依社会组织及其制度而定。社会方面的心理卫生工作包括减少社会压力,提供每一公民健全生活环境的各项措施,如足够的娱乐设施;住宅的改造;嗜酒、烟瘾及药物依赖的控制;性病的防治;建立社区组织方案,健全医疗保健机构,构成社区心理卫生网络等。

以上三方面途径构成了维护和增进心理健康的有机整体,只有三者的协调发展才能获得良好的效果。首先,必须是大众本身有正确的认识并努力实行;其次,有关计划应通过各种卫生保健设施和心理卫生组织机构来付诸实施,并通过大众传播媒介和有关服务机构广为宣传和强化;第三,在社区发展计划中,尤其要对社会方面的预防工作负责,在政府的支持和民众的配合下,实行综合治理。

四、发展与毕生发展

(一)发展

人的一生是不断发展变化着的,个体从出生到死亡,经历着无穷无尽的变化。从需要别人来照料自己的一切,逐渐发展到能够自己认识周围的世界,能够独立判断是非曲直,再渐渐地发展到自己养活自己,培育后代,最后渐渐地认知反应的能力下降,又需要别人来照顾。在整个过程中,人类个体经历了有序的变化过程。所谓有序的变化,就是指变化是一层一层上升的,而且在变化中呈现出了不一样的阶段性特征,这种有序的变化就是发展。所以,发展是指个体随年龄的增长,在相应环境的作用下,整个反应活动不断得到改造,日趋完善、复杂化的过程,是一种体现在个体内部的连续而又稳定的变化。发展变化从开始到成熟大致体现为:一是反应活动从混沌未分化向分化、专门化演变;二是反应活动从不随意性、被动性向随意性、主动性演变;三是从认识客体的外部现象向认识事物的内部本质演变;四是对周围事物的态度从不稳定向稳定演变。

(二)心理发展的主要特点

人的发展是指身心的生长和变化。在人的一生中,无时无刻不在经历着发展和变化。人的发展是整体性的发展,包含生理发展、心理发展和社会发展。心理发展是人的发展的重要组成部分,即个体从出生到衰老过程中的心理是不断发展和变化的。一个人从出生到死亡,其心理过程和个性心理特征不是固定不变的,而是处在一个不断发展变化的过程中,心理的发展并不是随着生理的成熟而告以终结,心理的发展是从个体出生到成年再到老年的持续过程。

1.心理发展具有连续性 心理发展是一个持续不断的前进过程,每一个心理过程和个体心理特征都是逐渐地、持续地由较低水平发展到较高水平,人的心理发展自出生就已经开始,以后日趋丰富和完善,人的心理发展过程是一个由量变到质变的过程。

2.心理发展具有程序性 心理发展具有一定的程序,不仅整个心理的发展有一定的程序,同时个别的心理过程和个性心理特征的发展也有一定的程序。例如,个体思维的发展总是从直觉行动思维发展到具体形象思维再发展到抽象逻辑思维;记忆总是从无意识记发展到有意识记,从机械记忆发展到意义记忆;情感总是先有喜、怒、哀、乐等一般的情绪,而后才有道德感、理智感和美感等。

3.心理发展具有阶段性 心理发展过程中存在着明显不同的年龄阶段,而各个相邻的阶段既互相区别又互相联系,前一阶段为后一阶段准备了条件,后一阶段是前一阶段的继续和发展。一个阶段经过一定的发展时期,就必然地要过渡到更高一级的阶段。

4.心理发展具有联系性 心理各个方面的发展是相互联系和相互制约的。例如,感知的发展是记忆发展的前提,而记忆的发展又反过来影响感知的发展。感知为思维提供具体的、直观的材料,在这些材料的基础上,逐渐发展出抽象思维。

5.心理发展具有差别性 同龄人在心理发展上存在着明显的差别,这种差别主要表现在不同人的同一心理过程和个性心理特征的发展速度和水平有着明显的不同。例如,人的智力或某些才能出现的早晚各不相同,许多智力超常的人属于"才华早露"的典型。但是,多数人的智力或才能的发展并非如此,个别人甚至到年龄很大才表现出他的智慧和某种才能,这种差别是客观存在的事实,关键在于教育者如何去认识它、对待它。

有些研究者根据动物心理实验提出了"关键年龄"或"关键期"的概念,认为个体在早期发展过程中,某一反应或一组反应在某一特定时期或阶段中最容易获得,最容易形成,如果错过了这个时期或阶段,就不容易再出现这样的"好时机"。这个关键的"好时机"就是关键年龄或关键期。

动物的印刻

奥地利生物学家劳伦兹(K. Z. Lorenz)曾发现,小鸭子在出生后不久所遇到的某一种刺激或对象(母鸡、人或电动玩具),会印入它的感觉之中,使它对这种最先印入的刺激产生偏好和追随反应。当它们以后再遇到这个刺激或和这个刺激类似的对象或刺激时,就会引起它的偏好或追随。但是,如果小鸭子在孵出蛋壳后时间较久才接触到外界的活动对象,它们就不会出现上述的偏好或追随行为。这一现象被劳伦兹等称为"印刻"。劳伦兹在进行这项实验时,让刚刚破壳而出的小鸭子不先看到母鸭子,而首先看到劳伦兹自己,于是,有趣的事情发生了。劳伦兹在小鸭子前面走着,身后跟随着几只小鸭子。小鸭子将劳伦兹当成了自己的母亲。进一步的研究发现,小鸡、小鸟等辨认自己母亲和同类,都是通过这一过程实现的,而且,这一现象在其他哺乳动物身上也有所发现。一般说来,小鸡、小鸭的"母亲印刻"的关键期发现在出生后的10~16个小时,而小狗的"母亲印刻"关键期发现在出生后的3~7周。研究还发现,动物在关键期内,不仅可以对自己的妈妈发生"母亲印刻",而且如果自己的妈妈在小动物出生后不久就离开的话,它们也可以对其他动物发生"母亲印刻",这就是小鸭子追随劳伦兹的原因。

谢弗.发展心理学[M].邹泓等,译.北京:中国轻工业出版社,2016.

(三)影响心理发展的主要因素

人的发展取决于很多因素,是多种因素综合的建设和形成互动的结果如遗传、环境和教育等。总之,在人的发展中,并不是一方面因素在起作用。遗传给人的生长以生理基础和发展的潜在可能性;环境为人的个体发展提供了物质条件、社会关系和文化资源,它包括经济生活、政治生活、文化生活,使生物的人能够发展为社会的人;教育是为育人而有意识的组织起来的,包括有目的的社会实践教育和有目的的科学文化知识教育;此外,个体能动性等也是影响人的发展的重要因素。

1.遗传与环境交互作用　个体在出生前的发展,主要由遗传环境因素所决定。个体出生后的幼稚阶段,遗传与环境两因素影响之大小,在身心两方面有所不同,属于身体方面的特征,遗传的影响大于环境,属于心理方面的特征,环境的影响大于遗传。个体发展趋于成熟阶段,影响个体身心发展则主要是环境因素,在个体身心发展历程中,身心特征的改变有阶段性的特征,它不只是量的增加,而且有质的改变。

2. 家庭环境与个体发展   一般来说,家庭是由父母、祖父母、兄弟姐妹等社会成员组成的特定形成的集团。儿童出生后,长期生活在家庭之中,家庭所处的经济地位和政治地位,父母的教育观点和教育水平,教育态度和教育方法,家庭成员之间的关系,儿童在家庭中扮演的角色,家庭成员所处地位等,对儿童发展都有非常大的影响。帕金斯认为家庭是"制造个性的工厂"。一方面,家庭把基因传递给后代,另一方面,家庭是人的第一个环境,是最早向儿童传播社会经验的场所,家庭是儿童出生后的最初的教育场所。以母亲为中心的各种刺激对婴幼儿个性的发展影响很大,儿童不仅体验着由家庭环境给他们带来的一切影响,也在萌发着个性特征,为今后个性的发展打下基础。没有受到母爱教育的儿童,其心理的正常发展将受到很大影响。亲子交往的过程中,不仅对儿童的言语和智力发展有着不可缺少的作用,而且通过相互的反馈,促进儿童的个性发展。孩子的社会化过程可以通过家庭成员对人对事的态度发挥作用。有的家庭夫妻之间表现得彬彬有礼,和蔼可亲,家庭成员对邻居和气,处事通情达理,孩子也就善于与人交往,团结伙伴。也有许多研究表明儿童出生的顺序和所扮演的角色也因家庭对待的态度不同而表现出不同的个性状态。最重要的还应该是父母亲的教育态度和教育方式的影响。

3. 学校教育与个性形成   学校是仅次于家庭对个性形成以影响的社会集团或组织。它是通过各种活动有目的有计划地向学生施加影响的场所。社会上的各种关系,有指导者和被指导者的关系,有同伴的关系,有大家必须遵守的规章制度,有批评与表扬,有舆论与奖罚,有按一定方式组织的学习、体育、文化娱乐和劳动活动。学生在学校中不仅掌握一定的科学文化知识,也接受一定的政治观点和一定的道德标准,学会了为人处世的方式,形成自己的个性。因此学校对个体人格发展的影响是全方位的。

(四)心理毕生发展观

纵览生命的全过程,从出生到衰老,从幼稚到成熟,每个人的成长过程都有许多转折点。毕生发展则依据这些转折把人生分为若干阶段,通过研究每个阶段的特点来寻找人生最佳的成长模式。心理毕生发展的含义是个体从生命开始(受精卵形成胚胎)经过新生儿、婴儿、幼儿、童年、少年、青年、中年及老年各个时期直至生命完结的发展全程。这个发展变化过程不仅包含量的变化,而且还有质的飞跃;既包括个体心理的不断完善,也包括心理的衰退过程。

毕生发展的观点主要有:①人生的发展,除了身体在生物意义上的发育、成熟以外,是一个伴随人的一生的过程,其行为的变化过程贯穿于从胎儿期到死亡的全部,行为变化过程反映了个人的不同行为表现增强和减退的情况。例如,人进入老年以后,言语能力往往继续加强,而身体的灵活性却减退了。但是,对那些在不断学习和提高的人来说,当言语和操作结合起来时,在其一生行为变化中仍然呈普遍增强的趋势。②发展具有多维性和多向性,发展的方向也因发展内容的种类不同而有所不同。③发展由获得和丧失组成,是一个有序变化的过程,并非仅仅意味着增长。④心理发展存在着很大的个体差异和可塑性,不同的人有不同的形式。⑤心理发展受多种因素影响,个体的发展是年龄阶段、历史阶段和非规范事件等多种影响共同作用的结果。

第二节 不同人生阶段的心理发展特点与心理卫生

护理案例

读懂孩子

平平以前是个听话乖巧的孩子,但自从进入初中后就变化很大,个头长得快且有力气,开始在意自己的穿着,凡事喜欢自己拿主意,脾气也变得很坏,总是莫名其妙地发火,还与家长和老师对着干。昨天放学回到家,脸色很难看,一句话也不说,"砰"的一声关上了自己的房门。妈妈赶紧来到他的房门外问"你怎么了? 谁惹你了,一回来就发火",平平趴在床上,捂着耳朵说:"心情不好,别理我!"。原来,平平在上课时与同学说话被语文老师当众批评了,平平不仅不认错,还当着全班同学的面指责老师的课很枯燥无味,一点意思都没有,自己没办法才分心说话的,错不在他。班主任知道后批评了他,他觉得这些老师和家长都很烦。

问题与思考:

1.为什么平平会有这么大的变化?

2.如何来帮助平平的妈妈读懂平平,并与平平之间建立良好的亲子关系?

个体发展从父母生殖细胞融合构成受精卵时开始,并经过胎儿期、婴儿期、幼儿期、童年期、青少年期、青年期、中年期和老年期各个阶段。心理发展是指人从出生到衰亡的整个过程中的心理变化。个体的心理在不同阶段之间和各个阶段之内都在不断地发展变化。心理发展年龄阶段的划分是相对的,一般说来,在一定的社会影响和教育条件下,个体心理发展的年龄特征具有一定的普遍性和稳定性,显示出阶段的顺序,每一个阶段的变化过程和速度大体上是稳定的、共同的。但另一方面,相同的教育条件和社会环境在不同的儿童身上所起的作用也可能是不同的,因而在个体心理发展的过程和速度上,也就会形成一定的差距,表现出可变性。随着各种条件的不同,个体心理发展年龄特征在一定范围内也可以发生一些有限制的变化。

一、胎儿期的心理卫生

个体诞生前在母体内发展的阶段称胎儿期。胎儿期的心理卫生主要指孕妇所需要注意的问题。胎儿能否正常发育,除了遗传因素之外,主要取决于母亲的心身健康状况。胎儿期脑的发展为儿童出生后的心理发展准备了生理基础,母亲的营养、疾病、情绪及服用某些药物等都会影响胎儿的发展,甚至导致个体出生后生理和心理方面的异常。

1.孕妇需要增加营养,增强体质,减少疾病 孕妇的营养不足和营养过度均可影响胎儿的正常发育,尤其对其大脑与智力发育影响很大。孕妇要克服不良饮食习惯,防偏食,防饮食起居不规律,经常出入空气和噪声污染的环境对胎儿的发育不利。孕妇饮食要均匀,多样化,适当进食易于消化并富于蛋白质和维生素的食物;需要充足的睡眠与适当的运动,散步是一项很适宜孕妇的运动,多在空气清新、幽静的绿荫路上散步,不仅可健身,还可使心情变得舒缓、平静,对腹中的宝宝生长发育十分有利。平时注意预防各种疾病,尤其预防流感病毒、风疹病毒、带状疱疹病毒、单纯疱疹病毒等的感染,这些病毒在孕早期对胎儿危害最大,可通过胎盘侵害胎儿,导致胎儿生长迟缓、智力缺陷及各种畸形,甚至引起流产、死胎等。

2. 孕妇应戒烟忌酒和避免药物刺激　酒中含有乙醇,对人体的大脑、肝和心脏有一定的毒性。它可以通过胎盘进入胎儿体内,使婴儿出生后智力低下,面容特殊,身体矮小,严重者可导致智力障碍,酒也会引起流产和胎儿死亡。烟能产生胎儿畸形或流产,孕期应绝对戒烟忌酒。孕妇一定要谨慎用药,尤其是前三个月,正是胎儿各器官发育和形成的重要时期,此时胎儿对药物特别敏感,有些药物易造成胎儿先天性的大脑发育不全。

3. 孕妇应保持积极健康和稳定的情绪　大量临床观察表明,引起孕妇情绪波动的不同因素,发生在胎儿发育的不同阶段,会引起胎儿相应的心身发育问题及缺陷,所以,夫妻之间要有良好的感情基础,孕爸爸要协助孕妇调控好情绪。孕妇要精神愉快,情绪稳定,遇事要自我控制,不要大喜、大悲、大怒,排除有害信息对情绪的干预。国外心理学家的实验证明,孕期的情绪激动会影响后代的情绪特征。孕妇尽量避免各种不良刺激,不看惊险刺激或恐怖的电视,不参加紧张的活动。

4. 适当运用胎教　胎教是一种优生优育的方法之一,为了使宝宝出生后有一个良好的基础。在胎儿期内,利用一定的方法,通过母体给胎儿以各种良性刺激,从而促使胎儿生理和心理上的健康成长。现代医学证实,胎儿确有接受教育的潜在奇能,主要是通过中枢神经系统与感觉器官来实现的。科学地、适度地采用各种方式给予早期人为干预,可以使胎儿各感觉器官在众多的良性信号刺激下,功能发育得更加完善,同时还能起到挖掘胎儿心理潜能的积极作用,为出生后的早期教育奠定下良好基础。胎教的方法很多。①触觉训练:正常孕妇可以选择晚上临睡之前进行腹部按摩,把双手放在腹部,由上至下的用手轻轻地抚摸胎儿,每次 5 min。当胎儿感受到母亲的轻轻抚摸后,便会引起一定的条件反射,激发胎儿活动的积极性,形成良好的触觉刺激,从而促进大脑功能的协调发育。②听觉训练:孕 20 周时,这个时候,胎儿的听觉功能已完全建立了。母亲的说话声不但能传递给胎儿,说话时的胸腔振动对胎儿也有一定影响,所以,这个时候,孕妇要特别注意自己说话的音调、语气、用词,要给胎儿一个良好的刺激。对话胎教也是非常重要的,夫妻双方共同参与,要把胎儿当作一个懂事的孩子,和他说话、聊天,唱歌给他听。临床观察表明,通过孕妇的朗读,使胎儿接受人类语言声波的信息,对出生后孩子语言的发展有一定的促进作用。音乐胎教法主要能刺激胎儿的听觉器官,最佳的时间从孕 16 周开始,每天 1~2 次,每次 15~20 min,选择一些优雅动听的音乐播放,优美宁静的旋律既使人感到动听悦耳,又使人产生美好的联想,这时愉快的心情就会促使神经体产生一种液体,通过神经液将美好的音乐感受传导给胎儿。实验证明,对于频率为 250~500 Hz、强度为 70 dB 的音乐,胎儿即会在母腹中出现安详舒展的蠕动。而对于那些尖、细、高调的音乐,胎儿就会产生不安定、紧张的反应。

二、儿童期的心理卫生

儿童期是人生中身体和心理发展最迅速、可塑性最大的时期,是个体认识世界、发展智力、形成人格的重要阶段。其包括乳儿期(0~1岁)、婴儿期(1~3岁)、幼儿期(3~6岁)、童年期(6~12岁)四个阶段。

(一)乳儿期

0~1岁称为乳儿期。

1.乳儿期的生理心理特点

(1)感知觉的快速发展　这一时期里,孩子大脑的结构与功能得到迅速发展,这使得动作的快速发展成为可能,即孩子从完全没有随意动作过渡到学会用手抓物和站立行走等随意动作。感知觉方面,孩子出生后便能对光刺激产生反应,2周后已有三维知觉,2个月时能辨别不同人的说话声音,3~4个月开始出现初步记忆,6个月时有深度知觉,语言方面,从完全不会说话过渡到能听懂一些简单的单词,并可用单字或单词进行简单交流。

(2)基本情绪为主,情感逐渐丰富　出生时只有愉快和不愉快两种基本的情绪,之后有了积极与消极之分,6~7个月时开始出现依恋和怯生,11个月后基本情绪产生分化,出现喜悦、愤怒、惊骇、厌恶等。乳儿只有自我感觉,尚无自我意识。

2.乳儿期的心理卫生

(1)满足生理需要　这是保证生长发育的需要,特别是蛋白质和核酸是保证孩子神经系统正常发育的基础,因为大脑发育是心理发展的生理基础。母乳是孩子是理想的天然食品,吃母乳对乳儿来讲不仅仅是获取物质营养,更重要的是获取母爱即精神营养。培养乳儿养成良好的睡眠习惯,避免睡眠倒错影响情绪。充足的营养和睡眠对乳儿是特别需要的。

(2)加强与母亲联结　所谓母亲联结,就是母子之间建立起来的依恋关系,这种关系是儿童建立良好信任人际关系的第一步,要让乳儿饱尝母爱,"爱"是智力的激素,也是增强孩子对外界信任度的基础。另外,乳儿心理需要的满足主要来源于"皮肤饥饿"的满足,即通过亲昵、拥抱、抚摸等皮肤的接触满足乳儿的心理需要,帮助孩子建立健康的依恋关系。父母,尤其是母亲与乳儿的肌肤接触对其情绪的稳定和心理健康至关重要。

(3)提供适宜的刺激　父母应创造条件给乳儿以丰富的环境刺激,增加社会性接触。①感官训练:即经常给乳儿的眼、耳、鼻、舌、皮肤等以适宜的刺激,如运用颜色、语言等以增强其反应性,促进神经系统发育。②动作训练:自4个月起,让乳儿练习俯卧、翻身、用手抓物;6个月训练坐;7~8个月训练爬行;9个月训练站立等动作。因为乳儿对信息量的摄取可以促使大脑、小脑发育,不仅对智力发展有利,而且对乳儿的情绪和个性形成都有好处。③语言训练:从3个月起,就逗引孩子呀呀发声,经常与孩子说话等,以训练其语言能力。

(4)对待个体差异进行正确教育与教养　经常满足孩子的不同需要,认识到个体气质的差异,避免过分溺爱或对孩子不公正的惩罚,促进孩子健康心理的形成。

(二)婴儿期

1~3岁称为婴儿期。

1.婴儿期的生理心理特点。

(1)口头语言发展的关键期　1~1.5岁是孩子积极理解语言的时期,1.5~3岁是孩子语言活动积极的阶段,3岁时词汇量已达到1 000个左右,已基本具备了本民族的口头语言表达能力。

(2)感知觉发展较迅速　该期孩子能区分出基本颜色,能辨别词的声调,能听懂音乐的节奏,有一定的空间和时间知觉来辨别上下、远近方位和早晚时间等。此期孩子的动作发育也较快,会随意行走,手的动作更加灵活准确,出现了最初的游戏活动。但是婴儿的注意和记忆基本上是不随意的,思维是一种低级的感知动作思维,还离不开动作。

(3)情绪很不稳定　情绪进一步分化,开始萌发高级的社会性情感,有了羞耻感、同情感、嫉妒心。

(4)意志及自我意识开始形成　婴儿1岁左右意志开始萌发,2~3岁表现出最初的自觉能动性,3岁末有了责任感的萌芽。对周围的事物和活动兴趣增强,常常表现出自作主张的愿望,个性特征及自我意识开始出现,初步学会最简单的自我评价。

2.婴儿期的心理卫生

(1)断奶的心理保健　断奶是饮食结构中的重大变化,1周岁左右孩子开始断奶,对孩子来讲是个很大的打击,易引起强烈的心身反应。因此,要做好断奶的准备,如4个月开始添加辅食,断奶期间尽量减少以喂奶的姿势搂抱孩子,可以增加其他方式满足孩子"皮肤饥渴"。

(2)加强语言训练　婴儿期孩子的语言中枢已发育成熟,因此,从3、4个月开始就要充分利用周围环境教孩子发音,激发孩子说话的兴趣,然后学习单词、简单句,进而学儿歌、讲故事等,提高孩子语言的理解与应用能力。

(3)丰富感觉刺激,协调动作发育　要给孩子增强各种感觉功能的刺激,通过对眼、耳、舌、皮肤等各种感官的不同刺激,进一步增加功能性和协调性,培养孩子学会综合认识事物的能力,这既有助于将来对人、对事物全面准确的认识理解,也可避免出现"感觉综合失调"。同时,对孩子进行动作的协调训练,促进大脑的发育。

(4)培养良好的习惯,纠正不良的行为,科学的行为训练　良好习惯的培养,对于孩子独立性的形成、个性发展有很大的影响。婴儿期主要培养孩子良好的饮食习惯,按时进食、避免挑食、少吃零食;要培养按时独立睡眠的良好睡眠习惯,早睡早起,不要抱着睡、亮着灯睡、唱着催眠曲入睡;22个月开始和蔼、耐心地训练孩子自我控制大小便、勤洗手、勤换衣的卫生习惯。良好生活习惯的养成有赖于教育,在教育过程中,应本着鼓励、表扬等原则,而不要批评、训斥。在孩子出现不良行为时,如无理哭闹、口吃、吮指等时使用转移注意力的方法及时纠正。

(三)幼儿期

3~6岁称为幼儿期,亦称学龄前期。幼儿期是智力、情感、意志、性格发展的重要时期。

1.幼儿期的生理心理特点

(1)强烈的好奇心和求知欲 随着大脑的控制和调节功能逐渐发展,幼儿期的感知、运动和语言功能进一步发展,掌握的词汇量增多,语言的理解力及思维的想象力、观察力等增强,出现了简单的逻辑思维和判断推理,模仿力极强,记忆带有直观形象和无意性。因此,对很多事均表现出好奇好问,如"我是从哪儿来的?""为什么飞机在天上?"想象力丰富而具有一定的创造性。同时,智力也快速发展,4岁时智力已达17岁孩子的50%,7岁时达到17岁孩子的80%。

(2)情绪体验丰富,但缺乏控制 幼儿情绪不稳定,易变,容易受外界事物感染,如在游戏中不能稳定住自己的角色。

(3)独立性增强(第一反抗期) 3~6岁时幼儿自我意识得到快速发展,出现了一个高峰期,进入自我中心时期,有了自己的主见,出现了与成人的对抗、自行其是、不合作行为,称为心理发展的第一反抗期,表现出淘气、任性、冲动等。

(4)社会需要迅速发展 5岁时已有稳定的性别角色,有了同情心、初步的友谊和道德感,其性格的形成开始从兴趣方面表现出来,但尚未定型。

2.幼儿期的心理卫生

(1)重视游戏 玩耍与游戏是幼儿的主导活动,高尔基曾说"游戏是儿童认识世界和改造世界的途径"。跑、跳、攀登、投掷等游戏活动既可训练幼儿的各种基本技能,又能增长幼儿知识、启发思维活动和想象力。小孩子在一起愉快地玩,有利于社会交际、道德品质、自觉纪律、意志、性格和语言表达能力等的培养。

(2)独立性的培养 3~4岁孩子独立愿望开始增强,要因势利导培养他们独立处理事务的能力,如穿衣、吃饭等。不应过分保护、包办代替,勿将幼儿完全控制在父母的视线以内,因为这容易使幼儿形成过分依赖、缺乏自信、神经质等不良的心理特征。父母在放手的同时应给予孩子一定的帮助、鼓励。

(3)培养良好的行为习惯 幼儿期是性格形成的关键期。父母是孩子的第一任老师,父母要以身作则。行为理论认为,幼儿的许多不良行为都是通过对父母的学习、模仿形成的。因此,父母应该注意规范自己的言行,为孩子树立良好的榜样,同时要充分利用幼儿的好奇心、探索欲,尽可能利用一切机会有选择地介绍各种幼儿能够接受的科学知识,采用各种方法激发幼儿的求学欲望,为将来上学奠定基础。

(4)摆正孩子在家庭中的地位 家庭是孩子的第一所学校,处于"自我为中心"的幼儿自控力差,缺乏基本的是非观念,攻击性较强。这对幼儿今后的社会化发展不利,容易导致社会适应不良。正如俗话"三岁看大,七岁看老",可见,幼儿时期的心身健康将影响其一生。因此,要将社会规范引入幼儿生活,使其认识到自己在家庭中的地位和扮演的角色,要尊敬家长,关心家庭等。

(5)正确对待幼儿的过失和无理取闹 幼儿偶尔的无理取闹,常常是为了引起家长的注意,要对其说明道理,不能无原则地迁就或哄劝,对待幼儿的过失要正面引导,不要打骂,要少批评多鼓励。用成人的眼光去要求和评价幼儿的行为,对孩子犯的所谓"错误"给予严厉的批评,将影响幼儿的自尊和自信,不利于孩子健康心理的形成。

(四)童年期

6~12岁称为童年期,亦称为学龄期。

1. 童年期的生理心理特点

(1)智力全面发展的时期　这个时期正是小学阶段,脑的发育已趋成熟,7岁时大脑重量为1 250~1 350 g,12岁已增长到1 350 g,大脑皮质兴奋和抑制过程都在发展,行为自控能力增强,除生殖系统外,其他器官已接近成人。

(2)情感外露、兴趣易变　随着活动范围、内容和交往对象的增多及活动能力的增强,对事物富有热情,往往以兴趣左右自己的行为,成为"游戏机迷"等,情绪直接且容易外露,对微小的成绩会得意忘形,而遇到挫折又会垂头丧气。

(3)综合分析能力增强,但辨别能力差　此期孩子感知逐渐具有目的性和有意性,感知敏锐性提高;有意注意迅速发展,注意稳定性增长,学会较好地分配注意,形象思维逐步向抽象、逻辑思维过渡;记忆从机械记忆逐渐向理解记忆过渡;口头语言发展迅速,开始掌握书面语言,一些孩子能够很好地掌握书法、美术、体育、声乐等方面的技能。但由于辨别是非能力差,容易沾染社会上的不良习气,如酗酒、抽烟、斗殴等。

(4)社会交往转折期　此期孩子进入学校,自我意识进一步发展。社会意识迅速增长,从以依赖家长为主转化为以学校中具有权威性的老师为主。这时老师的言行比家长更有作用。同学间在学习与集体生活中逐渐出现从群体向伙伴方向发展,对家长、老师的依从性到小学五六年级开始下降。

2. 童年期心理卫生

(1)培养对学校和学习的兴趣　在这一阶段,孩子由以游戏为主的生活过渡到以学习为主的校园生活。大多数儿童怀着喜悦的心情进入小学,在老师的教育引导下培养起学习的兴趣,然而,也有少数儿童不能很快适应。因此,家长可在孩子入学前进行与学校生活规律相一致的训练。学校应该注重教学环境,营造严肃、活泼、快乐、温暖的学校生活,调动学生的学习兴趣,使孩子尽快适应学校。

(2)激发学习动机　老师和家长要充分利用孩子的好奇心、探索欲,重视教学的直观性、启发性和趣味性,让孩子听得有趣,学得高兴,记得准确、牢固,增强孩子注意力,培养、激发孩子的学习动机,培养积极的学习态度和良好的学习习惯,如培养专心听课、积极思考、踊跃提问、计划学习等习惯。

(3)注意开拓创造性思维　儿童的教育不但要强调传授文化知识,还应注意儿童思维的灵活性、多向性和想象力的培养。正确处理好学习与娱乐的关系,真正体现寓教于乐,在学习与娱乐中发现问题、解决问题。

(4)注意情商的培养　小学阶段是打基础的阶段,不仅是智力因素发展的重要时期,也是非智力因素(情商)发展的重要时期。调查表明,智商高的不一定能使人成功,而情商高的人更易成功。因此,学校必须注重儿童良好的心理品质培养,尤其要关注以下几方面:①良好的道德情操;②积极、乐观、豁达的品格;③良好的行为习惯,如勤俭好学、谦虚礼貌、诚实守信等;④良好的意志品质,困难面前不低头的勇气,有持之以恒的韧性;⑤善于与人相处,同情和关心他人的品质;⑥善于调节控制自己的情绪和情感;⑦有责任心。

三、青春期的心理卫生

12~15岁称为青春期,亦称为少年期。

（一）青春期的生理心理特点

1. 半成熟状态　这一时期脑和神经系统的发育基本完成,生长发育进入第二加速期。这个阶段的生理和心理发生巨大变化。一方面他们逐渐意识到自己已长大成人,要求把他们当成人看待,希望独立,不喜欢老师、家长过多的管束,常表现出不听话,不接受成人的意见,为了维护自尊而对对方的要求采取相反的态度和言行,即逆反心理。另一方面他们阅历还浅,涉世不深,在许多方面还不成熟,在生活上、学习上都还有较大的依赖性,这使他们处于"长大未成人"的半成熟状态,呈现盲目的成熟,容易形成以自我为中心。

2. 嫉妒心理　嫉妒是对他人的某种优势而产生的不愉快的情感,是对别人的优势以心怀不满为特征的一种不悦、自惭、怨恨和恼怒,甚至带有破坏性的负性情感。青少年由于心理发展不完全成熟,很容易对同伴产生嫉妒心理,表现为对对方不满、愤恨,甚至加以伤害。

3. 交友需求增长　第二反抗期的出现常使青少年渴望得到别人的接纳和尊重,非常注意同学、朋友、同龄人对自己的认可与评价,而相似性吸引的人际交往规律使他们愿意寻找知心朋友,从而出现"同龄人群集"现象。

4. 求学意识动摇　青少年期的认知活动具有一定精确性和概括性,意义识记增强,抽象逻辑思维开始占主导,思维的独立性、批判性有所发展,逐渐学会了独立思考问题。但是由于学习方法不当、父母的期望值过高或学习受挫等,青少年对学习的兴趣逐渐减退,对自己评价过低、自卑,动摇了进一步求学的愿望。

5. 性意识开始觉醒　青春期在内分泌激素的作用下,男女第二性征相继出现,女性出现月经初潮,男性出现遗精。青少年对自己在体态、生理、心理等方面的变化会产生一种神秘感,对遗精和月经初潮等产生紧张、恐惧和焦虑,对性意识的需求增加。由于青少年性心理的成熟滞后于性生理的成熟,常会产生一系列性心理问题,如性认知偏差、性焦虑和恐惧、手淫、早恋、过早性行为等。

6. 网络成瘾　网络成瘾指在无成瘾物质作用下的上网行为冲动失控,表现为由于过度使用互联网而导致的心理社会功能损害。网络成瘾少年常将虚拟世界与现实混淆,甚至回避现实,失去自己应该承担的社会角色。网络成瘾不仅危害青少年的生理和心理健康,而且还成为一种日益严重的社会问题。

（二）青春期的心理卫生

1. 发展良好的自我意识　青春期是心理上的"断乳期",也是反抗期,一个显著的特点就是对自身发展认识超前,即自我意识的迅速发展,他们渴望具有与成人一样平等的地位和权利,像成人一样承担一定的社会权利、责任和义务,强烈要求独立思考和选择,这种愿望提高了他们的责任感,发挥了他们的创造性和主动性。另外,他们因为阅历不深、知识经验不足,又怕别人把自己看成是小孩子,为了表现自己是强者,有时容易出现一些冒险行为。因此,家长和教师要引导他们学会客观地认识自己,客观地评价他人,尊重他们的权利和地位,承认他们是一个独立的成员,平等相待。

2. 加强性意识教育　及时地对青少年进行合理、科学的性教育,包括性生理健康、心理健康、性道德和法律教育,如正确认识月经、遗精等问题。通过教育,消除青少年对性器官和第二性征的好奇、不安、恐惧等心理。增强法制观念,培养高尚的道德情操,自觉抵制黄色电视、书刊的不良影响。

3.激发学习动机　青春期是学习的重要时期,但各种问题均可干扰学习活动而影响学习质量,反之学习障碍又可困扰人的精神生活。因此,教师要不失时机地授人以渔,教会他们学习,要充分利用青少年迅速发展的智力与独立意识,培养他们的学习兴趣,教会学生多种学习方法,增强他们学习的信心,同时强调学习没有捷径,勤奋永远是第一要诀。

4.注重青春期的伙伴世界　青春期孩子的伙伴关系依从性进入高峰期,他们更注重朋友间的共同价值观,别人很难进入他们的小团体。因此,家长和教师要引导并教育他们正确认识自己,明辨是非,掌握交友的基本原则,了解相互交往的重要性,提供更多的社会交往的机会,建立相互尊重、相互帮助、同心同德的人际关系。

5.消除心理代沟　代沟是指父母与子女间心理上的差异和距离,以及由此引起的隔阂。代沟产生的主要原因是,一方面孩子快速成长,自我意识不断发展,心理已趋向成熟,具有积极的社会化倾向,但不完全成熟;另一方面作为孩子的家长,面对不断成长的孩子,容易用以往习惯的教育方式对持孩子,这样会使家庭关系紧张,影响两代人的心身健康,导致个别子女离家出走,甚至造成更严重的后果。因此,对于代沟问题,应加强心理指导,教育子女应尊重、体谅父母,同时指导父母尊重、理解和信任孩子。

四、青年期的心理卫生

15~35 岁称为青年期。包括 15~18 岁时的青年初期和 18~35 岁时青年后期(也称为成年初期)。

(一)青年期的生理心理特点

1.生理发育成熟　青年在 22 岁左右形态发育完全成熟。第二性征在 19~20 岁彻底发育完成,男女体态区分明显。进入青年期的人,各项生理功能日渐成熟:脉搏随年龄增长而逐渐减慢,血压趋于稳定,肺活量增加且趋于稳定,脑的形态与功能已趋成熟。身体素质包括机体在活动中表现出来的力量、耐力、速度、灵活性、敏感性及柔韧性等都在青年期进入高峰。

2.智力发展的高峰期　随着大脑神经结构发育完善,青年人获得敏锐的观察力、良好的记忆力、理解力和概括力,求知欲旺盛、思维活跃、逻辑性强,对人生观和世界观等问题发生兴趣,喜欢探讨人生的理想、价值、意义等方面的问题。该时期是人生发展过程中最具复杂性和不平衡性,最易产生各种心理矛盾的时期。

3.自我意识的确立　在青年早期,他们评价别人的意识与能力强于自我评价,但随着智力的发展,知识的全面和视野的拓宽,青年人开始审视、思考自己的现在,憧憬未来,越来越多地谈论理想、信念、人生观、价值观等问题,从而使"本我""自我"与"超我"不断碰撞,促使他们的自我意识不断发展。当客观现实与个人的期望、判断相统一时,他们便产生自我认同感,否则就会出现心理冲突,迷失自我,甚至发展为自我拒绝。但是他们逐渐意识到自己在变化中的独特性和与别人的相似性。

4.情绪、情感丰富而不稳定　青年期是人的情感体验最丰富的时期,也是理智弱于情绪的冲动期。由于青年人要面对学业、就业、恋爱、婚姻,以及不同的人际关系等,接触社会增多,随之产生了大量的内心体验,使得他们的情绪、情感不断分化,表现出敏感、强烈、冲动、不稳定,对事物的反应带有明显的两极性,时而热情奔放,时而郁闷消沉。随年龄的进一步增长,认知能力的提高,他们自我控制能力不断增强。

5. 与他人、集体、社会的磨合期 青年期也正是社会实践深化的阶段,社会交往开始向高层次发展。随着青年人的自我意识迅猛增长,成人感和独立感、自尊心与自信心越来越强烈,期望个人的见解能得到社会与他人的尊重。同时,他们旺盛的生命力与增长的知识常使一些青年自我感觉良好,不愿意接受集体的制约或不愿意对集体、社会尽义务。他们认为父母师长的忠告是对他们自由的干预,或者是危言耸听。当他们深入社会后,常常会遇到各种挫折或不能很好地进行人际交往,甚至形成社交障碍,表现出他们的社会成熟度相对迟缓,这时他们会感到社会的强大与个人的渺小,为此感到苦闷、自卑,以致影响心身健康。

6. 性困惑问题 青年时期是发生性心理问题的高峰期。青年人对性的好奇与性知识的需求是其人生发展的必然现象。在现实生活中,青年人对性的自然属性了解不多,常常产生神秘感、冲动感、可耻感及禁忌感和否定感;对性的社会属性知之甚少,尤其有的人在与异性交往中不能认识到男女正常交往是必要的,常表现出不自然、脸红、心跳加快、说话语无伦次,缺乏或不善于与异性交往,常压抑自己。

7. 择业心理问题 青年后期处于择业的关键时期。目前,一部分高校毕业生择业期望值过高,对工作环境和工作薪水要求过高,不愿去基层,怕吃苦;另一部分学生缺乏自信,在择业过程中犹豫、退缩、信心不足,当遇到几次求职挫折后,便萎靡不振,自我封闭,甚至自暴自弃;还有的青年对用人单位严格的录用程序感到胆战心惊,难以入睡等,出现择业焦虑的心理。

(二)青年期心理卫生

1. 树立正确的自我观念、增强社会适应能力 正确的自我观念是心理健康的重要条件。通过各种教育活动,把自己放在与社会、集体、他人及自身前后的对比中,充分了解自己的长处与不足,使青年人学会给自己做出正确的自我分析和客观评价,并主动进行自我调整、自我控制和自我教育。

2. 确定适当的抱负水平 青年期仍处于发展过程中,无论是生理上或心理上都具有独特性、复杂性和不平衡性,他们期望值很高,在心理上形成积极的自我同一性。但是,青年人往往对现实生活中可能遇到的困难和阻力估计不足,遭受挫折时易引起激烈的情绪波动,产生挫折感。有的甚至悲观失望,丧失生活的信心,陷入绝望的境地。因此,要引导青年正视现实,正确解决理想与现实的矛盾,培养他们恰当地树立自己追求的目标,并通过努力最终实现这一目标。

3. 正确处理独立性与依赖性的矛盾 青年人在知识和能力方面有了较大提高,在家庭和社会中所处的地位也发生了变化,这一切为他们要求独立创造了条件和基础。但是,他们仍具有明显的依赖性,如未就业时经济与生活方面还不能自食其力,处理问题的方式、方法上缺乏经验,信心不足等。因此,要注重培养他们的自理能力,尊重他们,多鼓励和正确引导,增强他们的自信心,使他们树立正确的人生观、世界观,以维护和促进心理健康。

4. 学会控制自我情绪 处于青年初期的青年人朝气蓬勃,富于幻想,但心境和情绪的变化波动较大,易受周围环境变化的影响。目的达到时信心百倍、喜形于色;遭受挫折打击时消极颓废,自卑、自弃。他们不善于处理情感与理智之间的关系,以致不能坚持正确的认识和理智的控制。因此,应引导青年人提高自身修养,树立正确的人生观;鼓励他们积极参加社会实践活动,在活动中学会有效地控制和调整自身情绪。积极培养广泛的兴趣爱好,增加快乐体验,缓冲不良情绪,并引导他们合理地宣泄不良情绪。

5. 建立和谐的人际关系　青年期是人一生中社会交往活动极其活跃的时期。人的成就除了受个性、能力影响之外,很大程度上还受人际交往能力与人际关系的影响。一些青年人进入社会后出现社会交往困难,与人交往只局限于圈子内的伙伴,不愿意与成人和长辈沟通,甚至形成社交障碍,感到苦恼自卑,以致影响了身心健康。因此,家长和老师要关心帮助青年,为青年人的交往提供途径和机会,如组织各种活动,让青年人尝试各种新的社会角色,并且在交往中帮助他们掌握人际交往的原则和技巧,建立和谐的人际关系,促进心身健康。

6. 树立良好的友谊观和恋爱观　青年后期的青年人开始产生追求异性的需要,由于性心理成熟相对于性生理成熟发展滞后,在与异性交往中,面对友谊、恋爱、婚姻时容易出现困惑,处理好时会产生幸福感,处理不好时会给他人或社会带来危害。因此,首先要积极开展性健康教育,正确理解性意识与性冲动,要接受其自然性与合理性;增进男女正常的交往,加深相互了解,平稳情绪,认真择偶,解除心理困惑;同时,要加强恋爱观和婚姻观的教育,对恋爱本质、择偶原则与标准、性行为和性道德等问题进行认识与评价,处理好恋爱、婚姻与家庭的关系。

7. 培养良好的择业创业心理　当代社会给青年人提供了很多就业创业机会,但竞争也很强烈。因此,首先要提高处于青年后期的青年人勇于创业的意识,摆正心态去就业或创业,即在广泛收集各方面信息的基础上,客观估量自己的能力,面对现实、扬长避短、瞄准方向、脚踏实地、坚持不懈地去努力。工作中不断培养自己的职业兴趣,才能充分发挥自身潜能,并能创造性地开展工作。同时,要纠正职业意识偏差,不要只考虑地位、收入而较少考虑其社会价值。

五、中年期的心理卫生

35~60 岁称为中年期,也称为成年中期。

(一) 中年期的生理心理特点

1. 生理功能逐步衰退　进入中年期以后,人体的各个系统、器官和组织的生理功能从成熟走向衰退。该阶段易发生如冠心病、高血压、脑血管意外等心脑血管疾病,慢性支气管炎等呼吸道疾病,糖尿病等内分泌疾病及骨质疏松症、骨关节病、胃炎等疾病,甚至因为免疫力下降,癌性突变细胞的监视功能减弱,易出现癌症。

2. 智力发展的最佳期　随着知识经验的积累,中年期的分析能力、思维能力都达到了较高的水平,对人、对事均能做出理智的判断,有独立的见解和独立解决问题的能力。此期是最容易出成果和取得事业成功的阶段。

3. 情绪稳定　中年人经过多年的生活磨炼,在面对各种困难、挫折和人际交往中的矛盾时,能够冷静、理智、宽容地对待,较少冲动,体现出人类的成熟美。

4. 意志坚定　中年人的自我意识明确,能够按照自己的意愿安排学习、工作和生活,善于决定自己的言行,有所为和有所不为。对既定目标勇往直前,遇到挫折不气馁,同时也能理智地根据环境和社会的变化调整自己的心态和生活目标。

5. 个性稳定、特点突出　中年人在几十年的生活实践中,经历了自我意识的建立、改造与再完善的反复锤炼和增长的社会化过程,个体在能力、气质、性格等心理特征及需要、兴趣、信念等个性倾向性方面存在着明显的差异,也形成了自己稳定的个性,体现出自己的风格,以自己独特的方式建立稳定的社会关系,并努力完成自己追求的人生目标。

6. 紧张的心身压力　中年人肩负着家庭和事业两副重担,虽然应对能力增强,但是生理功能逐渐减退,面对上学的子女、年迈的老人,以及自身的学习、工作和生活等,他们要付出很多的代价来扮演好强者、成功者的角色,所以,中年人无论在生理上还是心理上,承受的压力都是最持久,也是最沉重的。

(二)中年期的心理卫生

1. 社会重视、关心体谅　中年期是各种身心和精神疾病的高发年龄段,但由于时间、经济、认识等原因,真正主动进行自我检测、开展保健的人很少,这就需要医疗保健部门、社会保险机构和心理咨询机构联合起来,建立新型的管理监测系统,特别是加强社区卫生保健服务。

2. 关注家庭、重视沟通　家庭成员之间关系不和是影响心身健康的常见问题,如夫妻冲突、亲子不和、婆媳隔阂都通过累积效应对身心健康造成影响。子女管教困难、升学失败、求职不顺利等也是影响中年期心理健康的主要因素。另外,中年期也是婚姻问题的多发期,婚外恋、离婚、再婚、丧偶等问题都有可能在这一阶段发生,成为强应激源,影响中年人的身心健康。因此,要营造一种良好的家庭氛围,首先要增进夫妻间的沟通,互敬互爱,互信互助,消除误会,保持在情感和行动上较高的统一性,加强与子女的沟通,要经常和孩子交谈,了解他们的心理状态及心理需要,对孩子不过度保护,也不过度放纵姑息,父母教育孩子的态度和方式要一致。

3. 面对现实,量力而行　对自己的体力与能力要有正确的认识和估计,不要将超负荷的任务强加于己,注意劳逸结合,尽力而为。要善于科学的用脑,用积极正确的认知来指导和调节生活和工作中的各种矛盾。正确地评价自己,要善于自我调节与控制,不要为眼前的利益而牺牲自己的健康。适当增加一些文体活动,不仅能消除疲劳,还可陶冶情操,保持良好的心境与稳定的情绪,增进心理健康。

4. 保持良好的人际关系　人际关系紧张是影响中年人心理健康的重要原因之一。中年人要注意协调和处理好各种人际关系,要克服虚荣、嫉妒、冲动、软弱、孤僻和过分内向的个性,正确认识和对待自己的经济地位、工作环境和生活变迁等,培养踏实、稳重、果敢、坚韧、合群的个性,建立良好的人际关系。

5. 修身养性,陶冶情操　中年人要提高文化修养,力戒奢欲,光明磊落,培养幽默感。主动发展琴棋书画等业余爱好,加强体育锻炼,丰富有益健康的业余文化爱好和精神生活。同时,学会放松,如听音乐、打太极、练习瑜伽与冥想、站桩等,这都有利于减轻压力,消除疲惫和紧张状态。

6. 重视心理咨询,防治心理疾病　中年人心理负担较大,如调适不当,易出现一些心身障碍,甚至心身疾病。因此,中年人遇到严重心理问题而难以自我消除时,应寻求心理咨询,获得心理帮助,防止心理疾病。

六、老年期的心理卫生

老年期指60岁以后到死亡这一阶段,也称为成年晚期。这是人生中经历的最后阶段。这一阶段的基本特征就是衰老,衰老导致的认知活动、情绪情感、个性心理特点等都发生了重要的变化。

(一)老年人的生理心理特点

1. 生理功能衰退 人体衰老涉及全身各系统、组织和器官的退行性改变,既有形态上的改变,又有功能上的下降;既有随年龄增加出现的生理性衰老,又有因老年疾病引起的病理性衰老,表现出皮肤的老化、松弛、皱纹增多、老年斑等;还有感官、运动系统的老化,内脏各器官功能衰退,如心、肺、肾等的储备能力明显下降。

2. 老年人的心理变化 老年期因大脑中枢和周围神经系统发生变化,脑细胞减少,脑组织萎缩,容积缩小,脑血流量比青壮年减少1/5,脑功能下降,发生一系列心理上的改变。记忆力的改变是以近期记忆、机械记忆能力下降为主,远期、理解性记忆能力保持较好。老年人的晶体智力易保持,而流体智力明显下降,老年人解决问题的能力随年龄增长而降低。老年人的情绪不稳定,常表现为易兴奋、易激怒、爱唠叨、常与人争论、情绪激动后需要较长的时间恢复。在个性方面常常表现为自我中心性、内向性、保守性、容易乱猜疑、嫉妒心强、办事刻板、灵活性和应变性差、适应力下降、不耐烦、爱发牢骚、好管闲事、依赖性强等,容易影响人际关系,乃至夫妻感情。

3. 老年人常见的心理问题

(1)失落、无用感 老年人主观上觉得自己已经上了年纪,成为老人了,尤其是离退休的老年人,离开了多年熟悉的工作环境和人员,感到失落,认为自己不中用了,整天无所事事,意志衰退,情绪消沉,以至于敷衍度日,有的出现焦虑、多疑、失眠、多梦、心悸等心理现象。

(2)"空巢"心理 指老年人不能正确认识子女"离巢"是家庭发展的必然规律,常有人去楼空的心理不适应现象。表现为孤独、寂寞,爱回忆往事,不喜欢参加活动,闭门发呆,不同亲友来往。总觉得别人对自己很冷淡,觉得人情冷漠,认为子女离开了,自己就没有了情感依附。

(3)主观健康评价差 随着老年人体质的下降,躯体各器官功能的减弱,衰老现象日渐明显,抵抗外界刺激的能力也随之降低,就会更多地关注自身躯体内部的变化,主观评价逐步变得悲观,尤其是80岁以上的老年人。

(4)对生病、死亡的恐惧 死亡对于他们来说,是需要直面的问题,老年人常担心自己生病卧床不能自理后,拖累子女、消耗金钱,老年人很忌讳说"死"这个字,不愿意听到同龄老人去世的消息,对死亡感到害怕。

(二)老年期的心理卫生

1. 明确生存意义,提高心身健康水平 乐天知命,生老病死、一代代繁衍生息是自然规律,应帮助老年人面对衰老,正确认识老化与不服老的辩证关系。人在漫长岁月中所形成的个性与行为方式虽然已经根深蒂固,但是,老年人应认识并接受老年的现实,量力而行,千万不要从事超负荷的紧张活动。不服老的心理会对体力和精力带来损害。

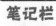

2. 正确处理人际关系　离退休后,应在晚年生活中结交新朋友,友爱互助,交流经验与思想,减少孤独与寂寞。在家庭中,老年人与家庭成员要和睦相处,尤其是与子辈、孙辈间由于各自所处时代不同,价值观也不一样,出现差异是正常现象。老年人切忌对后辈干预过多,以保持良好的代际关系。

3. 积极参加适当的运动,增强体质　生命在于运动,老年人只要不过分劳累和紧张,要适当地进行体育运动,如打太极拳、站桩、散步、冥想等,做到生命不息,运动不止,有利于心身健康。

4. 坚持合理用脑　老年人应遵循用进废退的原则,坚持学习,科学用脑,这不但有利于减慢心理的衰老过程,而且能不断接受新事物。

5. 正视现实,发挥余热　机体衰老是自然规律,社会角色的改变是必然结果,老年人离退休后,要重新调整自己,重树生活目标,追求新的乐趣,也可以利用自己的知识和技能,根据自身体质及心理状态,继续为社会做出一定的贡献。

6. 创造乐观的心境　老年人要善于控制自身的情绪,生活规律,尽量减少消极悲观情绪,保持乐观的心境,通事不急不躁,容人宽己,使自己在轻松、愉快、和谐的气氛中生活。

7. 发挥社会支持系统的作用　老年人随着生理功能的降低,生活范围的缩小,经济收入下降,需要多方面的关心与帮助,如政府、单位、社区、家庭都应该对老年人多加关心、爱护和支持,形成尊老、爱老、养老的社会氛围,为老年人提供各种方便满意的服务,以保证老年人安度晚年。

第三节　护士的心理健康维护

护理案例

为了生命的绿色,多一个不眠之夜又如何?

今天又是忙碌的一天,夜幕降临,我才拖着疲惫的身体匆匆往家赶。一切安顿好,好不容易进入梦乡,突然被一阵电话铃声惊醒,一看是科室号码,我的第一反应是科室有事! 果然,有个急性心肌梗死的患者需要马上做急诊冠状动脉介入治疗。接到电话,我立即赶往医院,10 min 后到达科室,时钟已指向凌晨 2:30 分。换上工作服并以最快的速度做好一切准备工作。我心里只有一个念头:时间就是生命。手术台上,我全力配合医生进行冠状动脉介入治疗。经过 2 个多小时的紧张工作,手术终于顺利完成。在脱掉工作服的那刻,我紧绷的神经一下了松弛下来了,感觉全身的力气都被抽空了,浑身软绵绵,连抬脚的力气都快没了。但一想到这个患者因为我们医务人员的及时救治已经脱离生命危险,心中充满了欣慰。拖着疲惫的脚步,怀着愉快的心情,踏上了回家的路,感觉空气新鲜,还意外发现路旁的树上悄悄长出了新绿,远远看去嫩嫩的、浅浅的,疲乏的心在这早春二月的清晨慢慢归于平静。哦,又一个春天来临了! 这何尝不是一个幸福的瞬间!

问题与思考：

阅读完全文，谈谈你对护理工作的理解。

从这篇临床护士日记中你认为作为"白衣天使"的作者，她的职业心理素养如何？

护理工作属于科学性、技术性、服务性行业，集高风险、人文关怀于一体。护士直接面对的是有病的弱势人群，每天 24 h 直面患者的救治和护理。疾病的危重、生命的脆弱、责任的重大，都给护士心身带来很大的压力。而且，目前护患纠纷又较多，若调节不当，会造成护士工作热情降低，出现职业紧张，甚至职业倦怠，过多压力使护士容易产生心理健康问题，表现为不同程度的身心症状。护理人员的心理健康水平，既影响护士自身的和谐与发展，也影响护理服务质量与患者的满意度。作为健康的维护者，人们心中的"白衣天使"——护士，自身的心理健康维护非常重要，护士自身必须是个心理健康的人并能胜任护理工作，且有较高心理护理技巧，才能愉悦工作，成为享受工作、快乐工作的护理人。

一、护士的心理健康状况及影响因素

随着公立医院改革试点的实行，特别是优质护理示范工程的推广，社会及公众对护理工作的要求越来越高，对护士的社会期望值越来越大，护士完成自身护理工作的同时，也要肩负着"患者满意，社会满意，政府满意"的责任。护理工作要求高度的情感参与，以护理别人为中心，自我照护处于其次，使护士易产生工作倦怠及身心疾病。当前医患矛盾层出不穷，使护士面临的挑战越来越多。众多研究表明护士的身心健康状况不容乐观，护士心理健康因子得分低于全国正常人群常模和一般女性群体常模，护士整体心理健康水平偏低，各种心理症状表现较为明显，尤其是焦虑、抑郁、人际关系敏感及躯体化等问题较为突出，急诊科护士、儿科护士和重症监护室护士较其他科室护士心理健康问题严重，多表现为容易烦恼和激动、焦虑、抑郁、强迫、恐惧、偏执等。学历越高，压力调节能力越强，心理健康水平越高，工作时间越长，工作疲惫感越大，护龄越长护士心理健康水平越低，易出现职业快乐感缺失、心理"不堪重负"、自我认识偏差、心身耗竭状态等症状，容易导致护士离职。究其原因如下。

护士的工作倦怠和心理素质的培养

工作倦怠又称"职业枯竭"，是指在工作重压下的一种身心疲惫的状态，厌倦工作的感受，是一种身心能量被工作耗尽的感觉。职业枯竭可表现为身体疲劳、情绪低落、创造力衰竭、价值感降低，工作上的消极状态还会进而影响整个生活状态。工作倦怠高发群体的职业特征：助人、高期望、压力大、挑战性强。护士作为服务于人的职业群体，必须经常面对患者、家属、医生及其他健康工作者,零距离感受生老病死的场面,加之护理是卫生保健行业中压力最大的职业之一,许多研究证实,护士是工作倦怠的高发群体。工作倦怠的干预措施——注重护士的心理素质的培养。

各级管理者应重视护士职业心理素质的培养,改善社会工作环境。

培养护士树立职业理想,拥有健康人格和积极的工作态度。

提高护士业务水平,增强自信心,加强护士自我修养,提高自我控制力,培养护士掌握广泛的人文社科知识。

Grant Blashki,Fiona Judd,Leon Piterman. 全科医学之心理健康[M].杨辉译. 北京:北京大学医学出版社,2014.

(一)工作环境及工作性质方面的因素

现今大医院人满为患,拥挤的病区、紧张忙碌的工作气氛、难闻的气味,作为医疗从业者中最大的一个职业群体,护士每天都要面对患者的病容、呻吟及内心焦虑的家属,要接触不同性格、不同知识文化背景及社会层次的人群,要应对患者喜、怒、哀、乐等情绪变化,感受生离死别的情感冲击;每天都是在患者家属注视和监督下工作,工作中所需的物质、仪器、设备不足;同时还要随时处理病情复杂多或死亡等各种突发事件,加上工作中经常接触各类致病因子及核放射的威胁,职业暴露的风险高,以及潜在医患矛盾导致的人身伤害的危险等,使护士精神经常处于紧张状态,容易导致情感体力资源透支消耗。其次,护士工作任务繁重、强度高,节奏快,常倒班,工作时间不规律,扰乱了护士的生物钟和正常的生活规律,对护士生理及心理功能、家庭生活和社交活动产生不良影响,易造成心理矛盾和家庭矛盾。有的医院出现护理工作分层、分工不明确,如本科甚至研究生学历的护士工作任务和职责与中专毕业生没有明显的区别,非医疗护理性的工作太多(如无用的书面工作太多);没有时间和患者做详细沟通;且普遍存在护理人员配备不足的现象,护士长期超负荷、紧张的工作,导致其心理压力大。许多医院的护理管理者常采取督导检查、频繁的考试和业务学习来提升控制护理质量,并将考核检查结果与科室及个人利益挂钩,使得护士经常处于接受被检查、被考核的压力之中。

(二)社会心理支持方面的因素

受多年来人们重医轻护的传统观念影响,目前仍有人认为护士只从事注射、发药等简单工作,处于从属于医生的辅助地位,对护士的工作缺乏理解、认可和尊重;医院存在"同工不同酬"的薪酬制度,在编护士与临时聘用的护士收入待遇差距较大;新闻媒体报道护士工作的内容主要集中在生活护理方面,难以体现护理专业的价值。这些使护士易产生自卑心理。目前,患者对健康质量要求日益提高,社会对医护人员要求也因此越来越高,大医院存在着一定程度的看病难、看病贵的问题,患者对服务质量、医院收费等问题有诸多不满,各地医疗纠纷及非理性医疗纠纷呈上升趋势,媒体对于日益恶化的医患关系报道层出不穷,再加上医院经营的市场化及医护人员的社会认同差,人们将许多医患矛盾都迁怒到医疗界,医护群体与患者纠纷越来越多,医患矛盾日益升级,导致整个医疗大环境氛围紧张。一些患者往往将不满迁怒于护士,甚至有个别患者或家属出口伤人,使护士有苦难言、倍感委屈。

(三)人际关系方面的因素

护理工作中存在的众多人际冲突给护士带来压力。护士是医生和患者之间的联系纽带,工作中的人际关系错综复杂,如果不能很好地处理,就会陷入人际冲突的困境。表现在护士要对医生的医嘱严格执行,医生的有些过高要求或不切实际容易导致医护矛盾。在对患者的护理过程中,护士不仅要完成繁重的护理任务,而且时常面对患者的悲伤、愤怒等不良情绪,甚至有时还受到患者家属的语言攻击及不礼貌行为的困扰,紧张的护患关系也会给护士带来一定的人际压力。在工作中,医护之间、护护之间、上下级之间都可能发生各种矛盾和冲突,它涉及双方的权益、法律责任,若处理不当会加深矛盾,这种复杂的人际关系会给护士带来一定的心理压力。

(四)专业技能方面的因素

护士最担心工作中出现差错事故和考试检查,日常护士不仅要完成科室常规的护理工作,还要进行各专业科室的专科护理。护理技术日新月异,社会对医疗护理的期望太高,外出学习和进修的机会又少,所学的知识不能满足患者及家属的需要,缺乏患者教育的有关知识(包括新知识新技术)。护理模式的转变要求护士不仅具备熟练的业务技术,还要掌握广泛的人文知识和心理咨询技巧,从而对患者进行必要的心理咨询和心理护理,当护士不能适应角色转变时便会产生心理冲突。对于新进入科室的人员来说要学习许多新的理论及操作,还要适应新的工作环境,会承受较大的压力。而且由于目前我国医护、床护比不当,护士人员配置不足,导致护士的工作量相对较大。护理工作是一项需要高度责任感的工作,容不得差错事故的出现,细小的差错事故都有可能威胁患者的生命,因此护士虽然小心谨慎,也时常需要担心差错事故的出现,进而反复检查核对,出现强迫症状在所难免。此外,护士要经常性地接受科室、医院的检查、考试、技术比武等,导致护士在工作之余既要照顾家庭,还要抽出时间进行复习,精神高度紧张。

(五)护士自身和家庭的因素

有的护士职业心态偏差,不认同护士职业,否认护理工作,经常抱怨工作太累、待遇差、经常上夜班、社会对护士职业评价有失公允等。如果护士在困难挫折面前,总是消极评价,看不到自身的实力和希望,不能积极应对,必然影响其心态。此外,人际适应不良的护士易导致人际冲突,可危及人际双方的身心健康。另外,大部分护士是女性,作为护士,既是母亲又是妻子,面对着家庭的责任和家务琐事,承受着因妊娠、分娩、月经、更年期等生理变化而出现的心理问题,还要面临知识更新的挑战。当第一学历不高时,多数护士工作后还得通过自考、夜大或远程教育等形式再进行继续教育学习,以提高学历层次,这样他们必须兼顾好工作、学习及家庭三副重担,很容易产生心理压力,进而影响健康。

二、护士的职业风险

(一)护士的职业风险的概述

护士的职业风险是从事护理服务职业、具有一定的发生频率并由护士承受的危

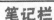
险。医院及其医务人员承担着维护人体生命健康的责任,医院是各种人群聚集、疾病传播活跃的公共场所,其特殊的职业环境使得从事医疗服务的医务人员常暴露于各种职业伤害的危险中,医院的高强度、高风险、高应激工作状态及社会上不公正的态度和日益紧张的医患关系,使其成为职业伤害的高危群体,严重威胁着医务人员身心健康,这一严重的社会问题逐渐得到医学界和社会多个职能部门的广泛关注。一直以来,护理工作的重点是保证患者安全,1998 年美国召开了首届"护士健康与安全"国际大会,会议突出的口号就是"为了关爱患者,我们应首先关爱自己"。随着医学科学的发展和各种诊疗技术的推广,护理人员常暴露于多种职业性危害因素之中,职业危害因素对护理人员造成了慢性健康损害和急性突发性的危害。美国护士协会 2001 年对美国 4 826 名护士的职业健康和安全问卷调查显示,工作压力、负荷过重 70.5%,腰肌劳损 59.4%,锐器伤后传染病 45.3%,化学物品接触 6.6%,化疗药品接触 5.0%。我国在 2003 年暴发 SARS 的疫病中,卫生部正式通报医务人员感染率最高,为 18.38%,其中护士占 48.81%。使护理职业被公认为高职业病危害的职业之一。

(二)护士常见的职业风险

1. 职业伤害　由于医院工作环境和服务对象的特殊性,护理人员在进行诊疗护理工作时会暴露于各种职业伤害因素之中。一是生物性因素如护理人员在工作时被含有病原菌的血液和体液污染了破损的皮肤或黏膜而患上感染性疾病(如乙肝等)。二是物理性因素如被锐器或针头刺伤而感染,医院随处可以听见的各种噪声,如呻吟声、哭闹声、呼叫铃声、警报声、仪器运作声等物理伤害,劳动强度过大引起的职业性慢性骨骼肌损伤如腰背疼痛、肩腕损伤、膝关节损伤。三是心理社会性因素如护患纠纷、压力过大引起的职业倦怠。

2. 护患矛盾　近年来,医患关系愈加复杂、紧张,由于患者自我保护意识不断加强,对治疗效果预期过高,对医疗费用的不认可,以及受到某些媒体误导,常把内心的不满指向医护人员,对医护人员实施辱骂、骚扰、威胁甚至是人身攻击。医院工作场所发生的暴力事件数量上升,性质恶劣,导致医护人员伤残、死亡的事件也屡见不鲜。有的医护人员在工作中不仅得不到应有的尊重和理解,人身安全也岌岌可危,加上长期以来,社会对护理人员的偏见,认为"护士是医生的助手,干的就是打针发药的活",当患者及家属在对求医过程或治疗结果不满时,容易将怨气发泄到护理人员身上,甚至进行谩骂或殴打。

(三)护士遭遇职业危害时的心理特征

护士遭遇职业危害事件之后对护士心理及护理行为会产生很大的影响。在心理上,护士常感到恐惧与害怕、紧张与焦虑、惊慌、痛苦、压力体验、委屈与愤怒、无助感、自信心下降,有的出现抑郁、人际关系缺失等负性情绪体验。在行为方面,职业危害会导致工作热情及积极性下降、缺勤率增加、工作满意度下降、工作表现欠佳、生产力下降,使护士无法集中精力和创造性开展护理工作等,甚至出现离职意向。

三、护理人员应具备的职业心理素质

素质是一个人在社会生活中思想与行为的具体表现。从狭义上来说,是指人的先天解剖的共同特点,特别是神经系统和感觉器官方面的某些特点,它是某些心理发展和个性心理特征形成的自然前提。从广义上来说,素质不但显示出人的不同感知能力、思维能力、不同的性格类型和气质特点,还包含着以信念、价值观为核心的个性倾向性的差异,包括意志、情感在内的心理活动等特点,同时也反映人的道德文化修养、为人处世态度、精神世界的格调,代表了人的整体思想、情趣的外显风貌,是个体人格特征、精神面貌、行为举止、待人接物、谈吐应对、生活习惯的总和。

随着社会的进步和发展、医学模式的转变及整体护理的实施,护理职业对护士的整体素质,尤其是心理素质提出了更高的要求。护士的心理素质是指护士从事护理工作时的综合心理能力的表现及稳定的心理特征。护士心理素质的高低不但影响患者的治疗与康复,而且影响整体护理质量和护士的身心健康,它是做好护理工作的心理基础,也是护士获得工作成就的主要因素。优秀护士应具备如下职业心理素质。

(一)良好的智力水平

智力是人的注意力、观察力、记忆力、想象力、思维力和实践活动能力的综合。护士应具备良好的智力水平。

1. 敏锐的观察力　观察患者病情及其心理活动是护理工作的重要内容,护士必须具备敏锐的观察力。护士通过视、听、触、嗅,随时观察患者的表现,从患者的体温、脉搏、呼吸、皮肤颜色、口唇干燥或湿润、面部表情、行为举止、哭泣声、叹息声、呻吟声、咳嗽声等细微变化中,了解患者的病情,预测病情的演变,掌握患者的心理状态,洞悉患者的需要,提高护理诊断,评价治疗及护理的效果。

2. 灵活的注意力　注意是人的心理活动对客观事物的指向与集中。临床工作纷繁复杂,患者的病情变化多端,这要求护士应具备灵活的注意力。首先,注意力要稳定集中,因为护理工作千头万绪,紧急、意外或突发事情常有发生,护士不能被其他无关信息的影响而分心,以防差错事故发生。其次,注意范围要广,力求做到眼观六路、耳听八方,把繁杂的工作内容尽收眼底,做到心中有数。最后,应保持注意的灵活性,即护士在有限时间内从事多项工作时,应做到各项工作之间清清楚楚、准确无误、互不干扰。

3. 准确的记忆力　护士面对的患者数量多,护理计划、用药种类和剂量经常改变,这要求护士必须具有良好的记忆质,包括记忆的敏捷性、准确性、持久性、准备性等。护士更要具备记忆的准确性,因为护士执行医嘱、注射、发药及测量体温、脉搏、呼吸等各项操作都要做到准确量化、无误差。一旦记错或混淆,就可能耽误病情,甚至导致不良后果。

4. 独立的思维能力　思维是指对事物分析、综合、归纳、推理、判断,在护理工作中解决问题的能力。在临床工作中,患者千差万别,其病情千变万化,要做出准确诊断、恰当治疗、有效护理,护士应具有独立思维的能力,要善于由此及彼、由表及里、从现象到本质、从片面到全面,找出疾病的根源、治疗的关键、护理的重点。护理工作虽然是团队合作进行的,但在很多情况下是独立操作的,如收集资料、制订护理计划、实施心理护理等,都需要护士具有独立思考的能力。

(二)良好的适应能力

护士由于经常面临危急、突发、多变的情境,要有良好的调节适应能力,具备适应不同情境的能力。另外,要具备人际关系的适应能力。护士每日接触的是形形色色、性格各异的患者及其家属,在医院内部还要与其他部门的人员交流,这就要求护士掌握良好的沟通技巧,在与不同年龄、不同文化程度、不同个性的患者进行交往时,护士所使用的人际沟通方式必须因人而异。护士应熟练掌握语言和非语言交流的技巧,注意语言规范,提高语言修养。在与患者交流时应做到言语清晰、语意明确、语气缓和、语调适中。采用礼貌性、安慰性、鼓励性和保护性语言,避免使用刺激性语言。为了加强言语效果,可运用手势、表情、距离、接触等非语言交流的形式。

(三)高尚的心理品格

护士面临的往往是人的"生老病死",这是人一生最脆弱的时候,因此,护士要有与护理工作相匹配的责任心、仁爱之心。

1. 富有责任心　生命是无价的,护理工作关系人的生命,因此,护士要敬畏生命,把人的生命健康放在第一位,明确护理的目标及其社会价值,热爱护理事业,建立和培养乐于助人、无私奉献的价值观。忠于职守,富有责任心。护士必须认真地执行各项工作规程,自觉遵守职业道德和法规,维护职业准则。护士在进行治疗操作时,必须自觉严格执行"三查七对"等护理操作制度,不允许有半点敷衍,应持之以恒地在无任何监督的情况下克尽职守。护士以良好的姿态出现在患者面前,会给患者带来信任、负责、认真、诚恳、同情、安慰、稳重、严肃的美感,增强其战胜疾病的信心和勇气,激起对美好生活的向往。

2. 富有同情心与爱心　护士高尚的职业情操多用爱来体现,护士对患者的同情关爱不应是一种直觉的情绪反应或个人的某种狭隘情感,而应是一种合乎理智的、具有深刻社会意义的情感活动。护士对患者的同情关心能激励起患者战胜疾病的信心与勇气,温暖患者及其家属的心。对常人来说,初次或偶尔看见患者痛苦地呻吟,大多会充满同情和关注,但久而久之,可能因司空见惯而变得麻木不仁。但护士职业的使命,却不允许护士对患者的痛苦呻吟视而不见,否则可能延误诊治、危及生命。

(四)积极稳定的情绪

保持情绪情感的稳定协调和良好的心境是心理健康的重要标准。护士要以积极的心态对待自己、对待他人、对待世界、对待现在和未来;以辩证的态度对待挫折,能调节不良情绪,保持心境良好,追求现实而高尚的生活目标。临床工作性质、环境氛围的特殊性等,容易使护士产生情绪问题,而特定的工作对象,要求护士始终以良好的情绪状态为患者营造积极的情绪氛围,所以护士需要有独立自制、镇静果断、高自律性的情绪情感品质。护士积极的情绪、和蔼可亲的表情,不仅能调节病房或治疗环境的气氛,而且能唤起患者治病的信心。护士情绪烦躁、抑郁、焦虑,容易发生差错事故,也会使患者感到不愉快、不安,增加思想负担。当护士遇到困境、坎坷、情绪变化的时候,要学会调控情绪,必要时运用放松或转移的方法保持情绪稳定,做到急事不慌、悲喜有节、纠缠不烦、理智应对,不将个人消极的情绪带到工作当中。

(五)良好的个性特征

一般来说,具有动作迅速、敏捷、灵活;热情,善于适应环境;注意力易转移,稳重、沉着、冷静、节制、细腻、谦逊、安详、随和、理智、客观、坦白、坚强、独立、实事求是、办事果断、刚毅进取等特征的人,适合从事护士职业。护士良好的人格特征是实施整体护理的重要的心理基础,一位合格的护士,对患者要诚恳、正直、热情、有礼、乐于助人;对工作要满腔热情、认真负责、一丝不苟、踏实严谨;在性格的意志特征方面,要努力做到独立自制、坚忍不拔、镇静果断;对自己要自信、自尊、自爱、自强、自律;在性格的理智特征方面,要培养自己主动观察、勤于思考、善于分析的习惯。

心理弹性

心理弹性是个体在面临逆境、创伤、悲剧、威胁、艰辛及其他巨大压力下的良好适应的反弹能力,它是人在面对逆境时的一种良好适应,是个体拥有的一种品质和技能,也是人们普遍拥有的一种潜能。高心理弹性人群共有的特质:①将压力和环境变化视作一种机遇或挑战;②具有幽默感;③乐观派,面对任何事情尤其在困境或压力之下总保持一种乐观的态度;④对生活、工作具备积极的信念或信仰;⑤能从社会或他人那里获得积极关注;⑥能够自觉调控自己的行为,并主动寻求他人或社会的支持进而摆脱困境;⑦具有较强的环境适应能力和可塑性;⑧面对挫折或压力事件的忍耐力比较强。

刘惠军.医学人文素质与医患沟通技能[M].北京:北京大学医学出版社,2013.

四、护士心理健康的维护

护士心理健康不但直接影响其工作状态和护理服务质量,而且影响其职业心态,因此护士心理健康的维护十分重要。护士心理健康的维护需要社会、个人共同努力。各级医院应建立护士援助计划。第一,针对造成问题的外部压力源本身去处理,即减少或消除不适当的管理和环境因素。第二,处理压力所造成的反应,即缓解和疏导情绪、行为和生理等方面症状。第三,应改变护士个体自身的弱点,即改变不合理的信念、行为模式和生活方式。

(一)建立良好的社会支持系统

社会支持不但能对应激状态下的个体提供保护,即对应激起缓冲作用,而且对维持良好情绪体验具有重要意义。社会支持包括来自家庭和朋友的支持、同事的理解、上级领导的认同与鼓励。各级领导应给予护士群体关心和重视,鼓励护士正确面对工作中的问题,以积极乐观的心态去适应环境。护士应加强对社会支持的利用,提高对成功的体验和自我成就感。各级护理管理者应重视公共关系工作,充分利用新闻媒体宣传护理工作的重要性、科学性和艺术性,真诚地希望媒体坚持正确的舆论导向,客观真实地报道,不刻意炒作。正面报道一些有益于树立医务人员社会形象的案例,对于有突出贡献的医务人员进行大力宣传,在社会上形成民众对医护人员良好的公共信任氛围。面对医疗纠纷,多鼓励民众采取正确的途径处理,树立医疗纠纷处理机制的社会公信力,强化医疗事故技术鉴定机构的独立地位,使其能不偏不倚正确处理各类医疗纠纷,让其真正成为患者表达自身利益诉求的首选维权渠道。同时应建立医疗纠纷医务人员安全保护程序,增强医务人员的安全感和凝聚力。

(二)建立人性化管理

医院管理者应建立以人为本、积极健康的医院文化,医院内部建立有效的沟通渠道,使管理者与被管理者之间拥有融洽关系。重视和尊重护士,给予护理工作人力、物力、财力的支持。合理增加护理人员编制,健全、完善后勤支持系统,奖金分配做到合理,积极为护理人员创造一个清洁、卫生、舒适的环境,以减轻环境因素对人的负面影响。改进医疗设备,尽量减少或避免职业性损伤对护士健康的危害。提高护士的社会地位,加强护理人员的工作责任感和使命感。护士长要合理排班,减轻工作负荷,在科室形成宽松、愉悦、团结、奋进的工作氛围,建立缜密、热情、精细、顽强、幽默的工作团队;科学培养使用护士,优化人员配置,人尽其才,分层管理,减轻护士的超负荷工作;提高待遇,保障休假,强化护士职业意识和知识技能的教育与培养,增加其进修、培训的机会,从而提高护士专业技能、沟通能力和心理素质;建立健全各项法律法规,促进护理事业持续健康地发展,真正使护理成为护士的终身职业。

(三)提高护士的心理调节能力

为了解护士身心健康存在的问题,可建立护士心理档案,从人力资源管理的角度,对每一位护士的性格特征、心理健康水平、能力、兴趣爱好等有所了解,做到知人善用。举办心理学和健康教育方面的讲座,促进心理学知识在护士群体中的普及,鼓励护士进行心理辅导和咨询。根据护士的职业特点和需求,教授一些日常生活中简单的放松技巧,如呼吸训练、冥想训练,可更好地舒缓心理和身体的紧张压力。针对护士存在的一些常见的不合理思维,帮助护士正确认知,提高护士的人际沟通和交流技巧,帮助其改善人际关系,提高人际和谐程度。如护士在工作中出现失误时,管理者要正确地进行心理引导;当护士处于某种困境时,护士长能及时发现并在力所能及的范围内尽心尽力给予帮助和支持;抢救处置后组织护士对抢救过程的体会及心理变化进行讨论,让每人都有机会有针对性地提出解决心理冲突、释放心理压力、保持心理平衡的措施。医院建立减压活动室,定期组织心理减压活动:如定期组织运动比赛、瑜伽舞蹈活动、野外郊游、文艺表演等,放松心情,帮助护士学习积极应对的策略来应对其情绪困扰,缓解其心理压力;建立心理督导机构,有针对性地向有需要的护士提供方便、经常、及时、有效的心理健康指导与服务。对已发现有心理危机的有家庭病史的人员,要注意跟踪了解、交谈,帮助其克服障碍,特别是要与家庭配合,共同做好心理健康问题的防治工作。鼓励护士将自身的不适情绪予以宣泄,提高护士主动适应社会环境的潜能,在遭遇困境时,能以积极的思考、乐观的心态、丰富的经验把握自己的人生,把增进心理健康的钥匙把握在自己手中。

(四)提高修养,建立健康积极的职业心态

护士自身要树立正确的人生观、价值观和世界观,加强学习,提高自身的修养,培养良好的个性品质,建立积极健康的职业心态。一是要能够正确自我认知,悦纳自己,积极地思维,消除不合理观念,发现自己的优势和潜能,要善于欣赏自己,喜欢自己,相信自己,不要一味与他人攀比,保持一颗平常心。对自我要有充分的了解,学会静观内

笔记栏

省,以了解体验内心的冲突与挣扎。二是要培养自身对挫折的承受能力,要勇于面对现实,适应角色的转化,努力学习,拓展知识领域,提升个人能力,寻找专业成功点,以渊博的知识和精湛的技能,在交往中产生人际吸引力,而且充实的专业知识与技能和拥有自信是有效面对压力的方法。三是要努力做情绪的主人,提高情绪调控能力,正确管理压力,增加主观幸福感。当面临压力时应积极地自我疏导和自我放松,不要一味地压抑,以免给自己的生理、心理带来沉重的负担与困扰,并用积极的情绪去感染和影响他人。四是要学会休闲和娱乐,培养一些个人的兴趣及爱好,并主动参与有兴趣的活动,休息时要有适当的运动、均衡的营养与足够的睡眠,以放松身心紧张。五是要保持和谐的人际关系,掌握护患心理沟通技巧,结交知己,与人为善,建立支持系统,寻求可倾诉的对象,支持团体可以是亲朋好友、同学、同事或上司,平时要互相关怀,分享彼此的想法、感受,在需要时才能得到适当的帮助。

小 结

良好的生活习惯让人远离亚健康,心理健康是一种幸福进取的良好状态。它对个人幸福、家庭幸福和成功地对社会做出贡献有重要作用。促进人类心理健康的活动,应包括生理、心理和社会三方面的内容。个体发展包含人的生理发展、心理发展和社会发展。人的心理发展是个体从出生到衰老的整个过程。个体心理发展的年龄特征具有一定的普遍性和稳定性,显示出阶段的顺序,每一个阶段的变化过程和速度大体上是稳定的、共同的。针对不同阶段的心理生理特点,采取的心理卫生措施不同。护理人员的心理健康水平,既影响护士自身的和谐与发展,也影响护理服务质量与患者的满意度。作为健康的维护者,人们心中的“白衣天使”——护士,自身的心理健康维护非常重要,护士自身要心理健康,并能胜任护理工作,拥有较高心理护理技巧,且能愉悦工作,成为享受工作、快乐工作的护理人。

 思考题

一、与本章内容有关近年来的护士执业考试题目

1. 小儿的自我概念开始形成的时期是( )(2012年)

　A. 婴儿期　　　　　　　B. 幼儿期

　C. 学龄前期　　　　　　D. 学龄期

　E. 青春期

2. 对青春期孩子实施心理行为指导的重点是( )(2013年)

　A. 对学校生活适应性的培养　　B. 加强品德教育

　C. 预防疾病和意外教育　　　　D. 性心理教育

　E. 社会适应性的培养

3. 婴儿期可以进行的早期训练是( )(2014年)

　A. 刷牙训练　　　　　　B. 坐姿训练

　C. 穿衣训练　　　　　　D. 大小便训练

　E. 学习习惯训练

4. 青春期心理与行为最突出的特点是( )(2015年)

笔记栏

A. 身心发展的矛盾性　　　B. 形成新的同伴关系

C. 思维方式成熟　　　　　D. 情绪状态稳定

E. 有强烈独立自主的意识

5. 某13岁男孩,近期出现不听从父母安排,常用自己的标准衡量是非曲直。该男孩青春期心理特征属于(　　)(2016年)

A. 情绪两极化　　　　　　B. 独立性增强

C. 心理"上锁"　　　　　　D. 心理向成熟过度

E. 行为易冲动

二、简答题

1. 简述童年期的生理心理特点和心理保健。

2. 如何维护与增进护士的心理健康?

（嘉应学院护理学院　周英华）

第四章

应激与健康

第一节 应激概述

一、应激

(一)应激的概念

应激一词来自拉丁文"stringer",意思是"费力地抽起"或"紧紧地捆扎"。在古法语和古英语中,它以"stress"和"straisse"形式出现,含有困苦和逆境的意思。现代医学、心理学等领域也对应激进行大量的研究,不同学者也分别提出了不同的应激理论及应激概念。目前较为公认的观点认为,应激是指机体在面临或察觉到内外环境及社会、心理刺激因素对个体造成威胁和挑战时所出现的全身性非特异性适应反应,又称为应激反应。这些刺激因素被称为应激源。一般可以从以下几个方面来理解应激的定义。

1.应激是一种引起机体应激反应的刺激　这种刺激是给个体造成压力的社会生活中的一些事件,其来源十分广泛,可以是躯体的、心理的、社会的和文化的,这些刺激均构成心理应激源,引起个体的反应。

2.应激是一种机体对各种刺激的反应　应激是一种机体对环境需求的反应,是机体固有的、保护性和适应性功能的整体的防御反应,应激反应可以是生理的、心理的和行为的,生理学家塞里(Selye)从生理角度将这种反应称为一般适应综合征。

3.应激是被个体察觉到的威胁或挑战　应激发生于个体处在无法应对或调节的需求之时。它的发生并不伴随特定的刺激或特定的反应,而是发生于个体察觉或估价到这种刺激具有某种威胁或挑战之时。这种估计来自对环境需求的情景及个体处理这些需求的能力和评价。由于个体对情景的察觉和估价存在差异,因此个体对应激源做出的反应也就存在差异。

根据对机体影响的程度,应激可分为生理性应激和病理性应激。生理性应激指应激源不十分强烈,且作用时间较短的应激(如体育竞赛、饥饿、考试等),是机体对轻度的内外环境变化及社会心理刺激的一种重要防御适应反应,它有利于调动机体潜能又

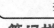

不致对机体产生严重影响,又称为良性应激。病理性应激是指应激源强烈且作用时间持久的应激(如休克、大面积烧伤等),除仍具有某些防御代偿意义之外,可引起机体自稳态的严重失调,甚至导致应激性疾病,又称为劣性应激。应激对健康具有双重作用,适当的应激可提高机体的适应能力,但过强的应激(无论是良性应激还是劣性应激)使适应机制失效时会导致机体出现功能障碍。

(二)应激的理论模型

1. **应激的刺激模型**　由福尔摩斯(Holmes)和拉赫(Rahe)于1967年提出。该模型将生活事件(应激源)作为自变量或刺激物,并与某些疾病的发生、发展或转归具有因果联系。并按生活改变单位(LCU)对重大事件进行排列,对生活事件进行了量化研究,编制了专门的生活事件量表(life events scale, LES)。该模型的优点是看到了生活事件和躯体疾病及精神疾病间的密切关系,进而可进行及早预防和干预,具有重要的现实意义。该模型的不足之处是忽视了人类的主观能动性和心理行为的复杂性,难以建立应激与紧张反应的比例关系,不可能确定所有刺激因素,也不可能确定同一个体在所有场合中的刺激因素,更不能建立紧张刺激强度和紧张水平的数量关系。

2. **应激的反应模型**　由塞里于1936年提出,最早从生理学角度探讨应激反应,以生物学机制为依据,强调应激过程中个体生理、生化方面的感受性和反应性,提出了垂体-肾上腺皮质激素分泌增多在全身适应综合征中起重要作用,因而被传统的生物医学模式所接受。同时把人的应激反应分为了警觉期、抵抗期、衰竭期三个阶段。

3. **应激的认知评价模型**　20世纪60年代,美国心理学家拉扎勒斯(Lazarus)等人提出认知评价在应激中的重要性。他认为,心理应激是指人对外界有害物、威胁、挑战进行认识评价后所产生的生理、心理和行为反应。1979年,心理学家Wolofolk和Richardson正式提出了应激的认知评价模型,该模型认为应激反应是个体对情景或事件认知评价的结果,人们感受和评价事物的方式决定着应激反应的发生和程度。该模型在应激研究的贡献就在于突出了认知评价这一心理中介因素的重要性。

4. **应激的过程模型**　福克曼(Folkman)为代表的研究者将心理应激看作是以认知评价因素为核心的过程,并从应激源、应激中介因素和应激反应三个方面及其相互关系来认识,即应激的过程模型。根据过程模型,心理应激可以看作:个体在应激源的作用下,通过认知、应对、社会支持和人格特征等中间因素的影响和中介,最终以心理生理反应表现出来的作用过程。

5. **应激的系统模型**　我国学者姜乾金等人认为应激的有关因素之间不仅仅是单向的从因到果或从刺激到反应的过程,而是多因素相互作用的系统。例如个体可以对应激刺激做出不同的认知评价,从而趋向于采用不同的应对方式和利用不同的社会支持,导致不同的应激反应。但反过来,应激反应也影响其应对方式、社会支持、认知评价直至生活事件。也就是说,认知评价、应对方式、社会支持甚至人格特征等作为过程论的中间因素,分别受其他各种因素的影响和制约,其中人格特征起到核心作用。可见,应激其实是有关因素相互作用的系统,即应激系统模型。

二、应激源

(一) 应激源的概念

应激源是引起应激的刺激,也就是应激的原因。通常是指向机体提出适应和应对要求并进而导致机体充满紧张性的生理和心理反应的各种刺激物的总称。应激源主要来自三个方面。①外部物质环境:包括自然的和人为的两类因素。属于自然环境变化的有酷热、寒冷、潮湿、强光、雷电、气压等,属于人为因素的有大气、水、食物及射线、噪声等方面的污染等。②个体的内环境:内、外环境的区分是人为的,内环境的许多问题常来自于外环境,如感觉剥夺、刺激过量、营养缺乏等。机体内部许多物质的产生和平衡失调,如内分泌激素增加,酶和血液成分的改变,既可以是应激反应的一部分,也可以是应激源。③心理社会环境:许多心理社会因素可以引起全身性适应综合征,具有应激性。心理、社会因素可引起良性应激,如中奖、提升;也可引起劣性应激,如竞争失败、丧失亲人。

(二) 应激源的分类

1. 按应激源的性质分类　英国的心理学家布朗斯坦(J. Braunstain)在行为科学的医学应用一书中,按应激源的性质不同,把应激源分为四类。

(1)躯体性应激源　躯体性应激源是指对人的躯体直接发生刺激作用的刺激物,包括各种物理的、化学的和生物学的刺激物,如过高过低的温度、强烈的噪声、酸碱刺激、不良食物、微生物等。这一类应激源是引起人们生理应激和应激的生理反应的主要刺激物。

(2)心理性应激源　心理性应激源是指来自人们大脑中的紧张性信息,主要指冲突、挫折和各种原因导致的自尊感降低,如心理冲突与挫折、不切实际的期望、不祥预感、与工作责任有关的压力和紧张等。心理性应激源与其他类应激源的显著不同之处是它直接来自人的大脑,但也往往是外界刺激物作用的结果。例如,心理冲突往往在人际关系出现困难或发生目标冲突时产生。同样,较低的自尊感多产生于难以胜任学习和工作任务之时。

(3)社会性应激源　社会性应激源是指能导致个人生活模式变化,并要求人们对其做出调整或适应的事件。包括客观的社会学指标(经济、职业、婚姻、年龄、受教育水平等)的差异和社会变动性与社会地位的不合适,客观的社会学指标的变迁,个人的社会交往、生活、工作的变化,重大的社会政治、经济的变动等。社会性应激源包括应激性生活事件和日常生活困扰。应激性生活事件指生活中重大的变故,如失业;日常生活困扰是指轻微而频繁的困扰或微应激源,如每天挤车上下班、处理家庭事务、操心孩子学习等。

(4)文化性应激源　文化性应激源是指因语言、风俗和习惯的改变而引起应激,最为常见的是"文化性迁移",如由一种语言环境进入另一种语言环境,或由一个民族聚居区、一个国家迁入另一个民族聚居区、一个国家时,个体将面临一种生疏的生活方式、习惯与风俗,从而不得不改变自己原来的生活方式与习惯,以顺应新的情况。

2. 根据应激源对个体的影响分类

(1)正性应激源　指对个体的身心健康具有积极作用的事件,如恋爱、结婚、升职、生子等。

（2）负性应激源　指对个体产生消极作用的不愉快事件,如患病、亲人离世、分居、离异、工作受挫、失业或退休、遭受天灾人祸、经济困难、家庭关系紧张等。

3.根据应激源的主客观性分类

（1）客观应激源　即不以人们的主观意志为转移,他人也能明显体验到的事件,包括生老病死和天灾人祸等。这些事件能引起强烈的急性精神创伤或是延缓应激反应。

（2）主观应激源　以个体主观因素为主的事件。应激源的主客观性的划分是相对的,很多事件既具有客观性又具有主观性。

三、应激的中介机制

应激的中介机制是指机体将传入信息(应激源或环境需求)转变为输出信息(应激反应)的内在加工过程,是应激的中间环节,即介于应激源与对他们的反应之间起调节作用的因素。应激的中介因素除了年龄、性别、种族、文化程度、经济状况、婚姻状况、职业等人口学因素外,还包括应激的心理和生理中介机制。

（一）应激的心理中介机制

1.认知评价　认知评价是个体从自己的角度对遭遇的应激源的性质、程度和可能的危害情况做出估计,同时也估计面临应激源时个体可动用的应对资源。对应激源和资源的认知评价直接影响个体的应对活动和心身反应,因而认知评价在应激过程中起着决定性的作用。福克曼和拉扎勒斯将个体对生活事件的认知评价过程分为两步:初级评价和次级评价。初级评价是个体在某一事件发生时立即通过认知活动判断其是否与自己有利害关系;次级评价则是在得到有关系的判断的基础上,个体会立即对事件的是否可以改变即对个人的能力做出估计。如果次级评价事件是可以改变的,常常应用针对问题的应对;如果次级评价为应激源不可改变,则往往采用针对情绪的应对。

2.应对方式　应对方式也称为应对策略,是个体在应激期间处理应激情境、保持心理平衡的一种手段。应对是一种包含多种策略的、复杂的、多维的态度和行为过程,目前认为应对是个体为缓冲应激源的影响,应对心理压力或挫折,摆脱心理冲突引起的自身不平衡的紧张状态而产生的认知性适应行为过程。也可以说是个体为应付困难与挫折,有意识地采取认知和行为措施。

3.社会支持　社会支持指来自社会各方面,包括父母、亲属、朋友、同事、伙伴等人及家庭、单位、党团、工会等组织给予个体精神或物质上的帮助和支持的系统。Cohen和McKay(1984)指出,社会支持是指保护人们免受压力事件不良影响的有益人际交往。它作为个体对其人际关系密切程度及质量的一种认知评价,是人们适应各种社会环境和应对压力的重要影响因素。良好的社会支持具有减轻应激的作用。

社会支持所包含的内容相当广泛,目前大致可以将社会支持分为三类:①客观支持,即实际社会支持,指一个人与社会所发生的客观的或实际的联系程度;②主观支持,即领悟社会支持,指个体感到在社会中被尊重、被支持和被理解的情绪体验和满意程度;③对支持的利用度是个体对社会支持的利用情况,有些人虽然可以获得支持,却拒绝别人的帮助。然而,人与人之间的支持是相互的,支持别人的同时也为别人提供帮助打下了基础。

4.人格特征　作为应激反应过程中的中介因素之一,与生活事件、认知评价、应对方式、社会支持和应激反应等因素之间存在显著性相关。人格影响一个人对各种社会、心理、生物刺激物的质和量的评价,甚至决定生活事件的形成。许多资料证明,人格特征与生活事件量表之间特别是主观事件的频度及负性事件的判断方面存在着相关性。人格与应激反应的形成和程度有关。不同人格的人对同样的生活事件可以出现程度不同的心身反应。人格特征对心身疾病发生起到特殊的作用,并作为重要条件而引起某种疾病的发生与发展,如在应激中不利于个体的适应的 A 型、C 型人格。A型人格的人进取心、侵略性、自信心、成就感较强,并且容易紧张。由于对自己期望很高,往往在心理和生理上负担都十分沉重。由于长期生活在紧张的节奏之中,其思想、信念、情感和行为的独特模式,源源不断地产生内部的紧张和压力,由于一系列的紧张积累,极易导致心血管病,甚至可随时发生心肌梗死而猝死,因此又称为"冠心患者格"。C 型人格的个体则属于情绪受压抑的抑郁性格,表现为害怕竞争,逆来顺受,过分压抑负面情绪,行为退缩,感觉无助、无望。总体来说,C 型性格的人特别容易出现不良的情绪:焦虑、愤怒、忧伤、愁苦等,同时还容易罹患癌症,因此又称为"癌症人格"。

(二)应激的生理中介机制

生理中介机制是探讨当应激源的信息被认知评价后,如何将其转化为生理反应的,涉及神经系统、内分泌系统和免疫系统等。

1.神经机制　应激反应主要通过交感神经-肾上腺髓质轴进行调节。机体处在急性应激状态时,刺激信息被中枢神经接收、加工和整合后,冲动传递到下丘脑,通过交感神经使肾上腺髓质激活,释放大量儿茶酚胺。肾上腺素和去甲肾上腺素的大量分泌,为机体适应和应对应激源提供了充足的能量。但如果应激源刺激过强或时间太久,可造成体内儿茶酚胺递质不足,从而表现出心率变缓,心输出量和血压下降,血糖降低造成眩晕或休克等耗竭表现。

2.内分泌机制　应激反应通过下丘脑-腺垂体-靶腺轴进行调节。当应激源作用强烈或持久的神经冲动传递到下丘脑,引起促肾上腺皮质激素释放因子分泌,通过垂体门脉系统作用于腺垂体,促使腺垂体释放促肾上腺皮质激素,进而促进肾上腺皮质激素特别是糖皮质激素的合成与分泌,引起一系列生理变化,包括血液中促肾上腺皮质激素和皮质醇增多,血糖上升,抑制蛋白质分解,增加抗体等。实验证明,应激状态下分解代谢类激素如皮质激素、髓质激素等分泌增加,合成代谢类激素如胰岛素等分泌减少,而应激后修复过程则相反,这些生理变化为个体适应环境奠定了物质基础。

3.免疫机制　应激反应过程中,免疫系统与中枢神经系统有着双向性调节。一般认为,短暂而不太强烈的应激不影响或略增强免疫功能,而长期强烈的应激则会抑制免疫功能,引起内环境紊乱,降低机体抗感染的能力。

应激条件下,神经系统、内分泌和免疫反应不是孤立发生的,而是相互作用,相互影响的。三者之间至少有下面四个"触点":第一个是免疫系统利用细胞因子向中枢神经系统发出机体正受到伤害的信号;第二个是中枢神经系统通过垂体-肾上腺皮质轴调节免疫反应;第三个是免疫细胞上有肾上腺素受体,从而接受自主神经和内分泌系统的影响;第四个是免疫系统的器官受自主神经系统的两个分支的神经支配。上述这种双向的沟通使得心理应激同免疫系统间的相互作用成为可能,即免疫系统功能的某些变化可以伴随或导致心理上的改变。反过来,心理应激也可以造成免疫功能上的变化。

第二节　心理挫折与心理防御机制

一、心理挫折

(一)挫折的概念

挫折(frustration)是指个体在从事有目的的活动过程中,遇到无法克服的障碍或干扰,致使个人动机不能实现,个人需要不能满足的情绪状态。挫折人人都会面临,不可避免。挫折具备三个条件:具有动机和目标,且要有满足动机和达到目标的手段或行动;有引起挫折的因素和境遇,且个体意识到目标的受阻;有对挫折的知觉与体验而产生的紧张状态和情绪反应。挫折与应激息息相关,长期遭受挫折或遭受严重的挫折可使人增加应激的易感性,容易出现应激相关的问题。

(二)挫折的特征

1. 客观性　挫折是一种社会现象,挫折的引起是客观的物质生活条件不能满足人们的需要,使人们的行为活动受到限制的情绪体验,因而,它是不以人的主观意志为转移的客观存在的心理反应。

2. 差异性　挫折的差异性体现在两个方面:一方面不同人的心理发展层次与对问题的认识方法是不同的,面对同样的挫折情景,不同个体的主观的心理感受也是不同的,对挫折的感受程度就不一样;另一方面,即使是同一个体,其需要也会随着社会物质生活条件的变化而变化,其挫折反应也会随着需要的改变和外部条件的变化而发生变化。挫折的差异性也决定了挫折是可以控制和导向的。

3. 双重性　挫折对人带来的影响具有双重性,既有积极效应,也有消极效应。积极效应方面,挫折可使人在克服困难过程中,增长解决问题的能力,引导人以良好的方式实现自己的目标;消极反应方面,可使人在挫折面前产生失望、痛苦、焦虑的情绪体验,甚至一蹶不振,失去对生活的信心,更甚者出现心理障碍或攻击行为。

4. 可测性　挫折对人们的心理和行为有重大的影响,有人会出现消极、悲观等情绪反应,丧失自信心;也有人会化消极为积极,变被动为主动,把挫折变成激励自己的力量。这些心理和行为的表现都是能直接观察和体验的,是可测的。

(三)挫折的成因

挫折是人未能达到目标的结果,从人的目标的确立到行为的实施,受多种因素的影响。因此,挫折的成因也是多方面的,包括主、客观因素。

1. 客观因素　即环境因素,主要包括自然环境与社会环境两方面。自然环境一般为个人能力无法克服的自然因素,如自然灾害和事故、生老病死、空间狭小、噪声大、照明差、工作单调乏味、超时工作等。社会环境指的是个体在社会生活中遭受的政治经济、道德、宗教、习俗等人为因素的限制,如教育方法不当、管理方式不妥、岗位和能力不适合、人际关系紧张、经营失败、产品滞销、企业亏损等。

2 主观因素　指的是个人的内在因素,主要包括个体的心理、生理条件限制,如因智力、能力、容貌、身材、生理缺陷、疾病等所带来的困扰,另外动机冲突也是导致挫折产生的常见主观因素之一。

(四)挫折后的心理行为反应

人们遇到挫折后表现的反应是各不相同的,一般有积极、消极两方面的反应。如果挫折不超过个体的容忍力,则是一种磨炼。它引导个体的认识产生创造性的变迁,有利于认清现实,合理的修正目标与动机,充分调动自身潜能,激活思维增长解决问题的能力,引导人们以更好的方法解决问题、满足需要。然而挫折过久、过强、超过了个体的忍受力,个体一旦不能正确对待,则可引起适应不良,情绪失调,发生疾病或行为的偏离。遭受挫折后常见的消极的心理行为后反应如下。

1.攻击　攻击有直接攻击和转向攻击两种形式。直接攻击就是个体在受到挫折后,愤怒的情绪直接导向造成挫折的人或物,表现为对人讥讽、谩骂,或拳脚相加及损坏物体等形式。通常,对自己的容貌、才能、权力等各方面充满自信的人,或具备某种实力者,以及年幼无知缺乏理智或生活经验的人,较易产生直接攻击行为。转向攻击一般在三种情况下发生。一是对自己缺乏信心,悲观失望,于是受挫后产生自责,把攻击转向自己;二是由于觉察到不可能或不应该对引起挫折的对象直接攻击,而把挫折的情绪发泄到次要的甚至无关的人或物上去;三是由于挫折来源不很明显,或为日常生活中许多小挫折的积累,也可能为个体内在因素(如疾病、疲劳等)所致,个体找不到明显的攻击对象,于是将攻击目标指向不相关的人或物上去。后两种情况常常是借助于一种代替的满足来减少自己遭受挫折后的不平衡。

2.焦虑　焦虑指一种具有不自主的与某种茫然的担忧与恐惧相联系的情绪状态,是人们面临挫折时的最普遍和常见的心理反应之一。焦虑不是真的遇到危险,而是担心可能会遇到某种危险的紧张,惶惶不安的情绪状态。如果长期遭受挫折,即使是坚强自信的人,也可能会慢慢产生焦虑反应,例如,紧张不安,烦躁易怒,判断力降低,怨天尤人,无所事事等,同时生理上可出现冒汗、心悸、头昏、头痛、胸闷压抑、失眠等现象。长期处于焦虑状态,不仅损害人的心理健康,还会引发躯体疾患。

3.抑郁　抑郁是一种压抑、郁闷、沮丧的心境低落状态,自我感觉不良,常伴有兴趣减退与快感缺失。抑郁是一种常见的情感反应,当人们遇到精神压力、生活挫折、痛苦境遇、生老病死、天灾人祸等情况时,理所当然会产生抑郁情绪。如果长期面临挫折,可能会导致抑郁情绪较重且长期持续,甚至达到抑郁症的标准,严重者会影响正常的工作、学习和生活,无法适应社会,损害其社会功能,甚至产生严重的消极、自杀言行。

4.退行　退行是指个体在受到挫折的时候,用与自己年龄不相称的幼稚行为来应付挫折情境。这种恢复到不成熟的行为模式现象,叫作退行,又称退化。退化这种反常的行为表现方式,本人往往不能清醒地意识到。例如,已经成年的大学生,受到教师批评或与同学发生争执时,可能会失声痛哭,以哭的方式来表达对挫折的态度。再如已养成良好生活习惯的儿童,因母亲生了弟妹或家中突遭变故,而表现出尿床、吸吮拇指、好哭、极端依赖等婴幼儿时期的行为。退行现象发生在一个人的心理发展中,会产生相应的消极影响,如行为偏差、人格障碍等。

5.冷漠　冷漠指个体在遭受挫折后,随之产生一种漠不关心与无动于衷的态度。冷漠是一种比攻击更为复杂的挫折反应,其主要原因是由于当事人对引起挫折的对象无法或无力进行攻击,或强行采取攻击反应后会遭受更大的挫折;同时又找不到适当的替代物来发泄自己挫折后的愤怒情绪,并且又看不到环境改变的希望,于是只能做出冷漠的反应来调节自己受挫后的心理状态。这种冷漠不排除个体心理上攻击与压抑之间的冲突,并且包含着个体心理的恐惧与痛苦,对心理健康极为有害。

6.固着　固着指个体在其心理发展过程中,由于所遭受的挫折,而使得心理发展产生了停顿。而与固着相关的,是偏执性的固着行为,指个体反复做某种无效的动作,尽管反复多次毫无效果,仍然继续,而不能以其他更适当的行为所取代。有人会在受到挫折后出现判断问题的能力大大降低,这即是由于挫折后的固着反应阻碍了他们学习新反应的建立。

以上挫折反应是个体遭遇到挫折后常见的比较直接的反应,这些反应往往是不自主的。其中有些是后天学习的结果,有些则是本能的反应。一个人的心理健康的状况很大程度上表现为挫折反应的性质和强度,以及采取有效行为方式的速度与效果。也就是说,心理健康水平高的人,较少产生挫折反应,即使产生,也较少表现为退化、冷漠等这种被动、退缩性质的反应形式,其不良反应的程度较轻,平息挫折反应的速度较快。更为重要的是,其直接的、不自主的反应之后,往往能主动、及时地以有效的心理行为方式去替代前者,来适应、改变挫折。这样的人,也就是适应能力强的人。那些对挫折缺乏正确认识或者采取了不适当的适应机制的人,往往容易使挫折反应变得更为明显、强烈、持久,形成恶性循环,对身体健康和心理健康造成进一步的损害。

（五）影响挫折的因素

1.与外部环境的协调程度　如引起挫折的情景与外部环境协调一致,则所受的挫折程度小,相反则人们所受的挫折程度大。如同样面对考试不及格,如果周围的同学有多人都是不及格的话,挫折感通常要低一些。

2.需要动机的强烈程度及冲突程度　一般来说,个体的需要或动机越强烈与冲突愈强烈,则体验到的挫折程度也愈大;反之,人们受到挫折的程度就比较小。

3.期望值和抱负水平　对相同的挫折程度由于人们的期望值和抱负水平不同,反应和感受的程度也不相同,期望值和抱负水平越高,挫折感往往越强。

4.挫折发生的突然程度　一般来说,挫折出现的越突然,人们的思想准备越不充分,所感受的挫折程度越大,反之亦然。

5.个人的挫折容忍力　挫折容忍力即对挫折的适应能力,是受到挫折时避免行为失常的能力。挫折容忍力的高低,受三种因素影响。①生理条件:通常身体健康强壮的人比体弱多病的人更能承受挫折的打击。②过去的经验与学习:生活阅历广、经验丰富并历尽艰辛与磨难的人远比生活中一帆风顺、缺乏经验的人容忍力要高。③对挫折的知觉判断:由于认识的不同,其所感受的威胁也不同,个人心理上所承受的压力也就不同。如有的人可以忍受工作与学习上的最大挫折,但却不能接受别人的丝毫的猜疑和曲解。

二、心理防御机制

心理防御机制指个体面临挫折或冲突的紧张情境时,在其内部心理活动中具有的自觉或不自觉地解脱烦恼、减轻内心不安,以恢复心理平衡与稳定的一种适应性倾向。心理防御机制属于情绪关注应对,其积极的意义在于能够使主体在遭受困难与挫折后减轻或免除精神压力,恢复心理平衡,甚至激发主体的主观能动性,激励主体以顽强的毅力克服困难,战胜挫折。消极的意义在于使主体可能因压力的缓解而自足,或出现退缩甚至恐惧而导致心理疾病。另外,如果心理防御机制不常用时,其对减轻应激有适应性价值;如果被频繁地应用,个体则容易形成回避现实的人格,将不利于适应环境。根据其性质和作用的不同,心理防御机制可分为建设性防御机制、替代性防御机制、攻击性防御机制、逃避性防御机制及掩饰性防御机制五类。

1.建设性防御机制 也称为积极心理防御,是指能正面并积极地面对挫折,并找到科学的方法、合理的途径来应对由挫折带来的不良的行为反应方式和情绪状态,包括升华、补偿、幽默。

(1)升华 是指当个体期望的目标无法实现的时候,把不被社会所允许和接纳的动机和行为,导向比较崇高的方向,使之符合社会规范和时代要求,能为社会或他人所接纳,具有建设性的活动能量。古今中外曾演绎出不少的升华的例子,如文王拘而演《周易》,仲尼厄而作《春秋》,屈原放逐赋《离骚》,左丘失明写《左传》,孙膑跺脚修《兵法》,司马迁受辱著《史记》,均是升华作用的代表性案例。

(2)幽默 是指个体在遇到挫折、处境困难或尴尬时,用幽默来化解困境、维持自己心理平衡的方式。幽默作用是心理防御机制的最高境界,不仅可以起到意外的激励作用,有时也有助于密切人际关系,获得群体的认可。如苏格拉底遭妻子痛骂和用水泼之后风趣地说道:"我知道,打雷以后,必定会下大雨的。"

2.替代性防御机制 是用另一种事物去代替自己的缺陷,以减轻缺陷的痛苦。这种替代物有时是一种幻想,因为现实上得不到实体的满足,他便以幻想在想象世界中得到满足,有时用另一种物件去补偿他因缺陷而受到的挫折。

(1)补偿 是当个体因本身生理上或心理上的缺陷致使目的不能达到时,改以其他方式来补救这些缺陷,以减轻其焦虑,建立其自尊心,称为补偿。如一位有残疾的大学生最初在人际关系上受挫,便在学习、道德修养上下功夫,学习成绩出类拔萃,品德优秀,为同学所瞩目。但自卑的人如果过度补偿,可能会产生偏执行为。

(2)幻想 是指人在无法处理现实生活中的困难,或是无法忍受一些情绪的困扰时,将自己暂时离开现实,在幻想的世界中得到内心的平静和达到在现实生活中无法经历的满足。幻想可以是一种使生活愉快的活动(很多文学、艺术创作都源自幻想中),也可能有破坏性的力量(当幻想取代了实际的行动时)。幻想可以说是一种思维上的退化。因为在幻想世界中,可以不必按照现实原则与逻辑思维来处理问题。可依个体的需求,天马行空,自行编撰。幻想使人暂时脱离现实,使个人情绪获得缓和,但幻想并不能解决现实问题,经常沉浸于幻想中,而使现实与幻想混淆不清时,会显现出歇斯底里与夸大妄想等症状或问题。

3.攻击性防御机制 是指个体因负性事件而产生不愉快时,不能向应激源直接发泄,便会利用转移作用,向其他对象以直接或间接的攻击方式发泄,或把自己的无法接受的东西转嫁到他人身上,并判断他人的对错。攻击性防御机制有两种方式——转移和投射。

(1)转移 指原先对某些对象的情感、欲望或态度,因某种原因(如不合社会规范或具有危险性或不为自我意识所允许等)无法向其对象直接表现,而把它转移到一个较安全、较为大家所接受的对象身上,以减轻自己心理上的焦虑。转移有多种,有替代性对象(或目标)的转移、替代性方法的转移、情绪的转移等。转移如果使用得当,对社会及对个人都有益。例如,中年丧子的妇人,将其心力转移于照顾孤儿。但若使用不当,则会危害社会。如某人在生活中受到不公的待遇,被激起报复、仇恨的心将其偏激心态移转至一无辜的人。

(2)投射　是指把自己所不喜欢或不能接受的性格、态度、动机或欲望,转移到外部世界或他人身上。如一位女员工不喜欢其上司,却认为自己喜欢上司,而上司不喜欢自己。诗句"我见青山多妩媚,料青山见我应如是"及庄子与惠子临渊辩鱼的故事,都是投射的例子。

4.逃避性防御机制　逃避性防御机制是一种消极性的防御,以逃避性和消极性的方法去减轻自己在挫折或冲突时感受的痛苦。面对问题,就如鸵鸟把头埋在沙堆里,当作看不见一样。这类防御机制有以下四种形式。

(1)压抑　是各种防御机制中最基本的方法,指个体将一些不被自我所接纳的冲动、念头等,在不知不觉中被抑制到无意识中,或把痛苦的记忆主动忘掉并排斥在记忆之外,从而免受动机冲突、紧张及焦虑的影响。如遭受战争创伤的士兵无法回忆起最近的一次死伤惨重的战斗。压抑是一种动机性的遗忘,个体在面对不愉快的情堵时,不知不觉、有目的地遗忘,与因时间久而自然遗忘的情形不同。

(2)否认　不是把痛苦事件有目的地忘掉,而是把已发生的不愉快事件加以"否定",认为它根本没有发生过,以逃避心理上的刺激和痛苦,来获得心理上暂时的安慰,这是一种比较原始而简单的防御机制。如吸烟者提出将吸烟与健康相联系的证据缺乏科学价值。否认与压抑极为相似,但否认不是有目的地忘却,而是把不愉快的事情加以"否定"。其他如"眼不见为净""掩耳盗铃",都是否认的表现。

(3)退行　是指个体在遭遇到挫折时,表现出其年龄所不应有之幼稚行为反应(详见上述)。

(4)潜抑　是自我防御的一个重要方法,帮助个体阻止去面对一些过于痛苦、难以负担或难以被社会道德认可的感觉、冲动和观念。如某些人可能有埋得很深的偷窃冲动、偷窥冲动、爱抚摸他们所接近的人的冲动。但意识是明辨是非的,它无法忍受这些想法和冲动,于是这些想法遂被掩盖而放逐到潜意识部分去了。这些潜抑的观念虽然从意识的认知上被隐藏了,却仍然在心理的底层有力地活跃着。潜抑与压抑相似,但又有不同,潜抑指的是一种意识无法觉察的心理过程;压抑指的是一种能够被意识觉察到并困扰着意识感受的心理过程,是每个人用来控制某些愿望和欲求的方法,而这些欲求并不是像潜抑过程所作用到的那些那样具有和意识严重的冲突。如果说"俄狄浦斯恋母情结"是潜抑的话,那么儿子面临的想要顶撞母亲却又怕母亲伤心,而不得不压抑自己的情绪的情景就是压抑。

5.掩饰性防御机制　又称为欺骗行防御机制,是指面对应激性事件时,出现的具有掩饰和自我欺骗性质的防御方式。该类心理防御机制常见以下四种。

(1)合理化　又称文饰作用,指个体以个人需要为理由来解释自己不能改变的事实,或为自己辩解。当无法达到追求的目标时,给自己一个好的借口来解释,其目的就是以正当的理由去掩饰自己的真实动机或愿望,从而使防卫者本人借此说服自己,感

笔记栏

到心安理得。常用的合理化作用有酸葡萄和甜柠檬两种心理。酸葡萄心理指当自己希望达到的目标没有实现时,通过否认该目标的价值和意义来消除自己的痛苦。甜柠檬心理则是指因未达到预定的目的而抬高已实现的目标的价值和意义。

（2）反向形成　是指当个体的欲望和动机,不为自己的意识或社会所接受时,乃将其压抑至无意识之中,并在外表上表现出相反的态度和行为,称为反向形成。例如,一个家长潜意识里实际上讨厌一个孩子,却用买很多礼物的方式来溺爱这个孩子。

（3）抵消　是指用象征性的事情和活动来尝试抵消不能被意识所接受的欲望、冲动或行为,以减轻心理上的罪恶感,也称为仪式。如早年在创业之路上做了坏事的人晚年热衷于慈善事业,就是典型的抵消防御机制。

（4）隔离　是把部分的事实从意识境界中加以隔离,不让自己意识到,以免引起精神上的不愉快。最常被隔离的是与事实相关的个人感觉部分,因为此种感觉易引起焦虑与不安。如人死了,不说"死"而用"仙逝""长眠""归天",个体在感觉上就不会因"死"的感觉而悲伤或有不祥之感。

第三节　应激对人的影响

一、应激反应

应激反应是个体因应激源所致的各种生物、心理、社会、行为方面的变化,常称为应激的心身反应。包括心理应激反应和生理应激反应两大方面,与此同时也会出现行为反应。

（一）应激反应的分期

应激学说的奠基人塞里在其应激理论中把应激反应分为三期。

1.警觉期　警觉期出现较早,是机体防御机制快速动员期。以交感-肾上腺髓质系统兴奋为主,并伴有肾上腺皮质激素的增多。警觉反应使机体处于最佳动员状态,有利于机体增强抵抗或逃避损伤的能力。此期较短。这一期又可分为休克期和抗休克期。休克期时,可出现血压下降、血管渗透性增高、血液浓度降低及体温下降等休克症状。抗休克期的表现与休克期相反。

2.抵抗期　警觉反应后进入该期。此时,以交感-肾上腺髓质兴奋为主的警觉反应将逐步消退,而表现出肾上腺皮质激素分泌增多为主的适应反应。机体代谢率升高,炎症、免疫反应减弱。机体表现出适应,抵抗能力增强,但有防御贮备能力的消耗。此期间人体出现各种防御手段,使机体能适应已经改变了的环境,以避免受到损害。

3.衰竭期　持续强烈的有害刺激将耗竭机体的抵抗能力,警觉期的症状可再次出现,肾上腺皮质激素持续升高,但糖皮质激素受体的数量和亲和力下降,机体内环境明显失衡,应激反应的负效应陆续出现,如发生应激相关的疾病,器官功能衰退甚至休克、死亡。此期间是在应激因素严重或应激持久存在时才会出现。它表示机体"能源"的耗竭,防御手段已不起作用。如果继续发展下去情况会进一步加重,严重的话会导致死亡。

在一般的情况下,应激只引起第一、第二期的变化,只有严重应激反应才进入第三期。

(二)心理性应激反应

个体对应激的心理反应和影响,从性质上可分为积极的心理反应和消极的心理反应两大类。积极的心理反应是指适度的皮质唤醒水平和情绪唤起、注意力的集中、积极的思维和动机的调整。消极的心理反应是指过度的焦虑、紧张、情绪过分波动、认识能力降低、自我概念不清等。个体对应激的心理反应从形式上可分为以下几种。

1.认知反应 适度的应激状态,可使机体的认知过程表现为注意力集中、思维敏捷、动作灵敏。当机体处于过度唤醒的状态时,机体的认知过程将受到不同程度的影响,甚至导致多种认知功能障碍,如智力受损、记忆力下降、思维混乱、注意力不能集中等。同时还可以影响社会认知,造成自我评价下降,消极看待人和事物等。

2.情绪反应 包括多种不良的情绪反应,如焦虑、恐惧、愤怒、抑郁、激情爆发等。都可能在应激的过程中体验到,其中焦虑是心理应激反应中最为常见的一种情绪反应。大多数的情况下,当应激源撤除后,这些情绪反应就会消失。过度而持久的不良情绪反应会对人的健康造成严重影响。

3.行为反应 人的生理性和心理性应激反应会在个体的行为中表现出来,其行为反应不仅与其认知和情绪反应密切相关,还受其人格特点和既往经验的影响,因此行为反应是多种多样的。如应激状态下苦恼的面部表情、变调的声音、颤抖、痉挛、激动不安等。当应激的唤起超过了机体所能承受的水平时,机体的动作协调和行为技能的有效发挥也会受到影响。如在应激状态下,有的人表现为动作笨拙、僵硬或颤抖,有的人表现为攻击、争吵,有的则表现为回避退缩。

(三)生理性应激反应

1.应激反应 应激反应是个体在感受到威胁与挑战的急性期时机体发生的"战斗或逃跑"反应。应激反应涉及的生理变化:交感-肾上腺髓质系统激活,交感神经兴奋;心率加快,心肌收缩力增强,回心血量增加,输出量增加,血压升高;呼吸频率加快,潮气量增加;脾收缩,脑和骨骼肌血流量增加,皮肤黏膜、消化道的小动脉收缩,血流量减少;脂肪动员为非酯化脂肪酸,肝糖原分解为葡萄糖;凝血时间缩短;等等。具体各系统的常见生理反应如下。①神经系统:头晕、头昏、头痛、耳鸣、无力、失眠、惊跳、颤抖等。②循环系统:心动过速、心律失常、血压不稳等。③呼吸系统:胸闷、气急、胸部压迫感、呼吸困难等。④消化系统:恶心、呕吐、腹痛、腹胀、腹泻、食欲减退或增强等。⑤泌尿系统:尿频、尿急等。⑥生殖系统:月经紊乱、性欲下降、阳痿、早泄、阴冷等。⑦内分泌系统:甲状腺素升高或降低、血糖升高等。⑧皮肤:面红、出汗、瘙痒、忽冷忽热等。

2.慢性应激状态下生理反应 慢性应激状态以环境中有应激源、伴有负性情绪、对环境控制的缺乏或个体认为没有应对的可能性为特征。在这种应激持续存在的情况下,会损伤下丘脑,皮质激素分泌过多,体液免疫和细胞免疫功能受抑制,使机体对疾病的易感性增加。

二、应激对健康的影响

(一)积极影响

1. 应激是神经系统发展的重要条件　神经系统的发展变化,一方面来自于遗传,另一方面环境的刺激可通过影响它的结构变化而促进其加速发展。动物实验表明:复杂多变的环境可促使大脑皮质增生。有学者通过对儿童脑电活动的研究发现,脑发展的第二个"加速期"是13~14岁,它与中学生交往范围的扩大、活动方式的改变、学习任务的加重有关。因为环境条件复杂化,不断地给大脑皮质提出新的问题和要求,使大脑在新的功能结构与水平上开始处理大量信息,从而进一步发展。

2. 适度的应激是心理正常发展的必要条件　应激经历是一种重要的环境因素,适度的应激可以促进个体认知、情绪、意志的发展与成熟。如果早年被过度保护,缺乏必要的应激经历,其在认知、情绪、意志等心理各方面都可能发展滞后。

3. 适度的应激促进人的成长与发展　人的生存与发展均离不开适度刺激的作用,如婴儿各种能力的发展与培养等。另外,适度的"警觉唤醒"和紧张有利于机体维持活力,提高工作、学习效率,发挥水平。"挫折教育""应激接种"等对于激发动机、挖掘潜能锻炼意志、培养健全人格具有重要意义,也有助于个体能够更好地适应社会环境。

(二)消极影响

频繁、高强度的应激弊大于利,其主要消极影响有以下几点。

1. 机体易感性增加　耗竭了机体的储备,免疫功能下降,失去对其他应激源的抵抗,成为不适、痛苦及寻医就诊的主要原因之一。

2. 心身疾病的主要原因　作为一组发生发展与心理社会因素密切相关,但以躯体症状表现为主的疾病,心身疾病与慢性应激反应息息相关,再如现代人的不良生活方式也或多或少与应激有关,而不良生活方式也是导致心身疾病的重要原因之一。

3. 加重原有疾病　如个体本身就有躯体疾病和精神障碍的话,应激可能会使原有疾病加重或复发,尤其是对于精神障碍患者来说,更是如此。

4. 意外的风险增加　应激可使机体磨损、慢性疲劳、适应性减弱,导致劳动力受损,工作、学习效率下降,是事故、车祸、自杀的主要原因之一。

5. 物质滥用及依赖的主要原因之一　面对应激,尤其是慢性应激情境下,个体容易出现使用精神活性物质以暂时缓解心里痛苦和躯体不适,进而导致物质滥用和依赖的发生。

(三)应激的转归

人的生理与心理是一个结构复杂、内外环境相互作用,并处于动态平衡的系统。当应激源强度相对较弱,且存在时间短暂,在承受范围以内,机体并未处于明显应激状态下,系统无须进行调整,系统结构维持不变。当机体受到应激源的影响,内稳态受到威胁时,会调动一切可以利用的资源与之抗衡,其可能的结局如下。

1. 生理与心理系统做出适应性改变　当应激源的强度虽然相对较弱,但持久或频繁时,内稳态会受到威胁,系统会做出适应性改变以增强抵御能力,并有可能更加稳定。

2. 生理与心理系统发生一过性改变　当应激源的强度较大,但时间短暂时,系统

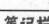

在某些方面的稳定性受到影响,系统会发生一过性改变(如出现一些心身症状等),过后即消失。

3. 生理与心理系统发生不可逆性改变　当应激源的强度大且持久,超出了系统的承受和代偿范围时,系统的内稳态出现失衡,发生不可逆性改变,如出现心身疾病、创伤后应激障碍等。

4. 生理与心理系统发生磨损性改变　当人们早年遭遇到的应激源强度大且持久或频繁时,内稳态会受到威胁,系统会做出适应性改变以增强抵御能力,但同时也会出现一些磨损性改变。如海马萎缩,对下丘脑-垂体-肾上腺轴失去控制性调节,导致机体对外界应激源抵御能力的下降,在再次遭遇到应激时,可能更容易出现应激性疾病。

5. 生理与心理系统出现瓦解性改变　当应激源强度大且具有冲击性时,系统内部结构无法维持稳定,则出现瓦解性改变,如反应性精神病、突然死亡、自杀等。

第四节　应激管理

一、应激管理概述

(一)概念

应激是一个多因素的集合概念,涉及应激源、应激反应、认知评价、应对方式、社会支持、个性特征等因素。作为一个作用过程或系统。应激系统模型中的各因素不是孤立静止的,而是互动动态的发展的,其中认知评价和人格特征是关键因素和核心因素。因此,应激的管理也是一个系统,是多维度的,针对某一因素的应激管理,可能"牵一发而动全身",打破恶性循环链条,促进恶性的动态平衡向良性的动态平衡转化。而从不同层面同时针对多种因素的应激管理是一个系统工程,收效可能更大。因此,所谓应激管理,是指个人和组织采取策略和方法来处理和应付应激问题的过程。

(二)应激管理方案

应激管理方案作为一个系统工程,整体框架上应包括群体层面的应激管理和个体层面的应激管理两个层面。无论是群体层面还是个体层面的管理,这两个层面是结合在一起的。系统的应激管理方案的具体成分应包括针对应激的各种相关因素的管理,如针对应激刺激的管理、针对认知评价的管理、针对应对方式的管理、针对社会支持的管理、针对个性特点的管理,以及针对应激生理反应的管理等,全面涵盖应激易感模型中的生理层面、心理层面和社会层面。从过程程序来看,至少应包括干预前评估、干预、干预后评估(干预后可能不止一次)三道程序。

1. 群体层面的应激管理　群体层面的应激管理包括识别特定问题和需要干预的特定群体(如易感者)并进行有针对性的干预,以及从物理环境、制度环境、资源环境等途径进行的可以看作"健康促进"的宏观干预。群体层面的应激管理作为一个系统工程,超出精神卫生和心理治疗工作者的常规工作范围,参与者应包括政策制定者、其他医学工作者、社会工作者等多种成分。

2. 个体层面的应激管理　个体层面的应激管理包括医学干预和自我调节。医学干预是对"个案"的处理,如症状识别、评估诊断、药物治疗、个体心理治疗、小组治疗等。对每个个案的处理也应该是系统的全面的。自我调节是没有专业人士介入的个体层面管理。应激相关的自我调节方法有很多,如合理休息、饮食,通过运动缓解焦虑、抑郁情绪,动用社会支持等。应激相关的自我调节对于非精神障碍者和处于稳定期和康复期的精神障碍患者的身心健康有重要意义。

二、应激管理技术

应激管理训练是个体主动采用一定技术对付应激事件,渡过心理难关,从而减轻或消除可能导致的对自己的身心伤害的过程。在这一过程中,个体首先要学会识别自己生活中的应激事件和评价自己的应激体验;其次要掌握认知行为管理技术、时间管理技术、行为松弛技术等;最后要养成良好的饮食习惯、良好的锻炼习惯、社会交往的自信心、学会利用社会支持等调节技术。Allen 则提出,应激管理技术训练需要遵循三个步骤:①对应激系统中各种因素的评估和概括;②应对技巧的学习与演练,增强解决问题的灵活性和应对技巧的多元性;③应对技巧的应用和泛化,促进个体成长。常见的应激管理技术包括以下几种。

1. 应激免疫训练 应激免疫训练也称为应激接种训练、压力免疫训练,是20世纪70年代由 Mcichenbaum 和 Comeron 创立的一种应对技巧疗法,其理论直接来源于行为主义基础和学习理论,是一种提高个体应付技能,减少焦虑情绪的手段。个体在暴露于应激情境时,一旦成功地学会处理程度轻微的应激性事件,对应激情境的认知和应付能力就会得到发展或提高,渐渐地就能承受强度越来越强的应激性情境。这一技术包括三个阶段。①教育阶段:让个体理解应激反应的本质,阐述认知的基本原理。②演练阶段:个体应用放松训练法以减轻焦虑,发展有关情境多次重复的适应性自我对话或应付性自我对话。③应用阶段:鼓励个体在应激情境中使用新的应付技巧,在这一阶段应付情境可以是实际生活中的,也可以是模拟的,包括采用角色扮演的方式。研究表明,这种方法对减轻回避行为、促进情境的应付技巧最有效,也应用于减轻愤怒、物质滥用与减轻疼痛等方面。在心理咨询与治疗、体育心理训练中也得到广泛应用。

2. 认知重构 认知重构由 J. M. Alexander 于1928年首先提出,是指鼓励个体识别与他们的问题相关的功能失调的思维和观念,质疑这些思维和观念的正当性,以产生并运用更多合适的备择方案的治疗方法。认知重构的原理是通过面谈和日常思维日记,帮助患者识别和质疑适应不良的思维(例如,绝对化、全或无、两极化、黑白化、超常规思维)和同问题相关的观念。重构的内容通常如下。①质疑扭曲的自动思维。扭曲的自动思维是个体不由自主地产生的、似乎是真实,但却可能被个体所曲解的思维。例如,过度概括化、灾难化、全或无、贴标签等。②反驳适应不良的假设。假设处于比自动思维更深一层的认知水平上,它们更抽象和概括。适应不良假设常采取一套规则的形式,如"应该""必须"和"如果……则……"等陈述。③否定功能失调的图式。图式存在于比假设更基础的水平上,它们反映了自我和他人的深层模型。应激障碍者可能在选择性关注标记他们弱点的图式。如"我是失败者""我无能""我不行"等。

3. 应激控制训练 应激控制训练是一种主动减少个体焦虑情绪的控制技术。训练程序包括三个阶段:①理解应激反应,并将自己的应激体验加以概括化;②学习应对应激的心理技能,包括学习放松技术,加强深呼吸来促进放松等;③要求个体在应激情境中实际运用控制应激的技术,逐渐降低个体在应激情境中的情绪唤醒水平的反应。这种控制技术可用于对于特定情境焦虑、恐惧的个体。

4.问题解决训练 许多应激的产生源于个体面对不知如何解决问题,问题解决训练主要是针对于此进行应激管理的一种技术。问题解决训练属于一种行为矫正技术,其目的是帮助人学习鉴别、发现和创造有效的和适应性的策略来处理日常生活中问题的方法。它包括五个基本步骤。①问题定向:努力使人具有积极的解决问题的态度。②问题定义:要求人对自己所面临的问题给予明确地表述。③产生解决途径:明确问题之后,训练者与人讨论并找出有效解决问题的途径。④做出抉择:训练者和人比较各种方法可能出现的结果,并从中选择出一个最佳的方法。⑤具体实施:包括实施、观察和评价三个环节。若满意则进行自我奖赏,若不满意,则返回检查前面的步骤,进行进一步的矫正。

5.时间管理 随着现代社会的工作节奏的加快,任务的庞杂繁重及时间的碎片化,人总是感觉时间不够用、紧迫,许多应激的产生也正源于时间上的紧张,时间管理正是着眼于此的一种应激管理技术。时间管理是指通过事先规划和运用一定的技巧、方法与工具实现对时间的灵活及有效运用,从而实现个人或组织的既定目标。时间管理的基本过程是按照任务的重要-紧迫行性安排个人责任的先后次序,然后排定日程表,最后执行使自己满意的行为策略。

三、危机干预

危机干预是近40年来国外常用于因应激而产生心理危机者的一种有效心理社会干预方法,即强调干预的时间紧迫性和干预的效果,尽可能在短时间内帮助个体恢复已失去平衡的心理状态水平。

(一)基本概念

1.危机 每个人在其一生中经常会遇到应激或挫折,一旦这种应激或挫折自己不能解决或处理时,则会发生心理失衡,这种失衡状态便称为危机。换句话说,"危机是指个体运用通常应对应激的方式或机制仍不能处理目前所遇外界或内部应激时所出现的一种反应"。一般来说,确定危机需符合下列3项标准:①存在具有重大心理影响的事件(应激源);②引起急性情绪扰乱或认知、躯体和行为等方面的改变,但又均不符合任何精神病的诊断;③当事人或患者用平常解决问题的手段暂时不能应对或应对无效。

2.危机干预 危机干预是一种短程帮助的过程,是对处于困境或遭受挫折的人予以关怀和帮助的一种方式。国外有时亦称为情绪急救。一般来说,危机包含危险和机遇两层含义,如果它严重威胁到一个人的生活或其家庭,往往会产生自杀或精神崩溃的可能,这种危机就是危险的。如果一个人在危机阶段及时得到适当有效的治疗性干预或帮助,则往往不仅会防止危机的进一步发展,而且还可以帮助其学会新的应对技巧,使心理平衡恢复到甚至超过危机前的功能水平。因此,也可以说危机是一种机遇或转折点。

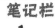

(二)危机干预的技术应用

危机干预的最低治疗目标是在心理上帮助患者解决危机,使其功能水平至少恢复到危机前水平,最高目标是提高患者的心理平衡能力,使其高于危机前的平衡状态。围绕这一目标,危机干预过程中所使用的有关心理治疗技术,可根据患者的不同情况和治疗医生的擅长,采取相应的治疗技术,其中包括短程动力学治疗、认知疗法、行为治疗等方法。一般来说,危机干预主要应用下述三大类技术。

1. 沟通和建立良好关系的技术　如果不能与危机当事者建立良好的沟通和合作关系,则干预及有关处理的策略较难执行和贯彻,从而就不会起到干预的最佳效果。因此,建立和保持医患双方的良好沟通和相互信任,有利于当事者恢复自信和减少对生活的绝望,保持心理稳定和有条不紊的生活,改善人际关系。一般来说,影响人际沟通的因素有许多,其中包括心理学、社会学、文化人类学、生态学和社会语言学等方面,因此,危机干预工作人员必须注意与当事者建立良好的沟通和合作关系。其注意点包括以下几项:①消除内外部的"噪声"(或干扰),以免影响双方诚恳沟通和表达的能力;②避免双重、矛盾的信息交流,如工作人员口头上对当事者表示关切和理解,但在态度和举止上却不给予专心的注意或体贴;③避免给予过多的保证,尤其是那种"夸海口",因为一个人的能力是有限的;④避免应用专业性或技术性难懂的言语,多用通俗易懂的言语交谈;⑤具备必要的自信,利用可能的机会改善患者的自我内省、自我感知。

2. 支持技术　主要是给予精神支持,而不是支持当事者的错误观点或行为。这类技术的应用旨在尽可能地解决目前的危机,使当事者的情绪得以稳定,可以应用暗示、保证、疏泄、环境改变、镇静药物等方法,如果有必要,可考虑短期的住院治疗。同时,在干预过程中须注意,不应带有教育的目的。教育虽说是心理医生的任务,但它不是危机解除和康复过程中的工作重点。

3. 干预技术　亦称解决问题的技术,因为危机干预的主要目标之一是让当事者学会对付困难和挫折的一般性方法,这不但有助于渡过当前的危机,而且也有利于以后的适应。其干预的基本策略:①主动倾听并热情关注,给予心理上的支持;②提供疏泄机会,鼓励当事者将自己的内心情感表达出来;③解释危机的发展过程,使当事者理解目前的境遇,理解他人的情感,树立自信;④给予希望和保持乐观的态度和心境;⑤培养兴趣,鼓励积极参与有关的社交活动;⑥注意社会支持系统的作用,多与家人、亲友、同事接触和联系,减少孤独和隔离。

(三)危机干预的步骤

1. 问题或危机的评估　工作人员或治疗医生在干预的初期,必须全面了解和评价当事者有关逆遇的诱因或事件,以及寻求心理帮助的动机,同时建立起良好的医患关系,取得对方的信任。在这一阶段,一般需要明确目前存在的主要问题是什么? 有何诱因? 什么问题必须首先解决? 然后再处理的问题是什么? 是否需要家属和同事参与? 有无严重的躯体疾病或损伤? 什么方式可以起到干预的效果? 另外,必须评价自杀或自伤的危险性,如有严重的自杀或伤人倾向时,可考虑及时往精神科转诊,必要时住院治疗。

2. 制订治疗性干预计划　危机的解除必须有良好的计划,这样可以避免走弯路或减少不必要意外的发生。要针对即刻的具体问题、适合当事者的功能水平和心理需要来制订干预计划,同时还要考虑到有关文化背景、社会生活习俗及家庭环境等因素。简单地讲,危机干预的计划是限时、具体、实用和灵活可变的,并且有利于追踪随访。在这一阶段中,需要理解危机对当事者生活造成的伤害,以及对所处环境产生的影响,肯定当事者的个性品质和优点(长处),确定其所采纳的有效防御应对策略,同时调动可能的家庭成员和社会支持系统来共同帮助当事者,明确干预的目标。

3.治疗性干预 这是处理危机的最主要阶段。绝大多数的危机者是面临重大的生活挫折,同时缺乏应对、处理和解决问题的能力,进而导致心理危机的产生。一旦能解决问题,或者还有其他方法可供选择,相当一部分的当事者会摆脱心理危机。因此,围绕这一改变认知的前提,可以从四个方面来帮助当事者:①交谈、疏泄被压抑的情感;②正确理解和认识危机的发展过程;③学习解决问题的技巧及心理防御应对的方式;④建立新的社会交往关系和环境。

4.危机的解决和随访 一般经过4~6周的危机干预,绝大多数的危机当事者会度过危机,情绪症状得以缓和,此时应及时中断干预性治疗,以减少依赖性。在结束阶段,应该注意强化新习得的应对技巧,鼓励当事者在今后面临或遭遇类似应激或挫折时,学会举一反三地应用解决问题的方式和原理来自己处理危机,自己调整心理失衡状态,提高自我的心理适应和承受能力。

第五节 应激相关障碍

一、应激相关障碍概述

应激相关障碍是一组在发生的时序、症状、病程与预后等均与应激密切相关,主要由应激性因素引起的精神障碍。应激相关障碍是应激性因素作用于个体,并与个体相互作用的结果,严重者可出现精神病性障碍。在最新版的美国《精神障碍诊断与统计手册》(第5版)(the diagnostic and statistical manual of mental disorders, fifth edition, DSM-V)中,将此类障碍统称为创伤及应激相关障碍,并进一步将其分为急性应激障碍、创伤后应激障碍、适应障碍、反应性依恋障碍、去抑制性社会参与障碍、其他特定的创伤及应激相关障碍。其中,前三者较为常见,而反应性依恋障碍、去抑制性社会参与障碍多见于儿童。

二、常见的应激相关障碍

(一)急性应激障碍

急性应激障碍为一种在强烈的应激源作用下而发生的一过性精神障碍。应激源常为突如其来,且个体难以承受的创伤性体验,或对生命具有严重威胁的事件和灾难,如严重的交通事故、配偶或子女突然亡故、突发的自然灾害、战争等。如以往无其他明显精神障碍及各种缺陷的个体,可在数小时或数天内缓解。

急性应激障碍可发生于任何年龄,但多见于青年人,患病率男女之间无显著差别。

如果同时存在器官功能衰竭或器质性因素（如老年人），发生急性应激障碍的危险性随之增加。

【临床表现】

典型的急性应激障碍表现：①表情呆滞，处于茫然状态，继而不动不语，呆若木鸡，对外界刺激无相应反应，呈木僵状态；②意识蒙眬状态，可出现定向障碍，对周围事物不能清晰感知，自言自语，内容零乱，表情紧张、恐惧，动作杂乱、无目的，或躁动不安，冲动毁物，事后不能全部回忆；③常存在惊恐/急性焦虑的自主神经症状，如心动过速、出汗、面红、呼吸急促等。

并非所有遭遇这类生活事件的人都发生精神障碍，个体性格特征、既往经历、对应激的易感性和应付能力及身体状况等会对临床表现产生一定的影响。

除典型表现外，一部分患者可表现为精神病性障碍，以妄想、严重情感障碍为主，症状内容与应激源密切相关，较易被人理解。

【诊断与鉴别诊断】

1. 诊断　根据《中国精神障碍诊断分类标准》第三版（CCMD-3）中的有关诊断标准，急性应激障碍的诊断须包括以下情况。

（1）症状标准　以异乎寻常的和严重的精神刺激为原因，并至少有下列1项：①有强烈恐惧体验的精神运动性兴奋，行为有一定盲目性；②有情感迟钝的精神运动性抑制（如反应性木僵），可有轻度意识模糊。

（2）严重标准　社会功能严重受损。

（3）病程标准　在受刺激后若干分钟至若干小时发病，病程短暂，一般持续数小时至1周，通常在1个月内缓解。

（4）排除标准　须排除癔症、器质性精神障碍及抑郁症。

2. 鉴别诊断　急性应激障碍在诊断时应注意与癔症、器质性精神障碍、抑郁症等相鉴别。

【治疗原则】

主要是保护个体，尽快摆脱急性应激状态，恢复心理和生理健康，避免更大的损害。治疗方法以心理治疗为主，必要时辅以小剂量抗焦虑、抗抑郁药物治疗。

（二）创伤后应激障碍

创伤后应激障碍是一种与遭遇到威胁性或灾难性心理创伤有关，并延迟出现和（或）长期持续的精神障碍。这类事件几乎能使每个人产生弥漫的痛苦（如天灾人祸，战争，严重事故，目睹他人惨死，身受酷刑，成为恐怖活动、强奸或其他犯罪活动的受害者）。患者常出现创伤性体验的反复重现、持续的警觉性增高、持续的回避等。发生的危险因素：有精神疾病的家族史和（或）既往史，早期或童年存在严重心理创伤，某些人格特质，持续或叠加的生活事件，社会支持系统不良及躯体健康状况欠佳等。

【临床表现】

PTSD的核心症状如下。

1. 反复出现创伤经历　闪回、噩梦、触景生情、反应过度。

2. 回避和情绪木讷　兴趣丧失、对外界漠然处之、情绪压抑。

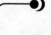

笔记栏

3.警觉性增高　很难入睡、注意力集中困难、烦躁不安或暴怒、提心吊胆。

【诊断与鉴别诊断】

1.诊断　根据 CCMD-3 的诊断标准,PTSD 的诊断须包括以下项目。

(1)症状标准　①遭受对每个人来说都是异乎寻常的创伤性事件或处境(如天灾人祸);②反复重现创伤性体验;③持续的警觉性增高;④对与刺激相似或有关的情境的回避。

(2)严重标准　社会功能受损。

(3)病程标准　精神障碍延迟发生(在遭受创伤后数日至数月后,罕见延迟半年以上才发生),符合症状标准至少已 3 个月。

(4)排除标准　排除情感性精神障碍、其他应激障碍、神经症、躯体形式障碍等。

2.鉴别诊断　PTSD 应与情感性精神障碍、神经症、躯体形式障碍、其他应激障碍等进行鉴别。

【治疗原则】

创伤后应激障碍的治疗原则重点是帮助患者提高应对技巧和能力,发现和认识其具有的应对资源,尽快摆脱应激状态,恢复心理和生理健康,避免不恰当地应对造成更大的损害。

须在治疗过程中关注患者可能存在和出现的内疚和自责。治疗方法以心理治疗为主,必要时辅以小剂量抗焦虑、抗抑郁药物治疗。

(三)适应障碍

适应障碍是一种出现于明显的生活改变或应激性事件(包括患有或可能患严重躯体疾病)之后,产生以烦恼、抑郁等为主的情绪障碍,适应不良的行为障碍或生理功能障碍,同时伴社会功能受损的异常状态。个体的素质和易感性在发生和表现形式上起着重要作用。患者的性格缺陷、应对及防御方式掌握和使用不当或存在缺陷、社会适应能力不强等是发生适应性障碍的重要原因,也就是说,患者的人格和生活事件起着几乎同样重要的作用。生活改变或应激性事件是本病的主要诱发因素。其他影响因素:家族史和(或)既往史、早期或童年经历、随后的生活事件、社会支持系统及躯体健康状况等。适应性障碍的发生与应激性事件存在一定的时序关系,通常在应激性事件或生活改变发生后 1 个月内起病,病程往往较长,但一般不超过 6 个月。可发生于任何年龄,多见于成年人,女性略高于男性。但目前缺乏确切的流行病学资料。

【临床表现】

适应障碍的临床表现各式各样,包括抑郁、焦虑、烦恼(或上述各症状的混合)等,但以情绪障碍为主,如烦恼、不安、抑郁、不知所措,感到对目前处境不能应付,无从计划,难以继续,胆小害怕,不注意卫生,生活无规律等,同时有适应不良的行为(如不愿与人交往、退缩等)和生理功能障碍(如睡眠不好、食欲缺乏等)。此外,患者可能感到易于做出出人意料的举动或突发暴力行为,品行障碍(如攻击或非社会行为)可为伴随特征,尤其是在青少年;在儿童,可重新出现尿床、稚声稚气地说话、吸吮手指等退行性现象。

【诊断与鉴别诊断】

1.诊断　根据 CCMD-3 的诊断标准,适应障碍的诊断须包括以下项目。

（1）症状标准　①有明显的生活事件为诱因,尤其是生活环境或社会地位的改变（如移民、出国、入伍、退休等）;②有理由推断生活事件和人格基础对导致精神障碍均起着重要的作用;③出现抑郁、焦虑、害怕等情感为主症状;④存在见于情感性精神障碍（不包括妄想和幻觉）、神经症、应激障碍、躯体形式障碍或品行障碍的各种症状,但不符合上述障碍的诊断标准。

（2）严重标准　社会功能受损。

（3）病程标准　精神障碍开始于心理社会刺激（但不是灾难性的或异乎寻常的）发生后1个月内,符合症状标准至少已1个月。应激因素消除后,症状持续一般不超过6个月。

（4）排除标准　排除情感性精神障碍、应激障碍、神经症、躯体形式障碍及品行障碍等。

2. 鉴别诊断　应注意与情感性精神障碍、神经症、躯体形式障碍、品行障碍、其他应激障碍等进行鉴别。

【治疗原则】

适应障碍的治疗原则主要是减少或消除应激源,解除症状,提供支持,重建适应方式。治疗方法以心理治疗、环境治疗为主,必要时辅以小剂量抗焦虑、抗抑郁药物治疗。

小　结

应激指机体在面临或察觉到内外环境及社会、心理刺激因素对个体造成威胁和挑战时所出现的全身性非特异性适应反应。应激有不同的理论模型与中介机制,应激源是引起应激的刺激,可分为不同的种类。挫折可增加应激的易感性,在挫折应对中会用到不同的心理防御机制。应激反应是个体因应激源所致的各种生物、心理、社会、行为方面的变化。应激反应包括一系列的生理心理表现。应激对于机体既有积极意义也有消极影响。做好应激管理有助于更好地应对应激。不同的应激相关障碍有其特征性的临床表现和不同的诊治原则。

思考题

1. 如何理解应激、挫折、危机、应激源之间的联系与区别?

2. 应激的中介机制有哪些? 简述其在应激中的作用。

3. 挫折后的常见心理行为反应有哪些?

4. 常见的心理防御机制有哪些? 它们在挫折应对中各有何作用?

5. 常用的应激管理技术有哪些? 各有何特点?

6. 简述危机干预的基本方法与步骤。

7. 试述常见的应激相关障碍及诊断要点。

（新乡医学院心理学院　张东军）

第五章

心身疾病

第一节　心身疾病概述

一、心身疾病的概念及演变

临床很多疾病几乎都与心理因素有关,这一类疾病称为心身疾病。它是受情绪思想影响,由多种因素引起的,在各种因素之间又互有联系和影响的一系列疾病。

流行病学的研究指出,消极的情绪状态对疾病的发生和发展及病程和转归都起着不良的作用。人们把快乐、悲哀、愤怒、恐惧作为基本情绪。在诸多的心理因素中,情绪是导致心身疾病的一个很重要的因素。被压抑的情绪和心理冲突是导致躯体功能失调的致病动因。中医学所强调的"喜伤心、怒伤肝、思伤脾、恐伤肾、忧伤肺"之说更生动地说明了情绪与健康之间的关系。

我国最早在《黄帝内经》中就有对心身疾病的理论和实践的认识,提出了"心为五脏六腑之大主,精神之所舍也"的理论;《灵枢·口问》说"悲、哀、怒、忧则心动,心动则五脏六腑皆摇",说明心神的重要性,记载了情志失调,郁而伤神,导致脏腑内伤,从而出现进一步情志变化。虽然中医关于内脏功能的概念与现代医学有很大差别,但人体内脏功能一旦失调都能引起各种情绪变化,这也揭示了心理活动有其一定物质基础。

希波克拉底最早提出情绪和性格对健康有影响的理论。现代医学研究已认识到心理社会因素在疾病过程中具有极重要的作用。

1. 心身疾病的概念　目前,心身疾病有狭义和广义两种定义。狭义的心身疾病是指心理、社会因素在疾病的发生、发展过程中起重要作用的躯体器质性疾病,例如,原发性高血压、消化性溃疡等。至于心理、社会因素在疾病的发生、发展过程中起重要作用的躯体功能性障碍,则被称为"心身障碍",例如,神经性呕吐、偏头痛等。广义的心身疾病就是指心理、社会因素在疾病的发生、发展过程中起重要作用的躯体器质性疾病和躯体功能性障碍。显然,广义的心身疾病包括了狭义的心身疾病和狭义的心身障碍。

2. 心身疾病范围　美国学者亚历山大(F. Alexander)最早提出七种经典的心身疾病,即溃疡病、溃疡性结肠炎、甲状腺功能亢进、局限性肠炎、类风湿关节炎、原发性高血压、支气管哮喘，并认为其与特定的心理冲突相关。Qurbas 则认为，冲突为非特异性，而人格类型有重要发病意义。现在普遍认为，心理社会因素在此类疾病的发生、发展中具有重要影响。

（1）心身疾病不是心理疾病，心理疾病通常指神经症、人格障碍、精神分裂症等在内的各种精神疾病，其病因虽也与心理因素有关，但其并无明显的躯体症状和阳性体征，更无组织形态学等病理改变。

（2）心身疾病亦非单纯性躯体疾病，虽然心身疾病以临床躯体症状为重要表现，且伴有病理学改变，但单纯性躯体疾病的病因均较明确，且与心理因素无直接相关。

3. 心身疾病发病率及人群特征　关于心身疾病的发病率，因各国对心身疾病的界定范围不同，其流行病学调查结果差异甚大，国外调查人群中占 10%～60%；国内的门诊与住院调查结果约为 33%。

相关调查数据显示，心身疾病患者群具有以下特征。①性别特征：总体是女性高于男性，二者比例为 3∶2，但个别病种男性高于女性，如冠心病、溃疡病、支气管哮喘等。②年龄特征：65 岁以上及 15 岁以下的老少人群患病率最低；患病率从青年期到中年期呈上升趋势，更年期或老年前期为患病高峰年龄。③社会环境特征：不同的社会环境致其人群的患病率不同，以冠心病流行病学调查结果为例，所调查国家中患病率最高为美国，其次为芬兰、南斯拉夫、希腊及日本，最低为尼日利亚。一些学者认为，这主要取决于种族差异、饮食习惯、全人口的年龄组成等社会环境因素。

二、心身疾病的发病机制

自 20 世纪 30 年代起，人们从不同的角度对心身疾病发病的机制进行了探讨，心身疾病的发生、发展及病理学基础较复杂，它是社会、心理、生理等致病因素在不同程度和时间上相互作用的结果。尽管大量研究已证明，心理、社会因素与心身疾病发病密切关联，但其发病机制仍处在学说或理论阶段，当前主要代表理论如下。

1. 心理动力学理论　心理动力学理论源于精神分析学说，代表人物是美国学者亚历山大（F. Alexander）。他提出了"冲突特异理论"，强调心理冲突在心身疾病中的作用。该学说认为：幼年时出现的心理冲突常常被压抑到潜意识中，在以后当遇到相似的情境激发时，便会重新出现。如果复现的心理冲突不能恰当地疏泄，就会通过过度活动的自主神经系统加以发放，容易引起自主神经系统的功能障碍及所支配器官的损伤。因此，亚历山大认为只要根据个体心理冲突的性质，就可以预言他将会患何种心身疾病。

例如，原发性高血压源于患者对自己攻击性潜意识的压抑。经不同时期心理动力学学者对该理论的修正，主要成就即 A 型性格与冠心病关系的研究。人格问卷是该理论的重要研究手段，夸大潜意识作用是该理论的不足。

2. 心理生理学理论　从心理生理学的角度看，各种不同的应激源须通过心理生理反应作用于脆弱易感的身体器官方可最终导致疾病。心理社会因素会在不同遗传素质个体身上产生致病的差异，如有的研究发现，高胃蛋白酶原血症的个体在相似的情境下更易出现消化性溃疡，从而确认个体素质的易感性在心身疾病发生中的重要作用。

3. 学习理论　学习理论是行为主义理论的基础。该理论认为某些心身疾病的获得有学习的成分,包括经典条件反射、操作性条件反射和观察学习。传统的学习理论强调心身疾病是通过条件反射形成的,如对花粉过敏的哮喘患者,在仅仅想到"花或花粉"这样的词语时可出现胸闷、喘息的表现。另外,操作性条件反射理论也可以解释人类的许多疾病行为,如厌食、贪食、过度换气综合征等。社会学习理论认为在一定的社会情境中,个体仅通过观察或模仿他人的行为就可迅速地进行学习,并获得新行为,如儿童的某些习惯可能是对大人习惯的模仿,即通过观察学习而获得。

现代研究认为,许多常见、多发的心身疾病(如冠心病、溃疡病、哮喘、癌症等)都和不良的行为习惯有关,而通过学习建立健康的行为习惯则可有效地预防心身疾病。可见,行为主义的学习理论不仅为心身疾病的产生提供了理论上的解释,而且为疾病的治疗开创了一条崭新的路径。

三、心身疾病的诊断

目前认为,对心身疾病的诊断应从生理、心理及社会因素进行多方面、多层次、多维度的分析。

1. 心身疾病诊断要点　目前心身疾病的诊断标准和方法不尽相同,按照生物-心理-社会医学模式,人类任何疾病均受生物、心理和社会因素的影响,心身疾病的诊断也需兼顾个体的心理、躯体和社会三个方面。此外,心身疾病作为整体概念,各疾病之间也有些共同的诊断要点,而心身疾病的诊断要点为正确诊断提供了依据。常见的心身疾病诊断要点:①存在明确的心理社会刺激因素;②个体患病与其心理应激发生有密切时间关系;③病情波动与心理应激程度及个体情绪体验有关;④个体有特定的性格特征或心理缺陷;⑤个体可能有童年的特殊心理体验。

2. 心身疾病的诊断程序

(1)病史评估　除采取与临床各科病史采集相同的方式,还应注意收集患者心理、社会的相关资料,如个体的心理发展、个性或行为特点、社会生活、人际关系、家庭支持等,初步分析其中与心身疾病发生、发展关联的因素。

(2)身体评估　除基本的物理检查,还应注意患者在体检过程中的心理行为反应方式,如有无过分敏感、拘谨等。有时可从患者在身体检查时的特殊反应中找出其心理素质特点。

(3)心理评估　对初步疑为心身疾病者,结合其病史资料,采用访谈、行为观察、心理测量及使用必要的心理生物学检查方法,对其行较系统、全面的检查,以确定心理社会因素的性质和内容,以及其在疾病发生、发展和转归中的作用。

(4)综合分析　依据上述各程序的患者评估结果,结合心身疾病阳性体征,判断其是否为心身疾病,何种心身疾病,哪些心理社会因素具重要作用,以及可能的作用机制等。

四、心身疾病的分类

心理因素广泛地影响人体的各个器官和系统,因此,心身疾病可见于临床各科。由于对心身疾病尚无一致公认的定义,对其分类也有不同的看法,一般习惯按照各系统和临床各科进行分类,以便及时诊治。

1.按器官系统分类

（1）消化系统　胃或十二指肠溃疡、神经性厌食症、神经性呕吐、溃疡性结肠炎、神经性呕吐、胆道功能障碍和慢性胰腺炎等。

（2）心血管系统　心律失常、冠心病、原发性高血压、心肌梗死等。

（3）呼吸系统　支气管哮喘、神经性咳嗽、过度换气综合征等。

（4）皮肤　神经性皮炎、瘙痒症、慢性荨麻疹、湿疹、银屑病、多汗症等。

（5）内分泌系统　甲状腺功能亢进、肥胖症、糖尿病、更年期综合征等。

（6）神经系统　睡眠障碍、紧张性头痛、偏头痛、自主神经功能紊乱、多发性硬化症等。

（7）泌尿生殖系统　月经紊乱、经前期综合征、功能性子宫出血、性功能障碍、激惹性膀胱、遗尿症等。

（8）骨骼肌肉系统　腰背痛、书写痉挛、肌痛等。

（9）其他　癌症、咽部异物感、梅尼埃病、原发性青光眼、口腔炎等。

2.按躯体病变状态分类　躯体病变状态主要分为躯体功能性病变和器质性病变，故身心疾病也可依此分两大类。

（1）心身症　指由心理社会因素引起躯体功能性改变的一类临床疾病。此类疾病虽以功能性病变为主，但亦有躯体症状和一定程度的病理生理改变。常见心身症包括心脏神经症、冠状动脉痉挛、偏头痛、贲门或幽门痉挛、神经性厌食、神经性尿频、心因性呼吸困难、心因性胸痛、过度换气综合征等。

（2）心身病　一定条件下，功能性病变为主的心身症，可演变为躯体器质性病变为主的心身病。

心身病主要指由心理社会因素引起、伴有明显躯体器质性病理改变的一类疾病，如原发性高血压、冠心病、消化性溃疡、过敏性结肠炎、甲状腺功能亢进、糖尿病、原发性青光眼、神经性皮炎等。

五、心身疾病的治疗与护理

（一）心身疾病的治疗

对于躯体症状严重的急危重症患者，应以躯体对症治疗为主，待病情缓和稳定时再有针对性地实施心理治疗；对于某些慢性病程、心身症状并现的患者，适宜在生物医学治疗同时积极开展心理干预；对于心理症状明显，伴躯体功能障碍或病理改变较轻的患者，则应以心理治疗为主，辅以生物医学治疗，如更年期综合征。

对于心理症状严重的患者，必要时也可选用一定的精神药物辅助治疗，目的在于减轻患者焦虑、抑郁等心理症状，调节自主神经系统功能，为心理治疗提供良好的条件。

（二）心身疾病的护理

1.心身疾病的护理原则　心身疾病的护理原则是以生物-心理-社会医学模式为指导，变以疾病为中心的护理为以患者为中心的全人护理。

2.心身疾病护理

（1）满足患者的需要　人类有生理的、安全的、心理的、社会的、精神的5个方面的需求。这些需求是相互联系的,健康的需求可分解成这5种需求。从某种角度来看,康复的过程就是有关需求得到满足的过程。

(2)调节患者的情绪　发展积极情绪,创造能表达情绪的环境,发展积极的自我感觉,学会有效地解决问题的方法。防止或应付消极情绪。

(3)缓解患者的心理社会应激　提高适应环境的能力,建立良好的人际关系和获得社会支持,都有利于缓解心理应激,抵消生活事件的消极作用。增强患者的适应和应对能力。

(4)处理患者的心身反应　由于疾病带来的功能或解剖结构的丧失而导致身体的变化。协助患者接受身体的改变,鼓励患者参与治疗,学会自己照顾自己,争取社会支持和亲属的配合。

六、心身疾病的预防

心身疾病在心理上是可以预防的。心身疾病的预防包括社会预防和个人预防两个方面。

(一)社会预防

进行心身疾病的社会预防可通过以下途径。

1.加强宣传　社会各界力量要联合起来,积极倡导心理卫生,做好不同年龄段的心理卫生工作。

2.做好职业群体心理卫生工作　职业是人生的一大组成部分,来自各种职业的工作环境、劳动条件、劳动强度等形成应激源,不断地作用于人体,会引发各种心身疾病。因此,加强职业群体心理卫生工作十分必要。

3.积极开展心理咨询与心理治疗工作　心理咨询与心理治疗机构、培养心理医生,创造良好的心理咨询和心理治疗的社会氛围。

(二)个人预防

1.培养良好的个性品质　一个人个性的形成取决于先天和后天两方面的因素。先天因素是个性形成的物质基础和载体,主要指遗传因素和生理素质;后天因素包括个人实践、家庭环境、学校教育、社会制度、文化传统、生产关系、政治条件,等等。一个人的个性在3~5岁时就开始形成,在青春期中后期逐渐成熟。一个人早年的经历对其个性的形成有很大影响。因此,应培养良好的个性,有效预防心身疾病的形成。

2.增强应对能力　所谓应对,是指一个人对困境所做出的尽可能适当的反应及其反应方式。应对能力可以通过有意识的锻炼而加强。如通过学习,掌握正确的世界观、人生观、价值观,丰富自己的生活阅历,学会正确认识挫折、困境和社会不合理现象,培养乐观豁达的人生态度,提高社会忍耐力,掌握应对心理刺激的技巧,如自我安慰、自我摆脱、注意力转移、找人倾诉等等。只有不断地认识和实践,才能知道如何应对世间万事,增强应对能力。

3.建立和谐的人际关系,营造良好的生活环境　和谐的人际关系、良好的生活环境能够给人以安全感、温暖感、信任感和轻松感,使人少生烦恼、忧愁,从容面对挫折,预防心身疾病。

第二节　行为与健康

一、行为方式对健康的影响

行为是有机体在内外环境刺激下所引起的生理、心理变化的反应。人类的行为错综复杂,同一个体在不同的环境条件下有不同的行为表现。另外,由于个体先天遗传因素及后天教育和社会文化熏陶的差异,不同个体在同一环境条件下也表现出不同的行为。

人的行为既是健康状态的反映,同时又对人的健康产生巨大的影响。人的行为不仅可以直接影响人的健康状况,甚至影响一些疾病的治疗和康复。行为是心理的外在表现,而行为是否健康又影响着人的心身健康。随着现代医学科技的迅猛发展,医疗卫生条件的改善和人们生活水平的提高,影响人类健康的疾病谱系发生了根本变化——传染性疾病、营养不良、感染性疾病等已得到明显控制,而慢性非传染性疾病却在逐渐增多,形成巨大威胁。半个世纪来,世界上不少国家在慢性非传染性疾病的防治中,都投入了较大财力和精力,采取了诸多防治措施,但其效果并不显著。例如,心脑血管病、糖尿病、肥胖、癌症等慢性病在世界上并没有得到控制,尚有愈演愈烈之势。

慢性病已成为疾病的"主力军",世界卫生组织专家指出,因生活方式疾病而导致死亡的人数,目前在发达国家占总死亡人数的70%~80%。不健康的生活行为方式和习惯是导致慢性病泛滥的根源。大量的研究证明,良好的生活行为方式是健身防病的关键,更是对健康的最佳投资。明智的健康行为,胜过医学上很多创新。高超的医疗技术只能减少10%的人过早死亡,而健康的生活行为方式不用花费多少即可以减少70%的人过早死亡,这一切更进一步证实行为决定健康的理论意义和实践价值。健康行为显智慧,知之而行是智者。

《中国居民营养与慢性病状况报告(2015)》指出,吸烟、过量饮酒、不合理饮食、活动不足是威胁健康的四大行为危险因素。2015年国家卫生计生委发布的健康数据显示,目前全国居民健康素养水平仅为9.48%,该数据虽然比2012年的8.8%提高了0.7个百分点,比2008年的6.5%提高近3个百分点。但每100人中具备健康素养的人数仍不足10人,国民健康素养水平还是比较低。

二、不良行为方式与疾病

现代社会的快节奏、高效率,烦心的事更易发生,心理负荷增加,社会适应不良,睡眠障碍。吃的多(不重视饮食结构和饮食数量,大块吃肉、大碗喝酒的现象并不少见),动的少,久坐,熬夜,晚上不睡,早晨不起,烟酒无度。这一切不仅没有因物质生活的富裕而得到遏制,反倒随之出现了更多不良的生活习惯和行为方式,带来了更多有损健康的问题,这无疑会导致糖尿病、心脑血管病和其他慢性病高危人群的增多。

不健康的生活行为方式造成的危害令人担忧,超负荷的工作和慢性疲劳等因素导致的健康问题出现。

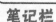

干预不良生活行为方式就是对生命的保养,应贯穿于生命的全程才更奏效。特别是在"未富先老"的当今社会,疾病导致的早死、残疾和劳动力不足等问题不容忽视。但令人担忧的现状是,民众对自身存在的行为危险因素尚缺乏足够的重视,更没有因现代社会健康文化的熏陶而调整个人不良的生活行为方式。现实中,行为问题比生物学问题不仅更易引发疾病和难以控制,且持续时间长,危害范围广。最简单的生活行为方式或习惯,往往最难改变和调整,如大家都知道吸烟酗酒、高盐饮食、缺乏锻炼、过饱等均有害健康。可在践行中真正改变这些不良行为并持之以恒,则需要恒心和毅力。

三、常见的行为相关问题

1.膳食结构　过去10年间,我国城乡居民粮谷类食物摄入量保持稳定。总蛋白质摄入量基本持平,优质蛋白质摄入量有所增加,豆类和奶类消费量依然偏低。脂肪摄入量过多,平均膳食脂肪供能比超过30%。蔬菜、水果摄入量略有下降,钙、铁、维生素A、维生素D等部分营养素缺乏依然存在。2012年居民平均每天烹调用盐10.5 g,较2002年下降1.5 g。全国18岁及以上成人超重率为30.1%,肥胖率为11.9%,比2002年上升了7.3和4.8个百分点,6～17岁儿童青少年超重率为9.6%,肥胖率为6.4%,比2002年上升了5.1和4.3个百分点,超重肥胖问题凸显。

脂肪摄入主要来源于动物性食物和食用油。而食用油又分为动物油和植物油,动物油如猪油等已经慢慢淡出大众生活,但植物油的大量摄入同样会造成能量超标,这也是近年来导致肥胖率升高的可能原因之一。健康的用油标准一般建议在25～30 g/d。我国目前除了肥胖和超重,更容易被人忽略中心性肥胖,即那些体重不重,腰围比较大的人群,这类人群有着较高的慢性病患病风险,因为内脏大多集中在腹部,所以内脏脂肪的储存,会导致代谢功能的下降。

高血压、肾病、上呼吸道感染、心脏病都和盐的过多摄入有关系。合理用盐量应当控制在每人每日6 g左右,但也不能太少,低于3 g时,便会影响人体对于钠的吸收。

2.吸烟　烟包含多种已知的化学物质,主要的有害成分包括尼古丁、焦油、潜在性致癌物、一氧化碳和烟尘等,可对人体产生多种危害。据世界卫生组织统计,全球每年至少有300万人死于吸烟有关的疾病。美国和英国的研究表明,吸烟者死亡率高于终生不吸烟者2～3倍。吸烟可导致多种疾病的发生,其中90%以上为肺癌、约1/3为其他肿瘤、20%～80%为冠心病、脑卒中等慢性病。吸烟还可通过污染环境造成不吸烟者的被动吸烟,有吸烟者的家庭,子女支气管炎的患病率比不吸烟家庭高2～3倍。另外,孕妇吸烟可使早产、流产及低出生体重儿的比例增加。

我国现有吸烟人数超过3亿,15岁以上人群吸烟率为28.1%,其中男性吸烟率高达52.9%,非吸烟者中暴露于二手烟的比例为72.4%。烟草中的尼古丁、香烟焦油等化学物质能够促进血管内皮平滑肌细胞的增生,导致内皮细胞损伤及功能紊乱,从而加速了冠心病等心脑血管病的发展进程。此外,吸烟也是呼吸系统某些疾病如慢性阻塞性肺气肿、支气管肺癌等的重要危险因素。烟瘾较大的烟民在戒烟门诊能得到专业的心理辅导和药物治疗,戒烟成功率较高。同时,家人对戒烟者的帮助和支持也非常重要。另一方面,国家积极推动公共场所戒烟,并提高烟草税,以及提倡青少年不抽第一支烟,从源头上控制烟草。因此,作为吸烟者,积极戒烟,应该在公共场所不吸烟,尽量选择户外吸烟,以避免对自己的家人或者旁边的人造成危害。

3.酗酒 酗酒将造成慢性酒精中毒,对人体的危害极大。长期酗酒者死亡率比一般人高1~3倍。酒对人体的危害表现为以下方面。①消化系统:可损害口腔、胃及肠黏膜,诱发胰腺炎、食道炎、胃及十二指肠溃疡,还会使肝及结缔组织增生,导致肝硬化。②心血管系统:可使血管失去弹性、管壁变窄,造成动脉硬化、高血压、心肌梗死及脑出血等。③神经精神系统:可损害脑细胞,导致智力下降、记忆力减退,严重的甚至会引起酒精中毒性精神病。另外,酗酒也会造成社会危害,如酒后公共场所的暴力行为、酒后驾车事故的发生、酒后的工作失误等。

2012年全国18岁及以上成人的人均年酒精摄入量为3 L,饮酒者中有害饮酒率为9.3%,其中男性为11.1%。中国营养学会综合考虑过量饮酒的危害和适量饮酒可能存在的健康效益,建议健康成年人适量饮酒的限量值是成年男性一天饮用酒的酒精量不超过25 g,相当于啤酒750 mL,或葡萄酒250 mL,或38度的白酒75 g或高度白酒50 g;成年女性一天饮酒的酒精量不超过15 g,相当于啤酒450 mL,或葡萄酒150 mL,或38度的白酒50 g。如是高血压、糖尿病等慢性病患者,要尽量不饮酒,如饮酒,饮酒量是要控制在酒精量10 g以内,相当于啤酒285 mL,或葡萄酒100 mL,或38度的白酒30 g。

4.身体活动不足 适量运动是预防和消除疲劳、保证健康长寿的一个重要因素,应鼓励和指导人们养成规律体育锻炼的习惯。体育锻炼贵在坚持,重在适度。坚持在每天的工作、学习之余,根据环境状况、选择合适的有氧运动。身体状况良好的健康人可坚持每周5天运动,每天步行10 000步的运动量,每次运动30 min,同时每周可进行1次剧烈运动,这样能够有效加强心肺功能及骨骼强壮等。

5.血脂异常 近年来,冠心病、高血压病、脑卒中(俗称"中风")、糖尿病等慢性病发病率升高,冠心病、脑卒中的发生跟高血压、高血糖、高血脂、体重增加等都有密切的关系。尤其是血脂,很多人都未引起重视,有数据显示,50%左右的成人血脂异常,也就是说人群中有一半人的血脂是不正常的。高血脂与膳食摄入关系密切,如脂肪摄入过多,高蛋白、高糖食物摄入过多,机体无法吸收,也会转化成脂肪在体内蓄积,另外高血脂也和吸烟、过量饮酒、缺少运动有一定关系。

四、健康与行为健康咨询

近年,随着社会的变革和发展,多种不良行为也在蔓延,烟瘾、毒瘾、酒瘾、网瘾等恶习正在扩散,加之生活水平的提高、食谱的变化,罹患高血压、高血脂、高血糖的人越来越多,肥胖人群的比例越来越高,由此引发的心脑血管疾病和糖尿病等,已成为继恶性肿瘤之后的高危、高发病种,严重威胁着人类健康。另外,随着生活水平的不断提高,人们对医疗服务和保健的需求亦随之提高,不再仅仅希望无病,更希望提高生活质量。如何才能预防癌症和心脑血管疾病的发生等,表现为广大群众对医院和医生的期望水平明显提高。患者希望到环境优越、服务上乘的医院去看病,健康人希望从医院和医生那儿得到防病治病、健康保健的知识。相对于生物医学,行为医学系从更宏观的层面上研究患者行为及与健康和疾病发生、发展、治疗间的关系,更加强调三级预防在防病、治病中的作用。

在此背景下,医院应加强行为医学和医学行为在医院管理中的地位和作用;医务人员应更新医疗服务理念,在优化医院外部环境的同时,必须加强医院的内涵建设。针对疾病谱系的变化,使单一的医疗服务转变为医疗、预防、保健、康复、健康教育于一体的全方位立体化服务;建立诚信的医患、护患关系,加强医患间的交流和沟通。国内外多项研究均显示心理分析、行为矫正及系统脱敏等治疗方法对心理行为因素参与发病的多种疾病的疗效较好;行为干预可减少药物用量,显著降低医疗费用,例如,作为行为医学标准治疗方法的生物反馈疗法,在美国已被列为必备治疗项目。

行为医学的研究对象涉及人类群体健康和个体健康的所有行为,它是以人们的健康行为和疾病行为为自身研究对象。建立健康的行为模式,通过自我保健行为提高人们的健康水平,加强家庭及社区保健行为的指导,是行为医学必须要着重研究的内容。以无病防病、促进健康为主要手段,如美国开展以戒烟、限酒、平衡膳食、适量运动、心理健康为主要内容的人群干预,10 年间冠心病的死亡率下降了 35%,脑血管病死亡率下降了 48%。

要大力开展行为医学工作,将其包含在医疗、预防、保健、康复和健康教育等各项工作之中,不仅在医院开展,而且要以社区卫生服务为有效切入点,到基层群众中去普及医学、卫生知识,防患于未然,提高群众自我保健意识。

第三节　常见心身疾病

一、原发性高血压

原发性高血压为最早被确认的心身疾病,近年来尽管较多研究表明原发性高血压与遗传密切相关,但心理、社会和行为因素在其发病中具重要作用。

1. 社会和环境因素　流行病学调查证明,城市居民的高血压发病率高于农村人口;患者群有一定职业特点,从事注意力高度集中、精神紧张而体力活动较少、对视听觉形成慢性刺激等职业者,更易发病,如驾驶员患病率高于一般职业人群。

此外,长期慢性应激性事件刺激也可促发原发性高血压。有研究表明,失业、离婚、长期生活不稳定、环境中有高噪声者等发病率高。

2. 情绪因素　应激情绪反应中焦虑、愤怒、恐惧易致血压升高,而沮丧或失望所致血压变化较轻。当愤怒情绪被压抑时,会造成心理冲突。研究表明,经常处于压抑或敌意的人血液中的去甲肾上腺素水平比正常人高出 30% 以上。神经内分泌或血流动力学反应的水平比普通人的高,这可能会增加血管内壁损伤和动脉粥样硬化物质的累积,最终导致血压升高。

一般认为,情绪反应伴随的"神经内分泌心血管反应",是人类种系发生过程中形成的防御反应,对多数人而言,一旦刺激消失,反应随即停止。但若个体的此类情绪反应消失很慢,或通过"学习机制"与其他心理因素建立联系,其情绪状态下发生的阵发性血压升高即可逐渐发展为持续性血压升高,最终导致原发性高血压。

3. 人格和行为因素　此类患者虽不具备某种特定人格类型,也有求全责备、刻板主观、容易激动、具冲动性、过分谨慎、不善表达情绪、压抑但又难以控制情绪等相应人格特征,且其可能与遗传因素有关。有研究认为,具此类人格特征者遇到应激刺激时,总想压抑但又难以自控其情绪,致长期心理不平衡,伴随机体自主神经系统功能紊乱,易促使发病。

因此,焦虑情绪反应与压抑心理矛盾(抑制性敌意)是高血压发病的重要心理原因。流行病学调查发现,高血压发病率与个体的高盐饮食、超重、缺乏锻炼、大量烟酒等因素有关,而其不良行为因素又直接或间接受心理、社会因素的影响。

4.药物因素　治疗原发性高血压,除酌情用药,心理行为治疗也可获明显疗效,尤其对临界或轻型高血压患者,心理行为治疗可作为基础治疗。心理行为治疗主要包括:①情绪宣泄,使患者的怨、怒、敌意等情绪及时宣泄,切忌强行压抑,指导患者保持开朗心境,避免过度喜怒,尽量回避可能使血压升高的应激情绪;②放松治疗或生物反馈疗法,让患者掌握主动身心放松和自我控制血压的方法,以提高机体对各种紧张状态的耐受力。此外,调整患者的观念,增强其自身社会适应能力,保持情绪平和,对疾病治疗均有益。

二、冠心病

冠状动脉硬化性心脏病(以下简称冠心病)指由于冠状动脉粥样硬化、管腔狭窄,导致心肌缺血、缺氧的心脏病。冠心病是威胁人类健康最严重和确认最早的一种心身疾病,发病率呈逐年上升趋势,多见于中、老年人。冠心病为最常见的心身疾病,也是当今成年人的重要死因。

冠心病的确切病因还不十分清楚,冠心病的病因有多种,但人格特征、心理应激及生活方式等心理社会因素,在冠心病的发生、发展过程中具重要影响。

1.心理应激　社会生活中的应激因素如亲人死亡、环境变化等常被认为是冠心病的重要危险因素之一。国外许多回顾性调查显示,心肌梗死患者出现症状前的6个月内,其生活事件明显增多。有研究表明,与冠心病相关的常见应激源包括夫妻关系不和睦、与子女关系紧张、工作不顺心、事业受挫与失败、离婚、丧偶等。

强烈、持续的心理应激可伴机体儿茶酚胺过量释放,心肌内钾离子减少,血压升高,局部心肌供血下降,使心脏供血不足者发生冠心病。心理、社会因素的影响不仅限于冠心病发病,对其转归也存在相当重要的影响。

2.社会环境与生活方式　冠心病发病率与社会结构、社会分工、经济条件、社会稳定程度有一定相关性。研究证实,社会发达程度高、脑力劳动强度大、社会稳定性差等均为冠心病的危险因素。另外,吸烟、饮酒过量、高脂与高胆固醇饮食、缺乏运动、肥胖既为冠心病易感因素,也是冠心病不良预后、治疗困难的重要因素。

3.人格特征　1959年,美国旧金山哈佛布鲁恩心血管病研究所的两位心脏病专家弗里德曼(Meyer Friedman)和罗森曼(Ray Rosenman)通过观察心脏病患者在候诊室中的表现,发现冠心病患者的行为特征多有"雄心勃勃、竞争性强、易激动、好争执、敏捷、没耐心、声音洪亮和时间紧迫感",并将其称为 A 型行为。弗里德曼在他 1996年出版的书籍《Type A Behavior:Its Diagnosis and Treatment》中将 A 型行为概括为时间紧迫感、竞争和敌意。

A 型行为(TABP)者主要特点:①过分的抱负及雄心勃勃;②过高的工作标准,常对自己的工作成就不满;③富于感情,情绪易波动;④有闯劲和进取心,且表现好斗;⑤过分的竞争性和好胜性;⑥时间紧迫感与匆忙感;⑦变幻不定的敌意;⑧习惯做紧张的工作,休息时间难以得到放松;⑨不耐烦,急于求成;⑩常同时进行多种思维活动和工作安排;⑪言语与动作的节奏感快等。

A 型行为者遇应激性事件时,容易紧张、激动、愤怒、攻击和对人敌意,体内儿茶酚胺及促肾上腺皮质激素过量分泌,致血压波动,血黏度增加,血小板黏附力和聚集性增加,血脂增高,加速血栓形成,终致冠状动脉供血不足。A 型行为类型还与冠心病患者病情加剧相关。有研究显示,A 型行为者患冠心病后继发心肌梗死的可能性约 5 倍于非 A 型行为的冠心病患者。故有人将 A 型行为类型称为"冠心病个性"。世界心肺和血液研究协会(NHLBI)也于 1978 年确认 A 型行为属于一种独立的冠心病危险因素。

三、甲状腺功能亢进

甲状腺功能亢进(简称甲亢)是由多种原因引起的甲状腺激素分泌过多导致的临床综合征,是一种常见的内分泌心身疾病。甲亢目前病因学机制未明,除了免疫调控异常和遗传免疫因素异常外,与多种心理因素及人格特点有关。临床观察甲亢患者的病情变化与情绪反应有密切关系,有资料表明,甲亢不仅可能与患者心理健康状况有关,还可能与冲动性人格有关。近年来,随着社会经济的发展、生活节奏的加快和人们生活水平的不断提高,心理健康问题已日益成为社会各界共同关注的热点问题。

1. 心理应激 甲亢患者患病前较多经历应激性生活事件,尤其是负性应激性生活事件可能与发病有关。频繁发生的应激事件有严重的睡眠问题、职业状况变化、经济困难、严重的疾病和(或)外伤、家庭成员或配偶间冲突、社交活动变化。甲亢患者应激性生活事件研究结果与其他心身疾病生活事件研究结果相似,如消化性溃疡、肿瘤及肠易激综合征等。一般认为负性情绪是心身疾病的中介因素,在不同的遗传素质基础上对不同的靶系统作用而产生不同的躯体疾病。甲亢患者的心理健康状况较差,社会心理应激因素如急性应激及长期精神紧张、抑郁、过度悲伤等作为一种非特异性促进因素。

2. 人格特征 任何不良社会心理刺激都可产生一定的情绪和心理变化,这种变化作用于神经系统,引起自主神经功能紊乱,对甲状腺调控失灵引起甲亢。对患者带来不良影响,使患者产生心理、情绪变化,产生冲动性人格。

甲亢患者大多偏向 A 型行为的性格特征,伴有情绪不稳、焦虑、易怒等。在不良刺激下,A 型性格者过度评价刺激的强度,产生过强的情绪反应,从而诱导发病,生活质量下降。

四、糖尿病

科学家首次发现父亲心理应激影响子代糖代谢

我国科学家发现父亲应激后,血清糖皮质激素水平显著升高,引起精子 miRNA-466b-3p 启动子区域甲基化程度的增加,并遗传至子代小鼠,导致其肝中 miR-466b-3p 的表达下调,引起磷酸烯醇式丙酮酸羧激酶(PEPCK)蛋白表达的增加,从而引发子代小鼠糖异生增加,血糖升高。这是首次发现父亲的心理应激通过表观遗传等机制可调控子代的糖代谢状况,这项研究进一步证实了环境因素介导的跨代遗传调控作用。

Wu L, Lu Y, Jiao Y, et al. Paternal Psychological Stress Reprograms Hepatic Gluconeogenesis in Offspring [J]. Cell Metab, 2016, 23 (4): 735-743.

糖尿病是由遗传和环境相互作用而引起的一组以慢性高血糖为特征的代谢综合征。长期的碳水化合物、脂肪和蛋白质代谢紊乱会导致心、肾、血管和神经等多系统器官的损害,这些慢性并发症也是糖尿病患者致残、致死的主要原因。

糖尿病可分为 4 型,分别是 1 型糖尿病、2 型糖尿病、妊娠糖尿病和特殊类型糖尿病。

糖尿病的病因和发病机制十分复杂,目前尚未完全清楚,一般认为是多因素综合作用的结果,其中,心理社会因素具有重要的作用。研究表明糖尿病患者中情感障碍的发病率为 12.3%,焦虑症为 5.6%,进食障碍的发病率为 15.2%,全部糖尿病患者的精神疾病诊断率为 18.7%。

1. 心理应激 应激包括生活与工作中的重大变故、挫折和心理冲突等。生活事件与糖尿病的代谢控制密切相关,一些糖尿病患者在饮食和治疗药物不变的情况下,由于生活事件的突然袭击,病情在一夜之间迅速加剧,甚至出现严重的并发症。国外学者对 38 名青少年糖尿病患者与 38 名患其他慢性病的患者进行对照研究,结果发现糖尿病组双亲去世和严重的家庭破裂的生活事件远比对照组多,且 77% 发生在糖尿病发病前。通过回顾性和前瞻性调查发现,离婚与糖尿病的发生有关。观察了在治疗的糖尿病患者,发现其中有 19 名代谢控制不良者在近期有明显的生活事件。

糖尿病的发生与情绪也有密切关系。对 2 型糖尿病患者的调查发现抑郁症状发生率显著高于一般人群。不良的情绪对糖尿病的代谢控制和病情转归会产生消极的影响。

2. 人格特征 研究表明,糖尿病患者的性格倾向于内向、被动、感情不易冲动,但也有人认为与 A 型性格有关。不少患者遇到烦恼时压抑自己,不愿求助或找人倾诉,这种消极的应付方式很容易产生焦虑、抑郁的情绪,而不良情绪通过"免疫-内分泌"机制又成为患病的诱因。有调查发现,大多数糖尿病患者性格不成熟、被动依赖、做事优柔寡断、缺乏自信等。国内学者对 2 型糖尿病患者进行了明尼苏达多相人格调查,结果显示,无论是男性还是女性糖尿病患者,他们都具有躯体不适、主诉多,常以否认和压抑来处理外来压力等倾向。

五、支气管哮喘

支气管哮喘是由嗜酸性粒细胞、肥大细胞和 T 淋巴细胞等多种炎性细胞参与的气道慢性炎症,表现为反复发作性的喘息、呼吸困难、胸闷或咳嗽等症状,常在夜间和

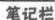

笔记栏

（或）清晨发作、加剧。支气管哮喘是严重威胁人类健康的慢性病。虽然近年来逐步阐明支气管哮喘的变态反应机制，但心理、社会因素仍被认为是诱发或加重支气管哮喘发作的影响因素。

1. 心理应激　患者可找到引起其哮喘发作的心理、社会因素。如母子关系冲突、亲人死亡、弟妹出生、家庭不和、意外事件、心爱玩具被破坏、突然环境改变等，均可作为诱发或加重其发作的心理或社会因素。另有研究发现，心理应激可致支气管平滑肌收缩和气喘症状，气管阻力的增减也可因暗示和条件反射性刺激而改变。例如，有些患者可因对自然界花粉敏感发生外因性支气管哮喘，当他们看到同样形色花粉的图片时，也可引起支气管哮喘发作。

2. 职业环境　包括特殊的家庭居住环境，如经常暴露于烟雾中的儿童哮喘患病率远高于对照组儿童；空气污染、呼吸道感染与儿童哮喘的发生关系密切；摄入某些特异性食物可以引起哮喘；以及从事油漆工、汽修工等特殊职业的人群高发哮喘等。易诱发哮喘的药物主要有两类：一类是阿司匹林类及类似的解热镇痛药；另一类是作用于心脏的药物，如普萘洛尔等。磺胺药等也可因引起过敏反应而诱发哮喘发作。此外，大哭、大笑等剧烈运动和恐惧、紧张等刺激也可引发儿童的哮喘发作。

3. 人格特点　支气管哮喘患儿多表现过分依赖，希望受人照顾。有学者认为，母亲对孩子要求过高或过分保护的不良母子关系，可致此病的形成或发作。一些患儿在离开母亲住校、住院等独自生活时，哮喘发作趋于减少。因支气管哮喘病程较长，发病时患者体力支出过度致体质虚弱，影响其正常的学业和社交活动，长此以往，患者易产生抑郁或自卑，也可表现敏感、多疑、冲动等行为特点。反之，该人格行为特点又可进一步阻碍其人际交往和社会活动，形成心理、社会刺激因素，诱发或加重病情。

心理治疗包括催眠方法治疗支气管哮喘；系统脱敏法等行为疗法可减轻哮喘的发作程度（症状）；放松训练治疗也能减轻发作症状或减少用药剂量；生物反馈治疗可控制呼吸道的阻力，缓解发作症状；使用安慰剂等暗示性疗法同样可有效缓解支气管哮喘。

六、消化性溃疡

消化性溃疡包括胃及十二指肠溃疡、溃疡性结肠炎，是较早公认的常见的心身疾病。人群患病率可达10%以上，男性是女性的2~4倍。随着女性社会活动的增多，女性患病率也有逐步增加的趋势。长期精神紧张、焦虑或情绪波动的人易患消化性溃疡。在战争年代，溃疡病的发生率增高。消化性溃疡愈合后的患者当有情绪性应激时，容易引起溃疡复发或发生并发症。军人持续高强度军事训练、驾驶战斗车辆、经常精神紧张等与消化性溃疡症状发生的关系较大。严重烧伤、外伤，严重疾病状态及进行大手术的患者可发生应激性溃疡。

1. 心理、社会因素　心理、社会因素与此病关系中，十二指肠溃疡比胃溃疡的联系更为密切。主要因素包括以下方面。①严重精神创伤：尤其在毫无心理准备的情况下，遇到失业、丧偶、失事、离异、自然灾害或战争等重大生活事件或社会环境改变；②持久的不良情绪：如长期家庭矛盾、人际关系紧张、事业发展不顺利等所致失落感；③长期紧张刺激：如不良工作环境、缺乏休息等。有研究显示，消化性溃疡患者发病前血液中胃蛋白酶原水平较高，并被视作发生十二指肠溃疡的重要生理始基。有研究证实,高胃蛋白酶原血症的个体,当其在心理、社会因素的作用的激发下,比普通人更容易发生溃疡病。

2.人格特点 此类患者的主要个性特点是竞争性过强、过度自我控制,精神生活过于紧张,节假日休息仍不能松弛;情绪易波动但又惯于克制,遇挫时特别容易愤怒或忧郁,他们自制力较强,喜怒不形于色,不良情绪虽被其压抑,却可致更强烈的自主神经系统反应,构成消化性溃疡的重要中介。消化性溃疡患者习惯于自我克制,情绪得不到宣泄,胃酸和胃蛋白酶原水平明显增高,从而使迷走神经反射强烈,易诱发消化性溃疡。

治疗消化性溃疡,需采取心理治疗在内的综合治疗措施。应以咨询、启发式认知领悟疗法,了解并帮助患者分析不利其疾病治疗的心理、社会应激因素,指导患者调整不良生活方式与饮食习惯,建立正确的自我观念,适度宣泄不良情绪,消除各种心理、社会压力,学会放松自我。对溃疡创面愈合后仍有疼痛持续发作或胃部不适的患者,必要时可选用精神药物治疗,以消除或抑制各种致病精神因素。

经前焦虑性障碍

伴有严重情绪不稳定的经前期紧张综合征称为经前焦虑性障碍。有一些证据表明,社会心理压力如社会经济地位、婚姻状况、生活压力事件和自我感知的压力与经前焦虑性障碍发病密切相关,持续的创伤性事件增加经前焦虑性障碍的风险,已婚妇女比未婚、分居或离婚妇女更少患经前期紧张综合征,收入高的女性患经前期紧张综合征的可能性小。

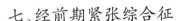

七、经前期紧张综合征

经前期综合征,最初于1931年由美国Frank RT医生提出,是指女性在月经前出现躯体、精神及行为方面的改变,严重影响生活和工作,月经后症状自然消失的一种病症。正常月经是由下丘脑-垂体-卵巢轴的神经内分泌调节及靶器官子宫内膜对性激素的周期性反应,其中的任何一个环节发生障碍都导致月经失调甚至闭经。中枢神经接受内外环境的刺激,对下丘脑-腺垂体-卵巢功能产生影响。

由于本病的精神、情绪障碍更为突出,以往曾命名为"经前紧张症""经前期紧张综合征"。近年认为本病症状涉及范围广泛,除精神神经症状外还涉及若干互不相联的器官、系统,包括多样器质性和功能性症状,故总称为经前期综合征。

经前期综合征具体表现:女性在月经来潮前1周左右出现情绪反常,暴躁易怒,心情烦闷、沉默寡言、抑郁寡欢。食欲增加、腹胀、恶心、呕吐、头晕头痛、乳房胀痛、下腹坠胀、分泌物增多、便秘、周身关节疼等。

1.心理、社会因素 月经周期发生改变和经前紧张征加重原因,大多与情绪波动、环境变化、生活习惯改变、经期体育活动、学习紧张等有关。当女性进入一个新环境，情绪易于变动，如就业的压力、紧张的学习和恋爱的挫折等社会心理因素均可导致心理障碍，引起内分泌紊乱而影响月经。疼痛和经前期紧张综合征的体验与自我暗示有关系。患者精神症状突出、情绪波动、精神紧张等均可使原症状加重。

有些女性 PMS 的形成与不良的社会、环境有极显著的关系，如家庭暴力、父母离异、遭受性骚扰、学习困难、惊吓等。它可能在月经初潮时就产生，也可能在正常的月经周期内因不良刺激而产生。不良环境的各种刺激可以通过大脑皮质引起反应，使其功能紊乱致情绪波动。

2. 人格特点　有调查资料表明，PMS 以心理症状为主的比例高于躯体症状为主的比例。其中焦虑值过高的妇女是经前期综合征的易发人群。而且 PMS 也与个性有关，与艾森克个性问卷维度中精神质、内外向、掩饰呈负相关，PMS 患者具有易激惹、好偏激、应激强烈等人格特点。

不良情绪会加重和诱发妇女 PMS，一次围经期的痛苦体验可影响下一月经周期，久而久之，可产生不良的负性信念，许多女性在月经前或经期表现为心烦、抑郁或易激惹。

由于经前期综合征的临床表现多样化、严重性不一，因此，不可能一种治疗方法解决所有症状。目前主要是对症治疗，因人而异，设计个体化的治疗方案，以达到最大疗效。情感支持可以帮助患者调整心理状态，对患者及家庭成员做有关疾病保健的宣教，帮助患者认识疾病和建立勇气及自信心，使患者的失调过失减少到最小程度。

八、肿瘤

肿瘤是一种严重危害人类健康及生命的常见病、多发病。我国 2014 年死亡构成中，城市居民恶性肿瘤死亡率为 161.28/10 万，而农村居民恶性肿瘤死亡率为 152.59/10 万，均居死亡率第一位。肿瘤的发病原因至今未完全阐明，一般认为是多因素作用的结果。近年来已有许多研究证实，心理、社会因素在癌症的发生和转归中具有一定作用。

1. 生活事件　大量研究证实，负性生活事件与癌症的发生有关。国内外不少研究发现，癌症患者发病前的生活事件发生率较高，尤以丧偶、近亲死亡、离婚等家庭不幸事件为显著。肿瘤症状出现前最明显的心理因素是对亲密人员的感情丧失。有研究发现癌症患者发病前的家庭不幸事件发生率高于非癌症患者。

2. 心理、社会因素　社会事件与癌症的关系，还取决于个体对生活事件的应对方式，如习惯于采用克己、压抑而不善宣泄生活事件所致负性情绪体验者的癌症发生率较高。另有研究提示，缺乏社会支持的癌症患者复发率较高。研究提示平均生存期明显延长的癌症患者具有以下心理行为特点：①始终抱有希望和信心；②及时表达或发泄负性情感；③积极开展有意义、有快乐感的活动；④能与周围人保持密切联系。

3. 人格特点　人格特征与恶性肿瘤的发生有一定的关系，有研究结果提示，过分谨慎、细心、忍让、追求完美、情绪不稳而又不善于宣泄负性等个性特征，易使个体在相同的生活环境中遭遇生活事件，在相似不幸的事件中也易产生更多的失望、悲伤、忧郁等情绪体验，并被行为医学界概括为 C 型行为。

九、慢性疼痛

疼痛是促使患者就诊的最常见症状,而慢性疼痛又是医生面临的最难处理的问题之一,所以,医生必须善于从生物学、心理学及社会学全面处理疼痛这一复杂问题。

国际疼痛研究协会(International Association for the Study of Pain,IASP)将疼痛定义为伴随着组织损伤或潜在的组织损伤并由这种损伤引起的一种不愉快的感觉和情绪体验。而慢性疼痛是超过正常组织愈合时间(一般为3个月)的疼痛。大多数医生从实用出发,认为持续超过6个月的疼痛才是慢性疼痛。

疼痛对患者有两方面的意义:一是疼痛意味着机体有损伤,这种损伤多为躯体组织有损伤,但也可能是精神性损伤,慢性疼痛如不加治疗,其本身即能严重损伤机体,所以疼痛是机体有损伤的信号;二是疼痛时会引起自主神经反应、情感反应和躯体运动性反应和行为反应,这对机体是一种保护反应,提醒其去主动求治。疼痛有以下四种基本类型。

1. 组织损伤性疼痛　近代生理学研究证明,躯体组织损伤如外伤、烧伤、风湿、炎症、癌症等所产生的疼痛是由致痛性化学物质引起,即由损伤细胞释放出的 K^+、乙酰胆碱、三磷酸腺苷(ATP)、组胺、5-羟色胺或由损伤局部合成的缓激肽、前列腺素等。这些致痛物质作用于伤害感受器——游离神经末梢,经 A 和 C 类传入纤维,将痛觉信息传到脊髓,再沿脊髓丘脑束、脊网束、脊中脑束、脊颈束和脊柱突触后纤维束上传到丘脑外侧核群和丘脑内侧核群。由 A 纤维传入丘脑外侧核群的冲动,经特异投射系统上传到后中央前回产生定位准确的锐痛;由 C 类纤维传入的冲动到丘脑内侧核群,经非特异投射系统传导到边缘系统则引起弥漫性、定位模糊的钝痛。生理研究发现,脊髓是冲动汇集影响痛觉的关键部位。脊髓后角胶质区有抑制性中间神经元,它是痛觉信息能否进入丘脑的闸门。沿 C 类纤维传入的痛觉信息可抑制胶质区的抑制性中间神经元的活动,使闸门开放,痛觉信息得以上传大脑而产生疼痛。而沿 A 类粗纤维传入的触觉信息则可兴奋胶质区抑制性中间神经元而使闸门关闭,这时沿 C 类纤维传入的痛觉信息,便不能再上传到大脑,使痛觉减弱或消失。所以用机械刺激可兴奋 A 类粗纤维而止痛。此外,研究证明,大脑皮质的心理活动、情绪等都可通过下行纤维影响闸门开关而提高或降低对疼痛的耐受性。

2. 心理生理障碍性疼痛　心理生理障碍性疼痛是一种由紧张、焦虑、抑郁等心理因素所引起的生理障碍而产生的不适感和情感体验,这时并无组织损伤,或者只有潜在的损伤可能性。如工作紧张、心理紧张可引起自主神经功能紊乱,从而使颈外动脉分支痉挛而致偏头痛;或紧张通过锥体束引致颈肌、背肌、肩胛肌痉挛而产生的头痛、颈痛、背痛和肩痛等。这是一种解脱压力、摆脱窘境的心理转换方式。这种疼痛很明显的特点就是随着精神压力的消长而消长。

躯体妄想性疼痛既无组织损伤,也无生理障碍,患者主诉的疼痛既含糊,而且很奇特,其分布又不能用一般解剖生理所能解释,用精神治疗可以解除。截肢后产生的幻肢痛是一种特殊的幻觉性疼痛,对其产生机制仍不明确。

3. 影响疼痛的心理因素　疼痛不能被某几种特别的指标准确地测量,对疼痛的程度和疼痛性质的评价也多是依靠语言描述、非语言的表达、特别的试验(神经体液和内分泌)和情感的参与,这有明显的主观性,几种现象(如幻肢痛、应激性疼痛、催眠可减轻疼痛等)、分散注意力、放松、恐惧、压抑及家庭和社会因素也都可调节疼痛体验,这些都说明了心理状态对慢性疼痛的影响。研究发现,疼痛的感受和忍耐的程度要受感觉、情感和认知评价三维的影响,而这三者都与个体心理特征有关。

(1)人格   一个人的人格,如性格、气质影响他们对疼痛的反应态度。外向性格的人对疼痛的耐受性要比内向性格的人强。自尊心强的人常表现出较强的疼痛耐受性。具有疑病敏感抑郁癔症性人格特征的人对疼痛很敏感。用安慰剂可减轻疼痛的人,多为易受暗示性的人格,其性格也倾向于焦虑的依赖;用安慰剂无效果的人,则较为孤僻和死板。许多研究试图揭示有疼痛倾向的人格是什么样的。有人认为那种害怕面对困难的人人可能会显示出对疼痛刺激耐受力下降,更多地抱怨疼痛;也有观点认为疼痛是一种内疚感、困惑的表现。

(2)性别   性别可以影响人们对疼痛的体验,许多研究显示女性痛阈较男性低,她们更易辨认疼痛、对疼痛进行评定,且对疼痛的耐受性也较差。许多研究表明,女性表现出比男性更为严重、更经常和更长时间的疼痛。女性更易体验反复的疼痛且更易由疼痛引起劳动能力丧失。

(3)年龄   目前关于年龄对疼痛的影响研究主要在老年人和儿童。疼痛在老年人中是一个普遍的问题。研究显示尽管老年患者中慢性疼痛发生率高、病程长,但他们与年轻人相比,并不更易因疼痛而形成抑郁,相反他们因疼痛而致残较年轻人发生率少。对于儿童,研究显示儿童和青少年经常发生慢性疼痛,尤其在 12 岁女孩中疼痛的发生率及严重程度更高,其疼痛种类也更多。对此种疼痛进行的生物心理社会分析还很少。另一个重要的但未被深入研究的领域,是关于儿童和青少年疼痛经历对其情感与认知发展的影响。

(4)注意   对疼痛的感觉与人的注意力集中的方向和程度密切相关。临床观察发现,如果把注意力集中在自己疼痛的器官或组织上,则疼痛就会更加剧烈,而增加后的剧痛又会进一步使人把注意力集中在疼痛的部位上,如此形成恶性循环。相反,如果把患者的注意力转移,或让患者下棋、听音乐、看书、读报、与患者闲聊,都可减轻疼痛。注意对疼痛的影响是由于疼痛感觉必须在大脑皮质意识清醒时会感受。当注意力集中在疼痛的组织上时,通过网状结构上行激活系统、丘脑非特异投射系统上传的注意信号激动和提高全皮质的感觉性和兴奋性,从而降低痛阈,对疼痛感受更加敏锐,使痛觉加剧。而当注意力方向转移到疼痛以外的事物,如听音乐、下棋等,则新的刺激在皮质产生的朝向反射兴奋灶会通过交互抑制而抑制疼痛感受的皮质代表区,从而减轻疼痛。

(5)暗示   暗示是指以某种信息如语言、手势、文字、动作、药物等来影响别人心理活动的特殊方式。据报道,接受催眠术的人凭借适当的暗示,对于创伤或烧伤几乎感觉不到疼痛,做自我催眠或陷入冥想状态的瑜伽者,可耐受疼痛刺激而不感到疼痛。此外,安慰剂是临床上常用的一种药物暗示。有学者报道,术后疼痛服用吗啡的患者,多数可解除疼痛。因此,可认为麻醉药物的镇痛作用中有一部分是心理上的暗示在起作用。催眠的临床研究也证明,人进入催眠状态时,大脑处于既非清醒又非睡眠的中间状态,其意识活动限制于狭窄范围,出现痛觉缺失、幻觉、木僵状态等行为变化。这可能是催眠暗示能提高对疼痛的耐受性的机制之一。还有学者认为,暗示、安慰剂可通过意识的变化,刺激人脑镇痛系统神经元合成脑啡肽的作用,后者增多后作用于脑神经元突触后膜上的吗啡受体,收到镇痛效果。

（6）焦虑 痛觉也是一种感觉,它总是和消极的不愉快的情绪相联系,并且常伴随逃避行为。实践证明,积极愉快的情绪使人们对有害刺激的敏感性降低,对疼痛刺激耐受性升高,因而不易感觉到痛。凡能降低焦虑的方法,如行为疗法、生物反馈疗法都可降低疼痛。实验研究发现,焦虑时网状结构上行激动系统活化,从而提高大脑皮质的觉醒程度和对痛觉的敏感性,此外,焦虑时伴有脑内去甲肾上腺素递质释放的增加,后者可使痛觉系统活动加强,降低痛阈和增加痛的知觉。

（7）恐惧 由于恐惧是疼痛的一种自然结果,避免引起恐惧的事件用于处理急性疼痛是恰当的,但对于慢性疼痛患者的恢复效果欠佳。与恐惧相关的疼痛产生的原因可能是患者对躯体疼痛感觉的注意力增加。

除此之外,与疼痛相关的恐惧增加了某种生理上的反应,而此种生理上的反应可能会对疼痛的严重程度和持久性产生作用。有实验证明恐惧增加了低位脊柱旁肌肉的反应性,这预示着患者在随后的体能测试中可能有更严重的疼痛产生。

（8）抑郁 疼痛的体验所导致的负面影响,包括持续感觉到的挫折、愤怒和失望,而消极的自我评价是持续疼痛的通常表现。研究发现疼痛的程度越高,发生抑郁的可能性就越大,造成这一结果的主要原因不单纯是疼痛本身,患者对于慢性疼痛无可奈何的心理因素在其中可能起了重要的作用。一旦抑郁出现,它会明显地影响慢性疼痛的发展、转归。抑郁心理常常引起慢性疼痛和持续性疼痛。慢性疼痛引起抑郁情绪,抑郁又会引起疼痛加剧,形成恶性循环。

（9）应对方式 "应对"这个词有两层含义。第一,它是指机体对应激事物进行回应,而不管是否能消除应激源或减轻应激反应;第二,是指机体主动消除应激源或减轻应激反应。无论面对一种什么样的应激源,诸如疼痛,疼痛引起的恐惧,人们都有反应。这种反应有积极的和消极的方面,不同的人格将会对疼痛的反应有很大的影响。调查显示,那些积极参加劳动的女性更能积极地控制分娩过程,此积极的反应可减少疼痛、劳累,增加能量。对疼痛及疼痛引起的恐惧积极反应的人更易于有效地适应疼痛。

疼痛的产生即可由生物学损伤引起,又可由心理因素和社会因素引起。所以,正确地分类,是处理疼痛的关键。而疼痛本身又是一种主观感觉,个体差异较大,疼痛的感受、知觉、耐受对疼痛意义的评价和疼痛引起的行为变化等都更多地受社会心理因素所左右。所以应从社会因素、心理因素和生物因素方面去考虑,以进行全面的疼痛护理。

文化因素影响疼痛患者的疼痛感受、表达与疼痛行为。临床发现,每个人所受的教育程度和文化水平不同,对疼痛的耐受性和反应也不同。文化层次高的患者对疼痛表达多,求助行为强。而文化层次低的患者疼痛时求助行为少,多能耐受而不善于表达。所以医生对知识分子患者应多解释其病情及可能的发展、引发的继发症状,如少尿、消化不良,以解除其敏感多疑心理并让其增强预见性,有利于解除疼痛。对文化较低的患者更应多关心、多观察、主动及时地减缓其疼痛。

小　结

　　心身疾病必须具有躯体症状和躯体症状相关的体征。其发病原因应是社会心理因素,或主要是社会心理因素,通常涉及自主神经系统所支配的系统或器官。

　　护士的工作中强调以人为中心,重视整体的健康和生命质量,使患者能够无顾虑地倾诉,完全道出心理困扰及躯体的痛苦,有利于挖掘患者心理、社会方面因素对其健康的影响,从而正确地诊断、针对性治疗。由于护患关系良好,有利于患者性格和不良生活行为习惯的矫正,有效地改善其负性情绪,有利于心身疾病的治疗和康复。

　　护士还应有条件经常性地为社区居民提供三级预防,将疾病的预防与治疗融为一体,以降低心身疾病的患病率、致残率及死亡率。

 思考题

1. 如何进行消化性溃疡患者的心理护理?
2. 简述冠心病患者的行为矫正的实施步骤。
3. 如何进行支气管哮喘患者的心理护理?

(新乡医学院护理学院　叶　林)

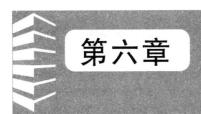

第六章

护患关系

第一节　人际关系

一、人际关系概述

人际关系是人们在交往中心理上的直接关系或距离,它反映了个人寻求满足其社会需求的心理状态。社会学将人际关系定义为人们在生产或生活活动过程中建立的一种社会关系。心理学将人际关系定义为人与人在沟通与交往中建立起来的直接的心理上的联系。

(一)人际关系的特点

1. 个体性　人际交往的双方的社会角色会影响彼此的人际关系,但社会角色关系与人际关系不同。在人际关系中,社会角色退居到次要地位,对方是不是自己所喜欢的或愿意亲近的人则成为主要问题。

2. 直接性　人际关系是人们在面对面的交往过程中形成的,个体可以切实感受到它的存在。没有直接的接触和交往,就不会产生人际关系。人际关系一旦建立,就会被人们直接体验到。双方在心理距离上的趋近,会使个体感到心情舒畅;若有矛盾和冲突,则会感到孤立和抑郁。

3. 情感性　人际关系的基础是人们彼此之间的情感联系。情感是人际关系的主要成分。人际间的情感倾向有两类:一类是使人们彼此接近和相互吸引的情感;另一类是使人们互相排斥和疏离的情感。

(二)人际关系的要素

人际关系(交往)的实质是一种特定的社会现象,一般具备以下几方面要素。

1. 交往的主动性　人们在交流沟通的过程中,不是一方领导另一方,而是双方都是活动的主体。在日常生活中,我们常可碰到这样的情况。例如,你上街购物,虽然你可主动地选择某品牌的商品,但营业员也可以主动向你介绍相关品牌的商品信息,供你选择。这就是说在人际交往过程中,每一方都是积极活动着的主体,不同的是所处地位有主次而已。但即使处于次要地位的一方,也不是被动地接受信息,机械地做出

笔记栏

反应,而是根据自己的要求、兴趣去理解和分析对方的信息并做出反馈,调整自己的言行,达到信息交流的目的。又如,在就医过程中医生与患者之间的关系,在诊治方面医生虽然是主动地下诊断、开处方,但患者也并非是被动的,他可以向医生反映自己的病情,以及用何药甚至何剂量适合自己,医生会根据患者的反馈来调节自己的诊治。

2.交往的互益性 单个个体的各种活动,虽然可能与外界有密切的关系,但不能称之为人际交往。人际交往必须是在两个以上的个体之间进行的相互作用的活动。一方发出信息会引起另一方在心理和行为上的反应,这种反应反过来成为新的信息作用于前者。如一位护士对一位慢性患者讲:"这个病您比我有经验,所以还得多听听您的意见。"患者听后自然会做出积极的反应。所以,人们在影响他人的同时,也接受着他人的影响。

3.交往的条件性 在人际交往中,首要的条件是双方所使用的符号必须相同或相通,这是交往发生的必备条件。可以是语言符号,也可以是非语言符号。如符号不同可闹出许多笑话。例如,一个外国人与本国人交往时,必须使用同一种或彼此都能理解的语言,或其他符号,否则易产生歪曲、误解。

(三)人际关系建立与发展的阶段

良好的人际关系是人的本能的需要,也是心理健康的需要,更是社会生活的需要,因此其在人类生活生存中也是极其重要的。

一般来说,良好人际关系的建立与发展要经过定向、情感探索、情感交流和稳定交往四个阶段。定向阶段涉及注意、选择交往对象,与交往对象进行初步沟通等方面的心理活动和行为;情感探索阶段,双方探索彼此在哪些方面可以建立情感联系,随着双方共同情感领域的发现,彼此沟通越来越广泛,本阶段会发生一定程度的情感卷入;人际关系发展到情感交流阶段,双方关系的性质发生重要变化,双方的信任感、安全感开始建立,沟通的深度和广度有所发展并有较深的情感卷入,此时,双方会提供评价性的反馈信息,进行真诚的赞许和批评;到达稳定交往阶段,交往的双方在心理相容性方面进一步拓展,允许对方进入自己的私密领域,分享自己的生活空间和财产。但在实际生活中,很少有人达到这一情感层次的友谊关系。许多人同别人的关系并没有在情感交流阶段的基础上进一步发展,而是仅仅在本阶段的同一水平上简单重复。

二、人际关系类型

人是社会性动物,每个个体均有其独特之思想、背景、态度、个性、行为模式及价值观,然而人际关系对每个人的情绪、生活、工作有很大的影响,甚至对组织气氛、组织沟通、组织运作、组织效率及个人与组织之关系均有极大的影响。

从古至今,人际关系的类型由多位学者提出,具有代表性的有:David Hingsburger(1989年)的四种关系类型,即朋友型人际关系、爱情型人际关系、性爱型人际关系、职员/专业型人际关系;Tong Lake(1981年)的三种关系类型,即权力之人际关系、交易之人际关系、爱情之人际关系;张宏文(1996年)的四种关系类型,即陌生、相识、朋友、爱侣。由上可知,人际关系会因角色、职责、关系、身份而不同。

目前,根据李维奇的研究,把人际关系分为以下八种类型。

1.主从型 其特点是:一方处于支配地位,另一方处于从属地位。这是人际关系类型中最基本的一种,几乎所有的人际关系都有主从性因素。

2.合作型　其特点是:双方有共同目标,为了达到这一目标,彼此能配合和容忍对方。

3.竞争型　其特点是:双方为实现各自目标常常竭尽全力,因而充满活力;由于竞争时间长,又使人感到筋疲力尽。

4.主从－竞争型　这是一种混合型的人际关系。双方相处中,有时是主从型、有时是竞争型的人际关系,这种变换使双方难以适应,往往无所适从。这是难以相处的人际关系。

5.主从－合作型　这是一种互补与对称的混合型人际关系,双方在其中能和谐共处。如果其中合作因素超过主从因素,则关系更为融洽。

6.竞争－合作型　双方在这种人际关系中,时而竞争,时而合作。为维持这种类型的人际关系,双方需要保持一定的心理距离,避免交往过频。

7.主从－合作－竞争型　这种混合型的人际关系兼有三者的特点,矛盾较多,双方易于陷入困境。

8.无规则型　这种人际关系较为少见。特点是:双方关系毫无规则,不清楚要做什么。

三、人际关系理论

美国学者舒茨以人际需要为主线提出人际关系的三维理论,他称自己的理论是基本人际关系取向(FIRO)理论。其要点如下。

1.个体都有三种基本的人际需要　①包容需要:与他人接触、交往、相容;②支配需要:控制他人或被他人控制;③感情需要:爱他人或被他人所爱。

2.人际关系需要决定个体与其社会情境的联系　如不能满足可能会导致心理障碍及其他严重问题,如精神崩溃。

3.表现形式　对于这三种基本的人际需要,人们有主动表现和被动表现两种形式,二者互补。根据(1)和(3),人际关系的取向有六种。

4.六种人际关系取向

(1)主动包容式　主动与他人交往,积极参与社会生活。

(2)被动包容式　期待他人吸纳自己,往往退缩、孤独。

(3)主动支配式　喜欢控制他人,能运用权力。

(4)被动支配式　期待他人引导,愿意追随他人。

(5)主动感情式　表现对他人喜爱、友善、同情、亲密。

(6)被动感情式　对他人显得冷淡,负性情绪较重,但期待他人对自己亲密。

舒兹的三维理论解释群体形成与群体分解,提出群体整合原则,即群体形成的过程开始是包容,而后是控制,最后是情感。这种循环不断发生。群体分解的原则是反其序,先是感情不和,继而失控,最后难于包容,导致群体分解。

四、影响人际关系的因素

在人际交往中,特别是两个陌生人相遇,由于受知觉主体主观因素影响,常会引起一些社会知觉上的偏见和误差,而成为影响人际交往质量的重要因素。如果一个人想建立良好的人际关系,就必须注意到这些主观因素,扬长避短,给人留下好的印象。

1.第一印象效应 第一印象效应又称首因效应。研究证明,初次见面时对方的风度、仪表、外貌、衣着、言谈举止、性格特征等给对方的第一印象,往往形成日后交往时的评价依据。

2.晕轮效应 晕轮效应指个体的某一突出特点就像光环一样,成为被注意的中心,而掩盖了其他特点的社会心理效应。晕轮效应让人们观察对方时只见一点,不见其余,可能使人对另一个人的优点过分美化,产生在人际知觉过程中,产生爱屋及乌,以偏概全的心理效应。

3.近因效应 近因效应是指在人际知觉过程中,一个人给留下的最后印象记忆深刻,并且,这个最后印象对以后再次知觉该对象时产生的评价有着强烈的影响,对一个人最新、最近的认识,往往可以替代或掩盖对他过去的印象和看法,即不究已往,只看现在。第一印象对陌生人的作用大,而对熟悉的人,近因效应则起主要作用,这一原理对我们的人际交往有着指导意义。

4.刻板印象效应 刻板印象效应是指我们经常将个体按照籍贯、肤色、职业等分为若干类型,对每一类人有固定看法。这些固定的看法常常成为判断某人具有某种特征的依据。刻板印象是对人、对群体最初步、最简单的认识。它虽有利于对某一类人迅速产生概括的认识,但也容易形成一种认识上的偏差,阻碍人与人之间正常的、符合实际的认识。这种社会知觉的效应又称为定型作用。

五、建立良好人际关系的技巧

对于任何一个社会需要发展正常的人来说,都希望有一个良好的人际关系世界,良好的人际关系的建立与维持还需要一定的技巧,人际关系技巧是在一定的知识和经济基础上形成的交往技能,主要可以从以下几方面提高。

(一)加强修养,扩展爱好

社会交往是交往双方相互作用的过程,在你选择交往对象的时,你自己也在别人的选择之中,因此,如何展现自身的魅力,提高交往中的吸引力,关键在于加强自身的修养,扩展自身的爱好能在社会交往活动中很好地把握自己。在社会交往中兴趣爱好是人们从事实践活动的一种动力,当人们对某事感兴趣时,就会主动了解相关的知识,广泛的兴趣爱好利于在交往中取得主动,有助于交往双方扩大共同的心理领域和话题。

(二)重视印象整饰

人际交往中首因效应和晕轮效应的存在,要求我们在与人初次交往时必须重视印象整饰的作用。英国哲学家培根说过:"在美的方面,相貌美高于色泽美,而优雅合适的动美又高于相貌美。"这说明印象整饰对于个人的重要性。印象整饰又称"印象管理",是指有意识地控制别人形成自己所需要的形象过程。即通过有意识地修饰,主动而适度地展现自己的形象,使之在别人的印象中形成良好的第一印象。行为者选择适当的言辞、得体的表情和动作,可使知觉者对自己产生某种特定的看法。

印象整饰与印象形成的区别是:印象形成是信息输入,是形成对他人的印象;印象整饰是信息输出,是对他人印象形成施加影响,其意义在于控制他人的行为,特别是他人对自己的回应方式。在与交往对象交时,要根据对方的特征、交往的目的和交往的情境,选择合适的装束、得体的行为,甚至事先对所交往的知识、言辞、表情和动作做一番必要的准备,以保证交往活动顺利进行,给对方留下一个美好的印象。

(三)大胆主动交往

在人际交往中以主动热情的态度和行为影响交往对象,更容易获得交往的成功。许多人在人际交往时,不是主动始发交往活动,而是被动地等待别人接纳,然而我们知道根据人际关系的互利原则,别人是不会无缘无故地对我们感兴趣的。交往双方总有一方居于主动地位,如先与人打招呼,主动与人说话等。这些看似简单的小事却常常因个性原因不习惯或不好意思去做,或因没有注意、没有意识到应该去做,结果丢弃了许多可能是对我们有重要意义的交往机会。可见树立主动与人交往的意识掌握主动交往,是建立良好人际关系的技巧之一,因此,要想赢得良好的人际关系,就必须做交往的始动者,克服羞怯、自卑的心理,大胆主动地与他人交往,使自己处于交往的主动地位。

(四)主动提供帮助

人际关系的互利原则告诉我们,任何一个人,只有当一种关系对他们来说是值得的,他才愿意并试图去建立、去维持。因此,要想同别人建立良好的人际关系,给别人提供帮助十分重要,采取恰当的方式去帮助别人也十分重要,让他人觉得不是"施舍"而乐于接受,才能真正实现"帮助"的意义。帮助既包括情感上的支持,对于痛苦的分担、观点的赞同及建设性的建议,也包括解决困难上的协助和物质上的支持。心理学家发现,以帮助或相互帮助开端的人际关系,不仅容易确立良好的第一印象,而且可以迅速缩短人与人之间的心理距离,使良好的人际关系迅速建立起来。

(五)经常相互问候

人际关系是以情感联系为纽带的,双方之间的交往是维持和增进情感联系的手段。人们常说"远亲不如近邻",这是由于远亲之间虽然有血缘等亲情关系,但因为相隔距离较远,给交往带来一定困难,造成双方之间的熟悉、密切程度甚至不如交往频率较高邻居。可见彼此之间的经常交往对维持和密切人际关系是至关重要的。交往的方式有很多,其中节假日、生日的问候和拜访是最常用的方式,这会使对方感到格外的温暖和感动。

(六)关注对方兴趣

交往的双方往往处于两个不同的情感和理解基点,有不同的兴趣和不同的关注中心,根据相似吸引的规律,交际时必须寻找双方的共同点。只有在交谈过程中,双方的兴趣和关注焦点汇聚一起时,交谈才成为双方同等投入的过程,才能真正起到有效沟通和加强相互关系的作用。谈话兴趣与关注焦点的会聚是一个渐进的过程,需要谈话双方都将注意力投向对方,信息发出者应当牢记,说话不能假图自己痛快,而必须顾及对方的兴趣,要为听者着想。如果一个人只以自己的理解和情感作为唯一的出发点,不关注对方,肯定会降低自己的吸引力,继而淡化交往的倾向性。

(七)肯定对方价值

称赞是对他人的肯定,人们都有得到他人尊重和肯定的需要,因为它是对个人价值的发现与承认。每个人都有强烈的自我价值保倾向,只有在自尊心高度满足的情况下,才会产生最大程度的愉悦,才会接受对方的态度、观点。当人们的自我价值面临威胁时,机体会处于强烈的自我防卫状态,这是一种焦虑状态,与人们的不愉快情绪直接关联。因此,人们对否定自我价值的人,有着强烈的排斥情绪。心理学家认为,适时的赞扬可以增进彼此的吸引力。恰当的时机和适当的方式给予对方的赞许是增进彼此感情的催化剂。赞许别人实质是对别人的尊重,传递的是信任和情感。

(八)学会移情

此处的移情通俗地说就是将心比心,懂得心理换位,体验别人的真实情感。如果一个人不能很好地理解别人,体验别人的真实情感,他就无法使自己的人际关系向良好的方面发展。

(九)表现真实自我

每个人都有表现自己优点、掩饰自己缺点,给别人留下美好印象的愿望,但是过于掩饰自己往往会使自己表现得过于拘谨,结果适得其反,给别人以保守、虚荣的印象,实际上,真实地表现自己,包括自己的缺点和不足,非但无损你的形象,反而使人们对你产生一种真实感和亲切感。

(十)掌握批评的艺术

在人际交往中,难免会有错误发生,尤其是出现关系裂痕时,要保持人与人之间的协调,为别人的错误提供必要的反馈十分重要。批评是负性刺激,通常只有当用意善良、符合事实、方法得当时,才会产生效果,才能促进对方进步。当发现别人明显错误时,应仍然用支持别人的方式证明自己的观点,批评要掌握技巧,避免直接指责和争论,否则会挫伤对方的积极性与自尊。平时要注意自己言谈举止中的细节问题,如表达委婉含蓄、注意聆听、掌握交谈对话的技巧等。

(十一)学会感激报恩

我国古人有"受人滴水之恩定当涌泉相报"之说。得到别人的帮助应心存感激,在适当的时候以适当的方式提及,会使对方铭记于心。这样一方面表达了对提供帮助者的尊敬和感激,另一方面也显示了当事者是重情重义的可交之人。

(十二)保守对方秘密

一般说来,对方向你吐露的秘密都是他认为对他的自我价值有一定威胁的东西。因价值观不同,有些秘密对你来说可能根本算不上秘密,但对当事人而言,却直接威胁其自我价值。因此,为对方保密不仅是我们为人处世的一条原则,也是作为对方的朋友应尽的责任和义务。

第二节　护患关系

护理案例

患者胡某,49岁,建筑工人。因高空作业防护不当,从三层楼的脚手架上坠地,当场昏迷,急诊收入院。

问题与思考:

1.针对患者目前的情况,选择哪种护患关系模式进行护理最为合适?

2.患者术后神志清楚,处于恢复期。在此期的护理工作中,应选择哪种护患关系模式?该模式是否是一成不变的?

护士在进行医疗服务过程中,会面对很多的人际关系,如护士与患者、护士与患者家属、护士与医生、护士与护士等。其中最主要的是护士与患者的关系,即护患关系,它是整个护理服务的关键因素之一。

一、护患关系的概念与特征

(一)护患关系的概念

护患关系是指在护理过程中,护士与患者(家属)之间在相互尊重并接受彼此民族文化差异的基础上,产生和发展的一种工作性、专业性、帮助性的特殊的人际关系。

(二)护患关系的特征

1.护患关系是一种工作关系　护患关系是护理工作的需要,护士与服务对象之间的人际交往是一种职业行为。不管面对何种身份、性别、年龄、职业、素质的服务对象,不管护士与服务对象之间有无相互的人际吸引基础,出于工作的需要,护士都应与服务对象建立及保持良好的护患关系。因此,要求护士对所有的服务对象应一视同仁,设身处地地为服务对象着想,并真诚地给予帮助,以满足服务对象的健康需要。

2.护患关系是以治疗为目的的专业性、帮助性关系　护患关系满足服务对象需要为主要目的的一种专业性的人际关系。这种关系中的所有活动是以专业活动为中心,以保证服务对象的健康为目的。

3.护患关系是一种以服务对象的健康及安全为中心的关系　一切护理活动及护患交往都必须以解决服务对象的护理问题为目的,以服务对象的健康为宗旨。护患关系的评价也应以对服务对象的作用及影响为标准。

4.护患关系是一种多方位的人际关系　护患关系不完全局于护士与服务对象之间,它涉及医疗护理过程中多方位的人际关系。医生、家属、朋友、同事等也是护患关系中重要组成部分。这些关系会从不同的角度,以多方位的互动方式影响护患关系。

5.护患关系是一种短暂性的人际关系　护患关系是服务对象在接受护理服务过程中存在的一种人际关系,一旦护理服务结束,一般这种人际关系就会结束。

二、护患关系的性质

(一)护患关系是帮助系统与被帮助系统之间的关系

护患关系不同于一般的人际关系,而是帮助者与被帮助者之间的关系,同时还是两个系统之间的关系,即帮助系统(护士和其他工作人员)和被帮助系统(寻求帮助的患者和家属、重要成员等)之间的关系。护患关系不是某一护士与某一患者之间的关系,而是医护系统与患者系统,通过特定的医疗护理活动形成的帮助系统与被帮助系统之间的关系。

(二)护患关系是专业性的互动关系

护患关系不是两个人或两个方面的简单相遇,而是多元化的。由于护士与患者都有属于各自的知识、感觉、情感、对健康与疾病的看法及不同的生活经验,而这些因素都会影响互相的感觉和期望,并进一步影响彼此间的沟通和由此所表现出来的任何行为和所有行为,即护理效果。

三、护患关系的基本模式

在临床护理工作中,护患关系的基本模式主要包括以下三种类型。

(一)主动-被动型

主动-被动型亦称支配服从型模式,是最古老的护患关系模式。此模式的特点是"护士为患者做治疗",模式关系的原型为母亲与婴儿的关系。在此模式中,护士常以"保护者"的形象出现,处于专业知识的优势地位和治疗护理的主动地位,而患者则处于服从护士处置和安排的被动地位。此模式过分强调护士的权威性,忽略了患者的主动性,因而不能取得患者的主动配合,严重影响护理质量。在临床护理工作中,此模式主要适用于不能表达主观意愿、不能与护士进行沟通交流的患者,如神志不清、休克、痴呆及某些精神病患者。

(二)指导-合作型

指导-合作型是近年来在护理实践中发展起来的一种模式,也是目前护患关系的主要模式。此模式的特点是"护士告诉患者应该做什么和怎么做",模式关系的原型为母亲与儿童的关系。在此模式中,护士常以"指导者"的形象出现,根据患者病情决定护理方案和措施,对患者进行健康教育和指导;患者处于"满足护士需要"的被动配合地位,根据自己对护士的信任程度,有选择地接受护士的指导并与其合作。在临床护理工作中,此模式主要适用于急性患者和外科手术后恢复期的患者。

(三)共同参与型

共同参与型是一种双向、平等、新型的护患关系模式。此模式的特点是"护士积极协助患者进行自我护理",模式关系的原型为成人与成人的关系。在此模式中,护士常以"同盟者"的形象出现,为患者提供合理的建议和方案,患者主动配合治疗护理,积极参与护理活动,双方共同分担风险,共享护理成果。在临床护理工作中,此模式主要适用于具有一定文化知识的慢性疾病患者。

以上三种护患关系模式在临床护理实践中不是固定不变的,护士应根据患者的具体情况、患病的不同阶段,选择适宜的护患关系模式,以达到满足患者需要、提高护理水平、确保护理服务质量的目的。

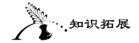

护理安全文化理念

护理安全文化是评价护理质量,识别、预防差错事故的重要手段。护理安全文化理念是指护理群体对护理安全活动、安全行为、安全环境、安全原则、安全现实条件的基本态度和观点的总和,是护理文化的精髓,是医护人员精神和素质等方面的综合表现,是医院安全管理的基础和发展之基。

美国围手术期注册护士协会把护理安全文化定义为一个组织具有风险知识、安全第一的工作理念,把差错作为组织改进的机遇,建立差错报告系统及有效的改进机制,认为如果一个组织缺失护理安全文化,那么大部分患者的安全将得不到保障。因此,护理安全文化使护理人员的理念从"要我安全"转变为"我要安全",从而使其在护理工作过程中对不安全的行为产生控制作用,以达到减少护理差错事故的目的。

护理案例

某眼科医院老年病房,患者,王娟(化名),女,40岁,高中教师,门诊以"右眼视网膜脱离"为诊断收入院接受手术治疗。

术后第二天:憔悴失落的王娟躺在床上,想到医生说右眼视力可能会变弱,感到所有的希望都破灭了。王娟虚弱地问要为她进行静脉穿刺的护士小李:"护士,我的视力真的恢复不了了吗?我以后怎么给我的学生上课啊,我的生活怎么过?我的眼睛现在还有点痛啊,很磨,还一直流泪,怎么办啊?"护士一边穿刺,一边说到"咱这手术不是提升视力的手术,入院的时候就给你说过了啊,要慢慢适应一下!有那么多人都跟你一样,人家不也好好地吗?况且刚手术后,眼睛肯定痛、还磨,这都是正常现象,连这点苦都受不了!"王娟还没来得及说话,便看到手背穿刺的地方鼓了包,很痛。几天窝的火气、受的委屈一下就爆发了"你这护士怎么当的,连个针都扎不上。这么大的医院,连眼睛都治不好!""你这血管这么细,没扎上,很正常!"护士反驳道。"我们来你们这看病是掏了钱的,不是受你们的气来的!我要去投诉你们!"护士小张见状赶快把小李推出去,拉着王娟的手,"阿姨,你别激动,针没扎上,是我们做得不好。您现在的心情我特别理解。但是,您也应该庆幸,你的左眼视力没有受到影响,对比哪些双目失明的人,您是幸运的,您是教师,应该比谁都清楚,在遇到挫折时,应该积极面对,而不是被挫折打倒,我相信您一定能做到!"一番话,王娟老师的眼睛有些湿润,这几天阴云密布的心情,仿佛有一丝阳光穿过。

思考：比较小李和小张的行为，应怎样更好地建立和谐的护患关系？

四、我国护患关系问题现状

当代中国正处于社会转型时期，同时也正处于建立和完善社会主义市场经济体制的关键时期，人民生活水平得到了显著提高，社会意识发生了很大转变，法制理念也得到了加强，患者选择医疗服务的意识也更加强烈，并且充分行使对护理服务的选择权，要求护士"以患者为中心"，提供安全、优质、高效的护理服务，致使护患关系的内涵发生了深刻的变化，主要体现为护患关系平等化、长远化、法制化。在这特定的历史背景下，由于受医疗服务体制不够合理、社会医疗卫生保障制度不够完善、卫生管理相对薄弱、卫生法律法规相对滞后等因素的影响，医疗服务领域医患关系日趋紧张，护患之间的关系也发生了很大变化，护患双方同样陷入了信任危机，两者的矛盾冲突也有不断加剧趋势，这不但影响医疗卫生事业的健康发展，也严重影响社会的和谐稳定。主要表现如下：

（一）护患间信任危机

虽然我国的医疗机构对医务人员不断地强调一切以患者为中心，不断加强与患者之间的沟通，但是护患之间仍然存在着信任危机。突出表现为患者对护理人员的不信任。

由于患者极少掌握医学护理知识，无法正确和客观的认识护理工作，少数患者会提出一些不切实际的要求与预期，如尽早进行手术、尽快出院、增加用药剂量等，而当这些要求得不到满足，这些患者便会对医护人员心存不满，甚至引发护患之间的冲突。而患者对护理人员的不信任，会使护患之间的沟通产生巨大的障碍，从而影响二者关系的发展。

（二）护患冲突呈上升趋势

近年来，各地方不断发生护患纠纷，这也成为普通百姓，媒体记者，社会学研究者关注的焦点。经调查发现，引起护患纠纷的直接原因中，不仅仅有护理人员的服务以及医疗事故，其中还包括心理暴力、媒体导向、患者病情无好转或自认为无好转、没有满足肇事者要求等。随着护患间诚信危机的出现，护患冲突也呈上升趋势。在对两所三级甲等医院的420名护理人员所做的一项调查中发现：一年内有234名护理人员遭遇过工作场所暴力侵犯，发生率达55.71%，其中以心理暴力为主，占40.24%。就其原因分析，受媒体导向影响的有48.29%；因为肇事者酗酒而引发的占38.89%；患者病情无好转或自认为无好转而引发的占35.47%，没有满足肇事者要求的占32.48%，这些构成了护理人员在工作场所遭受暴力的主要原因。真正由于医疗事故引发的冲突导致护理人员遭受暴力的只占2.99%，而对服务不满意的占13.68%。由此可见，护士所受到的暴力侵害的主要原因并不在护士自身，这是一个非常值得重视的现象。

（三）护患矛盾恶性循环

由于患者对护理人员盲目的高要求，以及不断发生的医院暴力事件使护理人员的身心都承受着巨压。护理人员的工作性质本来就决定他们处于一个高度紧张的工作状态,不断产生的护患纠纷导致护理人员的工作、心理等压力不断增加。护理人员面对的是自己的护理对象,因此在纠纷发生时,护理人员的人身安全难以得到有效的保障,从而产生心理障碍,影响工作质量,从而造成恶性循环。

护患关系的变迁,护患纠纷的出现导致护理人员的压力不断增加,这些压力包括工作压力、生活压力及心理压力。调查显示,我国护理人员中工作存在高度疲惫感,职业倦怠又是护理人员流失的主要原因。在媒体看来,医护人员代表的是"强者",而再强悍的患者一方,采取再过激的行动,他代表的依然是"弱者"。护士对患者的不理解甚至刁蛮无理取闹感到失望,也感受到前所未有的压力,这些压力很难让护理人员全身心地、忘我的去为患者服务,加剧了护患矛盾。

五、和谐护患关系的建立

护患关系的好坏,不仅关系到护理工作环境的好坏,而且关系到护理工作效果、患者安危,以及护士的成长和发展。护理服务的对象是人,实施护理服务的护理人员同样是人,只有坚持"以人为本",维护护患双方的合法权益,坚持人性化管理,坚持科学发展观,才能找出适合当代中国国情的方法和途径,走出护患关系问题的困境,构建和谐的护患关系。

(一)强化政府职能,维护护患合法权益

1. 加大政府财政投入,完善医疗服务体制 党的十七大重点强调了坚持公共医疗卫生的公益性质。很显然,要坚持我国卫生事业的公益性,没有政府的支持和投入是不可能实现的。应该强化政府在医疗卫生事业发展中应承担的责任,结合当今中国社会的具体实际,坚持"以人为本",切实加大卫生资源的投入,并通过制定卫生政策,保障卫生资源的合理配置与使用,改变医疗机构追求经济效益的不正常现象,也使有限的卫生资源发挥其最大的功用。在医疗服务体制改革中,医疗机构应坚持为人民服务的宗旨,正确处理社会效益和经济收益的关系,把社会效益放在首位。保障人民群众的健康、促进生产力发展和保持社会稳定。

2. 完善卫生法律法规,维护护患双方合法权益 政策的形成是从实践中来,是从实践中悟出的道理达成的共识,其背后应该体现保障全社会人员的利益问题。所以政府在制定相关政策法律法规时,要坚持"以人为本",用发展的眼光,坚持科学发展观,不断完善卫生政策法规,用法律来保障医疗护理活动健康有序的进行,才能促进护患关系和谐发展。尽快完善相关法律法规,进一步明确护患双方的责任和义务;法律在保护患者的合法权益不受侵犯的同时,也要维护理人员的正当利益,切实维护护患双方的合法权益。

3. 合理配置护理人力资源,促进护理事业发展 目前对护理事业的支持首先是保证护理人力资源的配置,重视护理队伍的建设,保障护士的合法权益得以维护。在护理人力资源配置的问题上,"只给政策,不给钱。"也是行不通的。没有政府的资金投入,护理人力资源配置是无源之水,无本之木。卫生主管部门一方面应积极与政府部门沟通,增加投入,另一方面应从维护患者权益、保证护士履行义务的角度加大医疗机构的责任,确保医疗机构在护理人员配置上达标,进而保证对患者的安全护理。

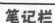

（二）营造"和谐护患"社会态势，弘扬尊重护士的传统美德

1. 营造社会积极态势，弘扬尊护传统美德　近期以来，社会上存在着重医轻护的偏见，忽视护理人员在医院中的地位和重要性。护士是生命的守护者，尊重护士就是尊重生命；生命又是无价的，保护生命的护士就更应该值得全社会的尊重。要体现全社会对护士的尊重，其一就是要切实提高护士的社会地位，切实保护护理人员的合法权益，维护其身心健康。这就离不开各级政府、卫生行政部门的重视和政策上的支持。二是要改变"重医轻护"的观念，对护理劳动价值给予合理补偿，提高护士对专业的自信度及职业满意度，充分调动护士的积极性，发挥潜能，为患者提供优质护理服务，具有重要的意义。

2. 扩大传媒正面引导，认同护士优良品质　医患矛盾、护患矛盾乃至各类争议、纠纷、冲突的发生很大程度上是相互的不理解，尤其是患方对基本医疗知识的缺乏，对医疗风险客观存在不能预知，也不愿接受造成的。通过媒体对医疗护理知识的宣传，让普通百姓对健康与疾病有基本的认知，对治疗风险也能有客观预见性。当他们在遇到健康问题到医院就诊时，就容易与医护人员之间达成共识，对健康有个较为客观的期望值，与医护人员密切合作，风险共担，共同努力与病魔斗争。不会再出现一旦治疗效果不满意，就把责任归罪于医院的现状。医院还应该借助媒体的力量，通过对护理人员的正面宣传，将护理人员的奉献精神、敬业精神加以宣扬，形成尊重医学科学、尊重医疗护理人员的风气，对护士群体的道德品质给与认同，使护患关系得以和谐发展，为和谐医院、和谐社会的建立营造良好的氛围。

（三）推进护理人性化管理，提高护理服务质量

1. 加强医院文化建设，促进护患关系和谐发展　首先，营造人文关怀的医院文化氛围。为患者创建一个宽松，优美的诊疗和康复环境，将现代人文精神融入医院环境和硬件建设中，尊重患者的生命价值，人格尊严，个人隐私，强调和提高患者的生命质量，满足患者的健康需求，坚持"以患者为中心"的护理服务理念，临床护理工作以患者的需要为服务导向，改善护理服务流程。从入院到出院的每一个环节都要尽可能让患者感受到医护人员对他们的关注，形成一个长效的反馈机制，促进护理服务的持续改进。逐步形成人文关怀的文化氛围，促进护患关系走向和谐。

2. 推进护理人性化管理，提高护士的职业满意度　医疗机构的护理管理工作应充分体现"以人为本"的人性化管理理念。人性化即人文精神或人本精神，在护理管理方面，人性化应体现两方面的含义，一是对患者的人性化护理，二是对护士的人性化管理。人性化护理是以患者为核心而形成的一种基本观点，要求尊重患者在情感上、思想上、行为选择上的自由。这种理念有助于处理好护患关系，也有助于临床上整体护理的深入开展。在对护理队伍、对护士的人性化管理方面，也应该区别与传统的管理模式，将护士当成重要的人力资源，提高护理人员工作生活质量，尊重护士的意愿，充分调动其积极性和创造性。才能进一步提高患者满意度，让护患关系更加和谐，保证患者的安全及护理质量，也保证护士身心健康。

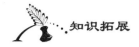

以人为本

以人为本的直接解释是以人为"根本"。"以人为本"的管理,指在管理过程中以人为出发点和中心,围绕着激发和调动人的主动性、积极性、创造性展开的,以实现人与企业共同发展的一系列管理活动。以人为本的管理的基本思想就是人是管理中最基本的要素,人是能动的,与环境是一种交互作用,创造良好的环境可以促进人的发展和企业的发展;个人目标与企业目标是可以协调的,将企业变成一个学习型组织,可以使得员工实现自己目标,在此过程中,企业进一步了解员工使得企业目标更能体现员工利益和员工目标;以人为本的管理要以人的全面发展为核心,人的发展是企业发展和社会发展的前提。

德斯勒,曾湘泉.人力资源管理[M].北京:中国人民大学出版社,2007.

3.重视护士继续教育,提高护理团队服务水平　护理团队的服务水平取决于每一位护理人员的服务能力与服务品质。服务能力及品质的提高与对护士的继续教育水平密切相关,所以医疗机构必须重视对护士的继续教育,增加护士教育的投入,要实现从消极压缩成本到积极开发才能的转化。给护士提供自由发展空间,提高其工作满意度和积极性。充分发挥护士的主观能动性,变他律为自律,力求将护理管理目标和成员的内在需求相结合。最终让每位护士找到适合自己发展的道路,提高护理管理团队的凝聚力,使护理人员的整体素质不断提高,促进护理专业持续健康发展。

4.应用激励机制,激发护士护理服务潜能　护理管理应该恰当运用激励机制,提高护理管理效能。对护士的激励方式有很多,通过岗位竞聘、绩效考核、评选优秀、给予更优质的继续教育机会等均可对护士形成有效激励,充分激发护士的潜能和工作热情,从而全身心地投入到护理工作中,为患者提供更为优质的护理服务。进入护理管理科学化的良性循环,增强医院护理管理的生机和活力,实现科学管理和人文精神的完美结合。

5.强化人文道德素质修养,增强护理服务责任意识　护理服务品质的提高,不仅需要护士具有优良的护理专业素质,而更要有深厚的护理人文素质修养。因此,护士应强化人文素质的培养,包括自身伦理学修养、心理护理水平及沟通能力等,逐步提高人性化护理的水平。

首先,要提高对人性化护理的重要性的认识,提高护士学习的积极性与主动性。

其次,加强护士的伦理教育,坚守生命伦理学的基本原则,包括尊重原则、自主原则、不伤害原则以及公正原则。并在护理实践中不断体会这些伦理学原则的内在含义,不断提高护理伦理的理论与实践水平。

再次,要注重对患者的心理护理。及时了解患者的身心状态,才能有的放矢的提供合适的护理服务,提高患者的满意度。

最后,护士还应不断提高沟通技巧,提高护患沟通的有效性。在尊重、理解、关怀患者的基础上,与患者建立新型的护患关系,促进情感交流。

6.提倡奉献精神,实现护士自身价值　护士在为患者解除病痛的同时,关怀着其心灵的创伤;在与患者的心灵交流中体会着患者将生命托付予己时,那份信任的珍贵、那份责任的凝重。护士在全心全意的付出中,感受自我价值的实现。

第三节　护患关系的影响因素

一、技术因素

(一)护理人员扎实的专业知识及业务能力,是建立和维持良好护患关系的重要因素

临床工作中,有些患者病情复杂、变化快,加之患者本身缺乏准确的自我表述能力,如果护理人员临床经验不足、病情观察不到位,对一些疾病的发展、治疗、转归、变化缺乏预见性护理,应变能力差,则容易导致纠纷,影响护患关系。专业技术不熟练,如重复穿刺,会增加患者的痛苦,并可能因此带来护患摩擦。

护理工作面对的是人而不是机器。良好的沟通交流能力、人文关怀能力的不足也将影响良好护理关系建立。护士与患者交流时应注意以下几个方面:一是注意语言的规范性。语言使用应准确,交代问题要通俗易懂,尽量避免使用难懂的医学术语;二是注意礼貌用语的使用。如"请""谢谢""对不起"等。对不同年龄层次、不同职业的人,要采用恰当的称谓;三是注意安慰性语言的使用。患者及家属心理压力大,敏感、易激怒,因此,护士要用良好的、支持性的、明确的语言来帮助患者面对疾病,安抚患者的焦虑情绪;四是注意语言的道德性。护士的语言应符合道德伦理原则。尊重患者的人格与权利,除治疗需要的特定情形外,护士应对患者的隐私保密;五是倾听技巧的运用。护士在与患者沟通的过程中应注意倾听技巧,要根据患者身体姿势、动作、表情了解患者所要表达的意图,对患者的诉说应有适当的反馈,如点头、微笑、手势等。合作型护患关系的建立,可以获得患者的认同,让患者获得被重视感,恢复与人接触的信心。

现代社会医疗技术飞速发展和不断更新,护理院校教育相对滞后,若继续教育不足,将导致护理人员无法及时更新自己的业务水平,不能适应社会发展对护理人员专业技术的需求,最终也会影响良好护患关系的建立。

唐代大医学家孙思邈指出:"人命至重,贵于千金,一方济之,德逾于此。"他强调,学者必须博极医源,精勤不倦。古代医家均认为,医是"至精至微之当",必须有渊博的医学知识和严格的科学态度,来不得半点粗心马虎。只有精湛的业务水平,优质的服务质量才是建立良好护患关系的前提条件。

(二)传统医学模式的不利影响

目前,绝大部分医务工作者是在生物医学模式背景下教育培养出来的,由于受主客观因素的影响,他们没有及时更新观念,仍将患者看成一个纯生物的人甚至生物机

器,而看不到或不重视情感、思想、语言、心理等因素的致病作用。在传统的医学模式影响下,护理人员以疾病为中心,头痛医头,脚痛医脚,只是机械地执行医嘱和技术操作,而不注意患者作为社会中的一员与社会有着千丝万缕的联系,忽略患者内心的需求。正是在这样一种传统的护理模式的影响下,尽管"以患者为中心"的服务理念被书写成精美的文字做成牌匾并逐渐成为医院护士站的一道风景,但在人员相对缺编、工作超负荷等诸多因素的影响下,"以患者为中心"的整体护理模式没有得到真正的演绎。因此,只有从思想上克服和摆脱传统护理观的束缚,树立"以患者为中心"的理念,尽最大能力满足患者的合理需求,才能为建立良好的护患关系打下坚实的基础。

"以患者为中心"要求医护人员要乐观、开朗、情绪稳定,对患者热情真诚、富有同情心和责任感,热爱生活,珍爱生命。具体包括以下几个方面:一是敏锐的观察能力。要求从患者的呼吸、脉搏、体温、皮肤颜色、厚唇干燥或湿润等情况获取的信息,察觉到患者的症状和心理需求。二是准确的记忆能力。执行医嘱:如注射、发药、量体温、测脉搏等,要求记忆准确,因为一旦相互混淆,后果不堪设想。三是培养创造性思维。护士需在针对不同的患者、执行不同的医嘱时拥有独立思维能力,能从病情的动态变化中发现问题,对每个患者做出准确的护理诊断,拟订全面的护理计划。四是优良的注意力。要求护士具备注意的稳定性与广阔性。可以做到"眼观六路,耳听八方"、心中有数、聚精会神地做好每项具体的、精细的护理工作。要做到每一项工作之间清清楚楚,准确无误和互不干扰。五是积极稳定的情绪。护士情绪的变化,尤其是面部表情,对患者及其家属有着直接的感染作用。护士积极的情绪可以唤起患者治病的信心,增强安全感。六是良好的沟通和环境适应能力。护士在整个医疗工作中处于人际交往的中心,护士与患者家属的联系比医生多,护士与医生在工作中又必须密切合作,这些复杂的联系需要护士具备良好的人际关系。

二、经济因素

经济因素对护患关系的影响,在经济状况较差的重症患者及其家庭中表现得更为突出。危重的病情、高额的医疗费用等给患者及其家庭带来沉重的心理压力,而经济状况差,又加剧了其心理压力和不满情绪。目前在临床上,若患者欠费,主要由护理人员负责通知交款事宜。在此过程中,如果解释不当,将容易引起患者及家属的误解。例如,有些患者或家属不认为医院收费是遵照国家医药卫生部门统一制定的价格和收费标准,反而片面地认为医药费用的价格全凭护士定夺,医药费交给了护士,是护士随意支取了他们的医药费,进而对护理服务产生怀疑,影响护患关系,甚至因此引发矛盾,表现出过激行为,导致冲突升级。

三、道德因素

(一)护患之间缺乏信任

医疗市场信息具有不对称性,大部分患者及家属缺乏专业的医学知识,在医疗市场拥有的治疗信息贫乏,在接受医疗服务时迫切希望了解相关信息,且多存在治病心切、对医护的期望过高等不当认知。当医护人员不能及时满足其对治疗信息的需求,或结果不符合期望时,患者及家属会产生紧张不满、不信任医护人员等心理,甚至认为自身权益受到损害,而出现一些过激行为,从而加剧了护患关系的紧张和复杂程度。而某些媒体对医疗纠纷的偏颇报道,使得护患之间的信任更加脆弱,原本可沟通的矛盾进一步激发。

(二)部分患者缺乏就医道德规范

1. 部分患者在医疗过程中,即使医务人员事先告知疾病的预后及并发症的可能,患者预后不佳,仍将自身疾病的风险转嫁给医护人员,引起护患纠纷。

2. 对护士角色的偏见,使得部分患者对护理工作不理解、不配合,导致护患关系紧张。

3. 部分患者不了解医疗服务的特殊性,不懂医学知识,将自己作为商品消费对待,导致过度维权。

四、法律因素

(一)患者过度的维权意识,给护患关系带来新的挑战

随着社会文化层次的提高及各项医疗法律法规的普及,患者及其家属的维权意识不断提高。但在这个过程中,很多人对相关法律知识和医学条文一知半解,加上各种新闻媒体、社会舆论就当前医疗机构存在的问题及医疗纠纷进行了大量负面的报道和宣传,对医院造成了严重的不良影响和对医务人员的错误认识,患者进入医院,往往带着较高的期望,想以最小的付出让自己得到最好的医疗的费用,经常会提出疑问,要求得到解释,并在媒体的推波助澜下,过度维权,给医护人员造成不必要的紧张和压力。

(二)有些护士法律意识淡薄,忽视患者的合法权利,影响护患关系

在严格的"三查七对"的制度规范下,仍有不少护士忽略查对步骤,带来不必要的麻烦。因此,护理人员要不断丰富法律知识,改变"懂医不懂法,懂法不执法"的被动现状,在临床工作中严格执行法律法规和各种规章制度、操作规程、医疗护理常规等,避免护患纠纷。与此同时,医院应组织护士学习《医疗事故处理条例》《知情同意权》《隐私权》等法律法规,依法履行自己职责所在和法律程序,保证医疗护理安全,维护护患双方的合法权利。

五、心理因素

(一)护士自身良好的心理素质是维持良好护患关系的重要因素之一

护士良好的心理素质,如性格乐观、开朗、情绪稳定,富有同情心和责任感等,对维护良好的护患关系具有积极的影响。然而,在实际临床工作中,护士常因超负荷工作,以及各种原因引起的心理压力过大,难以维持较高的心理健康水平,进而影响工作质量及护患关系。

按照国家卫生部的规定,临床护士与床位的比例是0.4∶1,目前国内医院达到这个比例的医院很少。人员缺编,导致护士经常要加班加点,不能得到正常规律的休假,长期的超负荷工作,势必会导致工作疲惫感,并影响心理健康。除此之外,误解"优质化护理服务工程"的内涵,认为"护理工作低人一等"的错误认知,面临细菌、病毒各种

传染疾病的威胁等原因都会加重护士的心理压力。国内调查结果显示,护士的心理健康水平低于国内常模,高风险科室和高级别医院如三级医院护士的心理问题尤其突出。低水平的心理素质使护理工作人员的工作效率降低,影响对患者的护理及沟通能力,一旦护理中与患者沟通不当就极易引起护患纠纷。因此,护理人员应利用心理学的知识和技能,维持自身良好的心理素质。

(二)关注患者的心理变化,满足其心理需求,有利于维持良好的护患关系

住院期间的患者心理会因疾病病情、住院时间、文化差异等的不同而不同,同时,因社会活动与交往受到限制,会产生非常强烈的社会联系和交往需要。护理人员应具备基本的心理学知识和技能,评估不同时期、不同患者的心理变化及需求,及时满足其心理需要,在尊重患者和理解患者的基础上建立起护患之间彼此信任、密切合作的关系。

概括而言,要保持良好的护患关系,护理人员要做到:尊重患者,设身处地,换位思考,平等对待每一位患者;积极协调医疗和护理过程中的各种人际关系,加强与患者的交流沟通,为患者提供及时、恰当的医疗、护理和康复等疾病相关信息;增强责任感,提高技术水平,为患者提供最大的安全保障;满足患者社会交往的需要,增强患者战胜疾病的信心。

六、管理因素

(一)医院收费管理不规范,直接或间接影响护患关系

新的医疗体制下,医院所开的药品种类、剂量要严格根据患者的病情而定,根据医保种类的不同,医疗费用由个人承担,部分药品需要自费。在医院管理上,医院缺乏收费标准明确化的条例,导致乱收费,多收费现象多有发生,医疗费用成为患者与医院最敏感的话题。在临床上,催费、解释费用明细的工作多有护士来完成,直接或间接地影响了护患关系。

(二)医德考评机制有待进一步完善和落实

近年来我们大力提倡医德医风建设,医德考评机制对于医护人员的行为起到了有效的约束和规范作用,但由于机制落实方面还有薄弱环节,考评联挂力度不够,使个别医护人员存在侥幸心理,影响了患方对医护人员服务的满意度和信任度。在实际工作中,应从加强医德医风建设入手,建立健全各项监督机制,采取院内监督和院外监督相结合的方式,加强"诚信医院"建设。一是公示医生和护士信息,让患者清清楚楚就医。二是公示医疗检查项目收费价格,让患者明明白白消费。三是公示服务承诺和投诉流程,畅通信息反馈渠道,接受社会监督。四是规范首诊负责制,一日清单制,牢固树立"一切为了患者,为了患者一切"的理念。五是通过聘请社会监督员、定期针对门诊、住院患者及家属进行满意度调查等方式,广泛征求在医疗护理服务方面的意见和建议,更好地开展和改进服务。六是加强对医护人员的职业道德教育力度,使其牢固树立正确的服务观念,明确自己的权利和义务,明是非,知廉耻,自觉维护医院和自身形象,赢得患者的信任和尊重。

总之,在构建和谐护患关系的过程中,应重视医院内部的管理。建立健全各项规章制度,改善护理服务的流程,形成规范化、明朗化的医院制度体系,完善各项管理制度。实施有效监督指导,加强护理风险管理,积极防范并处理纠纷,开展护理人员专业技术和人文知识培训等措施,提高医院内部管理效能,努力创建管理规范,制度健全,措施得当,建立和谐的医院管理氛围,为良好的护患关系奠定基础。

 思考题

1. 医护人员如何树立"以患者为中心"的理念?
2. 如何加强医德医风建设?

第四节　护患冲突

一、冲突与护患冲突

护理案例

　　新京报快讯(记者曾金秋)　一位自称是 S 市儿童医院医护人员的网友发文称,该院一名护士遭到一名患儿的父亲殴打致昏厥,并称打人者系派出所民警。事发中午,当地警方对此事发布通报称,打人者系社区辅警,已被属地警方控制。

　　2016 年 11 月 3 日,一位自称是 S 市儿童医院消化内科医护人员的网友在微博上发文称,该院一名护士被患儿家属殴打。发帖人称,11 月3 日晚 8 时许,患儿输液完毕后,护士拔出留置针并嘱咐家长按压处理,同时帮患儿去除头上的胶带,由于患儿哭闹扭动,家长没有按压好穿刺部位致针眼处少许流血,护士见状带患儿去穿刺室按压止血。整个过程家长谩骂不止,打骂拔针护士。护士到治疗室躲避时,患儿父亲踹开治疗室的门,再次对护士进行攻击。虽然打人者被其他人拉开,但该护士被踢打腰腹部并当场昏厥,而打人者仍继续谩骂。该发帖人称,打人者系 S 市某派出所民警,患儿母亲是 S 市某人民医院医生。

摘自——2016 年 11 月 5 日《新京报》

问题与思考:

1. 护患冲突的原因是什么?此案例属于哪一类型护患冲突?
2. 当前医疗环境下,一旦护士遇上类似情境,护士应该如何应对?

　　冲突即个体或群体发觉其他人已经或即将做出与他们自己利益不相符的行动的过程。护患冲突是在护患关系的基础上形成的冲突。护患关系指护士与患者在特定环境中交感互动所形成的特殊人际关系,是护士、患者为达到医疗护理共同目标所发生的互动过程。随着我国医疗制度改革的不断深入以及人们法律意识不断增强,自我维权意识不断提高,从而对医护人员的职业道德、技术水平及服务质量提出更高的要求,护理人员由于受惯性的工作流程制约,以及各层级护士服务意识、服务质量存在不一致性,易导致护患冲突。

二、护患冲突的特征和成因

(一)护患冲突的特征

护患冲突一般经历如下过程:①一方不满(主要是患方对护理人员言行举止表现不满);②另一方不满(感知到对方的言行后做出相应反应);③双方恼怒、泄愤(双方的情绪因彼此职责或被强化而升级);④争吵或过激行为(情绪失控);⑤冲突双方被隔离,冲突源于不满,因愤怒、冲动而升级。

(二)护患冲突的成因

冲突包含2个必要因素:①被双方感知;②存在意见的对立或不一致,并带有某种相互作用。以上因素决定了冲突过程的出发点。引起护患冲突的成因如下。

1. 患者因素

(1)患者对疗效的期望值过高　当发现疗效与预期不符甚至病情恶化时,患者及家属不能理解,认为应该药到病除,否则就是误诊或医护人员没有尽心服务,因而向医护人员发泄怒气。

(2)患者及家属对医院性质认知偏差　有些人认为医院纯属福利事业单位,认为医院应不计成本地向患者提供医疗服务,把医院与患者看成商店与一般顾客的关系,要求不出差错,否则就要索赔。

(3)部分患者或家属受认知水平的限制,对护理人员存在很深厚的职业偏见　认为护士就是纯粹的服务者,对于患者提出的任何问题或要求,都应当无条件的满足。稍有怠慢便横加指责甚至谩骂,缺乏对护理人员最起码的尊重,这在很大程度上伤害了护理人员的自尊心和工作积极性。此外,护理人员作为患者的主要照护者,工作中与患者接触较多,加之护理工作繁重琐碎,工作中未必能做到面面俱到,而此时患者如未能够换位思考体谅护士的工作,则很容易与护理人员产生各种摩擦和矛盾。

(4)情绪冲动　患者因自身陷入病痛不能自拔时,情绪极为冲动,对护士任何善意劝说、耐心解释充耳不闻,反而产生偏执的认知和行为,拒绝配合实施护理计划。

(5)患者自身需求和医院管理制度发生冲突　如医院的探视、陪护制度,与部分患者及家属的意愿相抵触。

2. 护士因素

(1)服务工作不到位　一般医务人员对患者进行规章制度等的解释时,往往只强调患者应承担的义务,对患者应享有的权利则介绍少、强调少,易使患者产生"都是我承担的义务,就没有我应该享有的权利"的心理,拉大护患的心理距离,一旦引起冲突,双方很难沟通。

(2)未认真履行规章制度　护理工作繁重、琐碎,高强度、快节奏的护理工作往往会导致护理人员在工作中出现懈怠情绪。比如说,在护理操作前未能够认真执行查对制度,出现打错针、发错药、输错液体等差错事故;将抢救物品的核查流于形式,未认真履行抢救工作制度,造成抢救仪器未及时检修、抢救药品未及时补充等,一旦遇到抢救

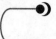

则会导致抢救不及时,使患者失去最佳的抢救时机。

(3)缺乏良好的职业道德　由于受社会大环境的影响,"重医轻护""医主护从"的观念根深蒂固,部分护理人员受这种负面信息的影响,自觉自身的社会价值得不到充分体现,极易产生职业倦怠感,导致工作缺乏主动性、责任心不强,机械执行医嘱,观察病情不全面,病情记录简单,不能及时掌握患者病情变化并告知医生,导致患者救治不及时,引发护患冲突。

(4)低年资护理人员专业技术水平及应对能力有限　由于每个护理人员专业知识、疾病观察能力、技能操作水平不同,在护理工作中的表现存在着一定的差异,尤其是年资较低的护士由于工作时间短,缺乏临床经验,未能熟练掌握各种操作技能和各种抢救仪器的使用规范,在抢救危重患者和处理应急事件时缺乏沉稳应对的能力,往往会给患者及其家属留下护理工作不专业的认知,易造成患者及其家属恐慌,一旦患者死亡或患者病情恶化,很容易导致护患冲突甚至医疗纠纷的发生。

(5)服务态度生硬　大多数来院就医的患者相对于医护人员来讲,处于一个相对弱势的位置。患者往往因缺乏医学相关知识,对自己所患疾病考虑很多,总想将自己的身心不适全部告诉医护人员,希望得到医护人员更多的关心,但少数护理人员有时因工作繁忙或知识水平有限,不愿与患者多交谈或对患者的提问不予理睬,甚至出现不耐烦、言语冷漠、态度生硬的现象,极易使患者对护理服务不满,从而引发冲突。

(6)发表不适言论引发护患冲突　少数护理人员在未全面了解或掌握患者或家属的心理和疾病时,直接面对该患者或家属随意发表医疗、护理方面存在争议性的治疗或护理方法,从而引发冲突,导致护患关系不和谐。

(7)法制观念淡薄　在护理管理和护理实践中有忽视患者权益的现象存在,如有的护理人员实行危重患者床头交接班时,不顾及周围环境是否适宜及患者是否愿意让周围人了解自己的躯体隐私,而随意暴露患者的身体。有的患者因诊断、治疗、护理的需要,把一些个人隐私诸如婚姻、恋爱、性生活等告知护理人员,而护理人员却在不适宜的场合谈论,侵犯了患者的隐私权,从而引发冲突。

(8)护理人员配备不足　目前,医院里护理人员的配置严重不足,且多数不属于护理人员工作范围内的工作也被分配给护理人员,如取药、领取卫生用品、记账、扫床等,增加了护理人员的工作量,导致没有足够的时间与患者进行有效的沟通了解患者所需,不利于建立融洽的护患关系。

3.其他因素　近年来,医患冲突多发生大医院,而非基层医疗机构。究其原因,主要是由于大医院拥挤不堪,多数医生疲于应付,态度难免生硬,也没有时间与患者沟通,患者的就医感受很差,容易产生不满情绪。同时,大多数患者和医务人员之间是"陌生人关系",双方缺乏最基本的信任感。因此,一件很小的事情,往往就会引发一场暴力冲突。

在信息高速传播的年代,社会媒体在现代生活中作为大众传媒,对引导群众的认知有着重要的作用。医院作为窗口行业,近年来成为媒体关注的焦点,但是个别媒体人由于缺乏坚定地职业素养和医学专业知识,往往在没有进行全面、充分了解事件缘由及相关医学知识的前提下,对医患事件进行片面、夸张的报道,使得群众被误导,激发了对医方的不信任。在这种社会大环境下,医患矛盾、医患冲突事件时有发生。

医学不是神学,不能包治百病。现代临床医学之父威廉·奥斯勒指出,医学是一门不确定性的科学和可能性的艺术。很多人有传统的甚至认为,活着的都是正常的,死亡的都是非正常的。只要患者死在医院,就是医生、护士不负责任、背弃诺言,并成为其索赔的理由。事实上,医生治得了病,但救不了命。医护人员保证好好治,但无法保证能治好,与患者的期望值相背离,而引发冲突、"医闹"甚至发生血腥暴力事件。

三、护患冲突的应对

(一)护士应对技巧

医疗是一个高风险的行业,医疗意外不可避免,但医患冲突是可以避免的。医护人员依法尊重患者知情权,主动加强与患者沟通,尽量减少信息不对称而导致的误解。患方也应该理解医学的风险性和局限性,正确地对待疾病与死亡。

面对护患冲突,护士需冷静分析冲突的起因。任何冲突的发生,总有双方的原因。若冲突的起因最先或主要源自患者,但护士作为护患关系的主导者,也应从责任与医务人员的角度,体谅、理解患者不稳定的心态与情绪,切忌以"受伤者"的心态应对患者的一时冲动。化解常见护患冲突,可运用以下技巧:

1.深呼吸法　冲突的处理最忌讳情绪激动、不冷静,而深呼吸恰好是最有效控制情绪激动的方法之一。当个体感知被他人激怒时,马上运用深呼吸法,可达到快速控制情绪的效果。

2.换位思考　换位思考是指人际沟通过程中互动双方发生冲突时,彼此能从对方的立场思考问题,换位思考以诚信为基础,以沟通为桥梁,是一种利他心态的触发介质。换位思考对融洽护患关系、化解护患冲突同样十分有益。护士与患者互动时若善于多从患者角度思考问题,理解患者的感受,了解患者的需求,便可更多地想患者所想,急患者所急,真正维护患者的利益,促进护患关系的和谐发展。

3.冷处理法　冷处理法指当矛盾激化、冲突双方失控时,先将矛盾控制住,并暂时搁置,待冲突双方冷静后,再解决矛盾的方法,若人们在矛盾激化、双方理智失控时急于求成,往往事与愿违、适得其反。患者有时可因疾病导致情绪不稳定,对与之互动最多的护士发火,如肝脏疾病患者、癌症患者等,此时护士宜采取冷处理方式,暂时搁置与患者的争议,待患者冷静后,耐心分析、解释其情绪不稳定的原因和后果,可有效避免同类冲突再次发生。

(二)护患关系的改善

护患关系的调控是一项系统工程,它需要管理者、教育者和护士个人三方面共同为之努力。

1.严格执行各项规章制度　首先要建立健全的规章制度,做到有章可循、有章必循,如"三查七对"制度、急危重患者的床头交接班制度、岗位责任制度、患者身份识别制度等。在相应制度的指导下,护理人员在给予患者进行操作时,严格遵照各项技术操作规范执行,做到准确、及时、有效,以防止差错事故的发生。如做青霉素皮试时需两人核对皮试结果,若为阳性,应在床头挂上醒目的红色过敏标识,并将皮试结果写入病历;输血前两人核对,严格执行"三查八对"制度。输血时,挂床头血型标识。输血过程中动态观察患者病情,防止输血不良事件发生;抢救设备、急救药品、仪器做到"五定"(定数量品种、定点放置、定期检查维修保养、定专人管理、定期消毒灭菌),确保抢救时处于良好的备用状态。

2. 加强职业道德教育　护理人员应具备高尚的道德情操,工作中严格践行"以患者为中心,以健康为目标"的整体护理理念,对所有患者一视同仁,时刻把患者的身心健康放在第一位。理解、尊重、关心体贴患者,自觉维护患者的基本权益,并尽一切可能满足患者的合理需求,建立融洽的护患关系,使每位患者都能享受到安全、满意的服务,使每一个护理人员都能够真正成为患者及家属心目中的"白衣天使"。

3. 加强业务学习和技能培训　为避免护理过程中发生冲突和纠纷,护理人员不仅应具备高尚的职业道德,还必须有丰富的专业知识和娴熟的操作技能,这是建立护患关系的基础。护理操作技术是护士的基本技能,能够为服务对象提供最直接的帮助,是建立和谐护患关系的土壤,在培养良好护患关系中发挥着不可替代的作用。如果不能为患者提供良好的专业服务,就很难建立相互信任的护患关系。患者易根据一个技术能力不强的护士推测该医院整体护理与服务质量水平不高,一旦出现不满意的问题,将成为护患冲突的导火索。

4. 保障护理人力资源　通过增加护理人员的配置、减少护理人员的工作量,确保护理人员有充足的时间与患者进行有效的沟通,及时发现患者语言中隐藏的信息,疏导和解决患者心理需求问题,将护患冲突消灭在萌芽状态,以建立良好的护患关系,促进患者早日康复。

5. 加强法律知识的学习　法律是人们行为规范的准则,护理人员应积极主动地运用法律手段维护护患双方的合法权益。

6. 协商策略与沟通技巧　正确对待和处理好每次护患冲突,采用有效策略处理冲突可产生积极的结果并维持参与者的整体性。从患者及(或)其家属角度来讲,患者一旦患病,都希望能在医院得到安全、满意的治疗和护理服务;作为医院来讲,应当为患者提供高质量的治疗和护理服务。当出现护患冲突时,说明患者在接受医疗及护理服务过程中有不满意的地方,向医院提出意见和建议,这是他们应有的权利,也是对医院工作的一种客观评价和有效的监督。当医患之间出现不可避免的矛盾时,适宜的协商技巧可帮助解决冲突。针对患者及(或)家属提出的合理意见和利于工作改进的建议应虚心接受;对因欠缺医学知识但善意提建议者应向患者做好耐心的解释和疏导工作,及时处理可能引起矛盾的问题;对于提出无理过激要求的患者及(或)家属上报医院相关部门,必要时利用法律途径维护医护人员自身合法权益。

7. 转变社会公众对医院的认识　目前媒体对医疗市场的关注、对医疗纠纷的报道都对卫生管理的决策者、医院的管理者、医务人员起到了警示作用,但也存在着媒体工作者因医学知识的欠缺而片面报道医疗纠纷导致医患矛盾激化的现象。医院应充分认识到改善社会公众对医疗事业再认识的重要性,一方面净化内环境,加强内部管理,使医院的工作让患者和社会公众满意;另一方面优化外环境,经常向媒体宣传和解释医院的工作性质,获得社会公众的理解和支持。

8. 规范服务行为　以患者为中心,注意沟通技巧,使用文明用语,尽量解决患者的困难,处处为患者着想,避免冲突,建立良好的护患关系。

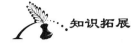 知识拓展

共情——改善医患沟通的新视野

共情(empathy),也称为神入、同理心,又译作同感、同理心、投情等。由人本主义创始人罗杰斯所阐述的概念,却越来越出现在现代精神分析学者的著作中。不管是人性观还是心理失调的理论及治疗方法似乎都极为对立的两个理论流派,却在对共情的理解和应用上,逐步趋于一致。共情似乎为现代精神分析与人本主义的融合搭起了一座桥梁。

共情在医患沟通中的作用:第一,共情可以使患者感到自己被接纳、被理解和被尊重,从而产生一种轻松、满足的情绪体验,患者在没有心理戒备的状态下真实道出病情,有助于医生对患者病情的全面了解。第二,共情可以促进患者的自我表达、自我探索,从而更多地与医生相互沟通,反馈疗效,成为治疗的重要组成部分。另一个层面,患者与医生交流一些在患病前后的一些情绪变化,社会、家庭和文化因素,为我们全面认识疾病的发生、发展、预后会提供了更多的资料。第三,共情可以增强患者对抗疾病的坚强意志品质,产生遵医行为。第四,医生对患者的共情本身就具有治疗作用。共情是心理治疗的重要组成部分,从这个意义上讲共情具有治疗功效。第五,共情可以使医生站在患者的角度认识问题和体验患者的内心真实感受,这样医生才可以更准确地察觉和理解患者的心理变化,有助于及时发现医疗服务中存在的问题。

共情的方法:

(1)学会换位思考。能从患者角度出发为其行为寻找合理性,最大限度地理解患者。

(2)学会体验患者情感。医生可以通过直接联想,感同身受;也可以通过代表性联想,了解患者的信件、照片和故事等间接信息进而引发医生的共情;还可以情景剧的方式,如让医生扮演患者的角色,体验患者内心的感受和情感。

(3)学会倾听。倾听不仅指听取患者言语表达的内容,还包括观察非言语的内容,如姿态表情、面部表情和声音表情(音量的大小、语音的高低、音速的快慢、是否口吃等)。除此之外,还需要医生有适当的反应,表示听到并且听懂了。学会倾听包括:全神贯注,不打断对方讲话,不做价值判断,努力体验对方的感受,及时给予言语和非言语反馈。

(4)表达对患者的尊重。尊重包括:尊重患者的个性及能力而不是凭医生的感情用事;接纳患者的信念和所做出的选择或决定,而不是评论或试图替其做决定;善意理解患者的观点及行为,而不是简单采取排斥的态度;以尊重并且恭敬的态度表达自己与对方不同的观点;不做价值判断,尊重患者的选择。

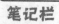

王娟,李莉,林文娟,等.共情——改善医患沟通的新视野[J].医学与哲学(人文社会医学版),2011,32(11):25-29.

思考题

一、选择题

1. 以下不属于护患关系的特征的为 （ ）
   A. 长期性   B. 短暂性
   C. 帮助性   D. 专业性

2. 患者男性,大学教授,因高血压住院治疗,适用于该患者的最佳护患关系模式 （ ）
   A. 主动-被动型   B. 指导-合作型
   C. 共同参与型   D. 被动型

3. 患者刘某,65岁,女,因COPD入院,病情较重,现卧床休息,神志清楚,为该患者护理时应采取的护患模式为 （ ）
   A. 主动-被动型   B. 指导-合作型
   C. 共同参与型   D. 被动型

近年来与本章节内容相关的护士执业考试题目

4. 在护患交往中,护士微笑的作用不包括(2014) （ ）
   A. 改善护患关系   B. 化解护患矛盾
   C. 优化护士形象   D. 缩短护患之间的空间距离
   E. 缓解患者不安心理

5. 护患沟通的首要原则是(2016) （ ）
   A. 治疗性   B. 保密性
   C. 规范性   D. 尊重性
   E. 艺术性

6. 初产妇,23岁,足月分娩过程中痛苦不安,此时护士宜采用的沟通是(2017) （ ）
   A. 沉默   B. 亲切抚摸
   C. 任其宣泄   D. 对患者微笑
   E. 与其他护士谈笑以分散其注意力

7. 男,55岁,被诊断为肝癌晚期,患者对家属的照顾和护士的工作不满,要求停止治疗。此患者的心理反应属于(2017) （ ）
   A. 否认期   B. 愤怒期
   C. 协议期   D. 忧郁期
   E. 接受期

8. 患儿,女,3岁。因"急性淋巴细胞白血病"入院。在与患儿沟通时,护士始终用半蹲姿势与其交谈。此种做法主要应用了沟通技巧的(2014) （ ）
   A. 倾听   B. 触摸
   C. 沉默   D. 目光沟通
   E. 语言沟通

9. 患者,男,45岁。当天上午被诊断肝癌。在与患者沟通中,患者的哪项表述提示其处于震惊否认期(2014) （ ）

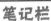

A."我身体那么好,得肝癌是因为酒喝得太多吗?"

B."你看我能吃能睡,癌症患者有这样的吗? 再查查吧!"

C."我的孩子还没毕业,我这一病怎么办啊?"

D."能帮我打听一下哪里治肝癌的效果特别好吗?"

E."你们去忙吧,别管我了。"

二、简答题

1.护患冲突的常见类型分为几种?

2.简述护患冲突形成的几个阶段。

3.简述我国护患关系问题现状。

4.和谐护患关系的建立,需要从哪些方面入手?

(河南省人民医院　郭舒婕)

第七章

护患沟通

第一节　沟通的基础知识

 **护理案例**

　　护士小王推着治疗车来到病房,发现带气管套管的患者蒋某在用医院的麻醉处方涂涂画画。出于对麻醉处方管理的责任感,小王没来得及向患者蒋某了解情况并做详细解释说明,急忙将患者蒋某手中的麻醉处方拿走,动作有些粗暴,导致患者蒋某情绪激动大声吵闹,甚至用语言辱骂小王。

　　临床工作经验丰富的护士小李听到吵闹声来到病房,连忙将小王拉开,耐心而礼貌地安抚患者说:"蒋老师,请您不要激动,您有什么问题向我说,我一定尽力帮忙解决。"

　　患者蒋某用嘶哑、不太清楚的声音,愤怒地说:"处方不是我自己去护士站拿的,是刚才来查房的李主任问我病情时,给我两张,让写以前病情的治疗情况。"

　　问题与思考:

　　1.护士小王的沟通有何不妥?

　　2.针对患者蒋老师的愤怒情绪,你认为护士小李该如何沟通呢?

一、沟通的定义

　　沟通是我们工作、学习、生活中不可缺少的一部分,可以说沟通是人生很重要的一课。说话谁都会,但如何把话说得得体、艺术,就不是每个人都能做到的,尤其是医护人员,要想跟患者进行良好的沟通,建立和谐的医患、护患关系,就需要学习一些沟通的技巧,增进医护与患者之间的交流,传达真正的爱。

　　沟通的定义:沟通是人与人之间、人与群体之间思想与感情的传递和反馈的过程,也可以说是信息交流、传递的过程。沟通是真诚的对话、情感的交流、信息的互换,它是人际交往的最主要形式,也是人类社会交往的最基本形式。

二、沟通的过程

沟通过程,就是信息发送者在一定的沟通背景下,将特定的信息(思想、观点、表情和沟通动作)翻译为信号传递给信息接受者,信息接受者通过翻译、理解,反馈给信息发送者,以获得预期反应效果的全过程。简单地说,就是信息传递和接收的过程。

沟通的核心是信息。信息是指储于信息发送者大脑里的知识、思想、观念和价值观等。信息发送者要想将其脑海中的信息传递给信息接受者,首先必须要把这些信息进行翻译,也就是转化为信号形式,如语言、图形、文字、表情、沟通的动作等;再把这些翻译过的信息传递给信息接受者;随后由信息接受者将其接收到的信号翻译,理解并反馈给信息发送者,此时信息就从一个人传递给了另一个人或另一个群体,从而构成信息沟通的全过程。沟通是一个双向互动的过程。信息从信息发出者到信息接受者反馈信息,整个过程需要经过七个环节(图7-1)。

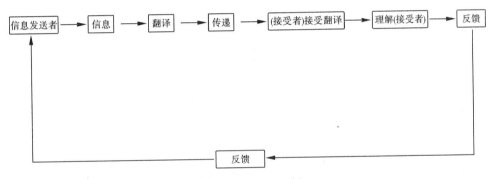

图7-1 信息沟通过程

(1)信息发送者需要将信息传递给信息接受者。信息包括思想、观点、价值观、资料等内容。

(2)信息发送者需要将所要发送的信息,翻译成信息接受者能够理解的一系列信号形式,如语言、图形、文字、表情、肢体动作等。

(3)信息发送者将翻译的信号传递给信息接受者。由于选择的信号种类不同,传递的方式也不同。传递的方式可以是书面的,如书信、邮件、微信等;也可以是口头的,如交谈、授课、电话等;甚至还可以通过肢体动作来表述,如手势、面部表情、姿态等。

(4)信息接受者接收信号。信息接受者根据信息发送者翻译的信号传递方式,选择相应的接受方式。例如,如果信息发送者传递的符号是口头传递的,接受者就必须仔细地倾听,否则,信息传递就会中断。

(5)信息接受者将接收到的信号翻译成能够理解的信号。

(6)信息接受者理解被翻译过来的信号。

(7)反馈:沟通过程是一个交互作用的过程,沟通双方不断地将自己接收到的信息,反馈给对方,使对方了解自己所发送的信息引起的作用,了解对方对信息的理解和反应程度,从而根据对方的反应调整自己的信息发送过程,以便达到预期的沟通目的。

三、沟通的特征

1. 积极互动　在沟通过程中,以信息发送者发出信息为起始,但是并不以信息接受者接受信息结束,信息接受者通过反馈信息给信息发送者,维持沟通的循环往复。整个沟通过程中,信息发送者和信息接受者,双方互为信息发送的主体。应当互相准确判断信息传递、翻译情况、理解、分析沟通的动机、目的和态度等,并预期沟通要达到的效果。沟通过程不是简单"信息传递"的过程,而是一种相互影响、相互作用的积极的信息交流、传递过程。

护患关系中,护士与患者是平等的,护士应尽可能避免职业角色的"居高临下"和生硬语气,尽量多用委婉的"请您……""您觉得怎么样?"等建议式、开放式用语,可以更容易赢得患者的信任和合作,使患者积极主动地交流。

2. 信号共识　信息发送者和信息接受者翻译信息的信号系统需要统一,才能使双方易于理解,相互影响,达成共识。沟通双方在很大程度上依赖于沟通情境、社会背景、沟通场合以及沟通双方的社会、教育、职业和信仰等,他们之间存在的差异都会对沟通产生影响。

3. 目的明确　信息发送者和信息接受者双方都应设想和判定,此次沟通的目的,为了清晰的目的,沟通双方的心理会相互作用和影响的。

4. 情境制约　沟通看似只是简单的信息交流,实际上任何沟通都要在一定的情境下进行的,情境因素始终对沟通产生制约作用。这些因素包括社会性、时间性、空间性等。护患沟通过程中,护士的言谈举止、语音语调、表情姿势等都会对患者的沟通产沟通情境,通过心与心的感应进行信息传递的沟通。

四、沟通的层次

在沟通过程中,随着沟通双方信任程度的增加,沟通信息量的增加,沟通层次也逐渐升高。在这里我们可以把沟通分为五个层次。

1. 一般性的沟通　属于沟通中的最低层次,一般指日常社交的寒暄语。如"你好"之类的寒暄、应酬式语言,这种沟通方式有利于短时间内打开沟通局面和帮助建立关系,不需要深入思考,能够让人很快有"安全感"。但是护患之间如果长期停留在这个低沟通层次上,将不利于构建和谐的护患关系。

2. 陈述事实的沟通　是指不添加个人意见、人与人之间的关系、客观事实、就事论事的沟通。在沟通双方还未建立信任关系前,沟通多采用陈述事实的方式,以防止产生误解或引起不必要的麻烦。护士运用这种沟通方式,可以了解患者的情况,在此层次上的沟通,主要是让患者主动诉说病情,医护人员最好不要用语言或非语言性行为影响或诱导患者的行为。

3. 彼此交换看法的沟通　是指沟通双方已经建立了一定的信任关系,可以彼此交流看法、意见的沟通。在此层次上,双方很容易引起共鸣,获得彼此的认可或产生同理心。这个层次也是护患沟通常见的,沟通时医护人员应做到坦率、真诚、热情并能换位思考,理解患者,使患者产生信任,愿意说出自己的想法和建议,与医护人员交换意见。

4.感情碰撞的沟通 是指沟通双方彼此尊重,建立了高度的信任和安全感。在此层次上,沟通双方愿意主动说出自己的想法、对各种事件的看法和反应,主动分享沟通时的感受。这是较理想的护患沟通层次。为了给患者创造和谐、温馨的沟通环境,医护人员应该用爱心、责任心、同理心去主动帮助患者,使患者主动说出自己对疾病治疗的想法,树立治疗疾病的信心,主动参与到治疗中。

5.心有灵犀的沟通 是沟通双方一种短暂、近乎一致、高度和谐的沟通。这种沟通偶尔会出现在第四层次的沟通时,是沟通双方分享沟通时感受的最高层次,也是沟通双方,交流希望达到的理想境界。这是最理想的护患沟通层次。

在护患沟通中,各种沟通层次都可能出现,而沟通双方的信任程度是决定沟通层次的最主要和关键因素。在与患者沟通的过程中,护士应让患者自主选择沟通方式,不要过早让患者进入更高层次的沟通。护士自己本身也要加强对护患沟通的学习和对沟通层次的评估,选择合适的护患沟通方式,创建温馨和谐的沟通环境,达到有效的沟通效果。

五、沟通的要素

人们在生活中,每天都在以不同的方式进行沟通,交流彼此的思想、情感、学习和工作,交流着各自的欢乐、高兴和痛苦。不论是简单的或复杂的,有意的或无意的,有计划或是无计划的,积极的或消极的,沟通都是实现我们的目标、满足我们的需要、实现我们抱负的重要工具之一。不论我们所做的沟通是否有效,沟通构成了我们日常生活的主要部分。需要明确沟通的主要内容即沟通的三大要素。

1.要有一个明确的目标 有一个明确的目标,这是沟通最重要的前提。理解了这个内容之后,我们在和别人沟通的时候,见面的第一句话应该会说:"这次我找你的目的是——"。一般沟通时说的第一句话,就要说出你要达到的目的,这是非常重要的,也是你的沟通技巧在行为上的一个表现。

2.达成共同的协议 沟通结束后一般会形成一个双方或者多方都共同承认的一个协议,只有形成了这个协议才叫作完成了一次有效沟通。如果没有达成协议,那么这次沟通不能称之为有效。在实际的生活和工作过程中,我们常常见到这样的情况,大家在一起沟通了很长时间,最后却没有形成一个明确的协议,大家就分散而去,最终造成了工作效率的低下,双方又增添了许多矛盾。我们明确了沟通的第二个要素后,应该知道在和别人沟通结束的时候,一定要用一句概括性的话来总结,如:非常感谢你,通过刚才的交流,我们现在达成了这样的协议,你再看看可以吗?这是沟通技巧的一个非常重要的体现。

你可以观察一下你的同事,她们在沟通结束后是否有这样的结束语?如果有这样的结束语,那么,标志着她们已经掌握了一个良好的沟通技巧。

3.沟通内容包括信息、思想和感情 沟通的内容不仅仅是信息,还包括更加重要的思想和情感。

信息是非常容易传递的,而思想和情感是不太容易传递的。但在实际生活和工作中,传递更多的是彼此之间的情感和思想,信息并不是主要内容。

要想传递更多的思想和情感,必须是双向沟通,双向沟通不仅是信息发送者和信息接收者信息的互相传递和反馈,还要有三个行为:说、听、问。

从图7-2可以看出,双向的沟通必须包含三个行为,就是有说的行为、听的行为还要有问的行为。它们是互相的、循环的,有了这三个行为,沟通才能传递更多的思想和感情,才能成为有效沟通。

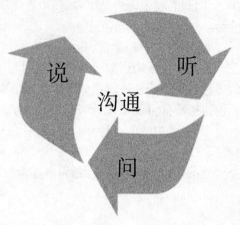

图7-2　沟通包含的三个行为

例如:护士小李走进病房,发现癌症患者王某(排斥化疗),斜躺在床上,面带微笑,但眼中含泪在看书,就问:"王老师,您看的啥书? 这么感动?"

患者王某:"我在看一本励志故事书,一位濒临死亡的农村癌症患者,为了孩子而主动要求治疗的事,令我感动。"

护士小李认真听了后,激动地说:"王老师,你看她可以为了孩子而主动要求治疗,您也要为了儿子、父母、爱人而主动治疗呀,您多幸福呀,有这么多的亲人在关心您、陪伴您。"

患者王某:"是呀,我考虑一下,下午和吴主任商量我的治疗方案,争取早日治疗。"

护士小李真诚地说:"王老师,您真棒,相信您配合治疗,一定会康复的,加油呀!"小李冲着患者王某竖起了一个大拇指,给予鼓励。

患者王某:"谢谢你,小李。"

六、沟通的技术

在沟通过程中,根据传递信号系统的不同,沟通可以分为语言沟通和非语言沟通;根据沟通结构性和系统性的不同,沟通可分为正式沟通和非正式沟通;根据沟通信息是否反馈,沟通可分为单向沟通与双向沟通。

(一)语言沟通和非语言沟通

1.语言沟通　是人类社会交往中,人们使用最广泛、特有的、其他任何方式不可替代的、有效的沟通方式。在临床护理工作中,护士收集患者的相关资料,对患者进行治疗和护理操作,了解患者的需求,都离不开语言沟通。语言沟通又包括书面沟通与口头沟通。

书面语言包括我们的信函、E-mail、广告、图片和传真等,图片包括一些幻灯片和电影等。口头沟通包括面对面的谈话、讨论、授课、打电话、开会等日程生活中常见的沟通方式。

2.非语言沟通 是指通过身体动作、体态、语气语调、空间距离等为社会所共知人的属性或行动,这些属性和行动由信息发送者有目的地发出,由信息接收者有意识地接受并进行反馈。

标记语言如聋哑人的手语、旗语,交通警的指挥手势,裁判的手势,以及人们惯用的一些表意手势,如美元的 $ 、患者的血压 BP、脉搏 P、呼吸 R 等符号。

肢体语言非常丰富,它包括沟通双方的动作、表情、眼神等。人们的声音里就包含着非常丰富的肢体语言,说每一句话的时候,用的音色、语调,都是肢体语言的一部分。在和患者沟通时,尽量用通俗易懂的语言,语调要温和、委婉,语速要慢,吐字要清晰。

据统计,良好的沟通仅有一成是文字、三成是信息发送者的语音和语调、六成是信息发送者丰富的肢体语言等共同来进行的。良好有效的沟通要做到:用心认真聆听,口头语言清晰,肢体语言丰富而不夸张,眼睛仔细观察。

物体语言包括物质和一切有意、无意的展示,存在于人们的实际生活和工作中,包括室内装饰物、家具摆放、餐具、服饰和工艺品等等,作为一种非语言的符号,其摆放的位置、形态和功能,表达着某种概念,传递着某种信息。如病房患者把自己的床铺和床头小桌,整理的非常洁净,桌上摆放着一张全家福的小合影照片,通过观察从这些物体语言,你可以看出这位患者对卫生的要求一定高,对家庭的留恋程度高,护士在进行晨间护理时,一定要注意,在和患者沟通时,从亲情开始,可以很快赢得患者的信任,建立和谐的沟通氛围,为有效沟通做好铺垫。

(二)正式沟通和非正式沟通

正式沟通是指在组织内部明确的规章制度下所规定的信息传递和反馈过程,它和组织的结构息息相关,根据沟通信息流向又可以分为:自上而下沟通、自下而上沟通和平行沟通;非正式沟通是指正式组织途径以外的信息传递和反馈过程,由个人和群体因感情和动机的需要而产生的沟通。护士和患者的沟通属于非正式沟通。

(三)单向沟通与双向沟通

单向沟通是指信息发送者和信息接受者之间的位置不变,单项传递,一方只发送信息,一方只接受信息;双向沟通是指信息发送者和信息接受者之间的位置不断变换,信息发送者是以协商和讨论的姿态,面对信息接受者,信息发出后还需要及时获取反馈信息,必要时双方可以进行多次协商、讨论,直至双方共同明确和满意为止。护患关系中,以双向沟通为主,患者可以获取信息,提出反馈意见,共同参与治疗和护理方案,增加治疗疾病的信心。

七、沟通的常用技术

沟通技术也就是沟通技巧,拥有良好的沟通技能可以使护理人员能够换位思考,以平和的心态、同理心去关心患者、安慰患者,给患者以帮助,使者树立战胜疾病的信心和勇气。

沟通技术涉及许多方面,如微笑、简化运用语言、语音、语调、积极倾听、目光交流、控制交流气氛等。下面简要介绍一些常用的沟通技术。

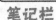

1.微笑　一位哲人曾经说过:"微笑,它是最廉价,但是却是最有效的沟通方式"。它不单单是一种表情,更是一个人的内心真诚感情的外露。读心术中也谈及,很多信息是从说话者的面部表情中透露,微笑是最简单的表达方式。

护理人员在工作过程,微笑着面对每一位患者,让他们感到亲切、温馨,可以更好地交流,主动的配合治疗和护理,构建和谐的护患关系。可见,微笑沟通如同一座桥梁,不仅起到意想不到的沟通作用,还能够让人敞开心扉,犹如一门艺术,令人回味。

2.简化沟通语言,注意交流时的语音、语调　交流时,语言文字要简洁、明确,叙事说理要言之有据,条理清楚,富于逻辑性;措辞得当,通俗易懂,不滥用辞藻,尽量不用地方方言。非专业性沟通时,尽量不用专业性术语。

护患沟通时,护士说话要注意语音、语调的平和,语速要慢,控制情绪。交流时声音的高低、快慢,都会影响沟通的效果。如当说到激动时,会不自觉将声调提高,语速加快,音量放大,会让患者感受到你此刻的情绪波动,会有压力。

3.倾听技巧　倾听能鼓励信息发送者及时、准确的表达他们想要表达的信息,协助信息接受者获取等多的资料,达成一致意见和目标。护患沟通时要注意倾听,倾听的时候,要面带微笑,而且倾听需要相当的耐心与全神贯注。要提高倾听的技能,可以从以下几方面去努力:

(1)目光接触　与患者不时有目光接触,可以让患者感受到你的诚意,并且相信你是在用心听其讲话;反之,避开他人目光,会让患者怀疑你的诚意,怀疑你的专业技术和工作能力。

(2)面部表情　适当展现赞许性地点头和恰当的面部表情在聆听患者讲话时,不时给予以表情、手势、点头等适当的反馈,证明你同意他的观点或者是对他所说的话表示赞许。特别是当患者有怨气和不满需要发泄时的倾听,更要使自己的面部表情自然。

(3)适时的意见　沟通过程中,要适时提出自己的意见,表示自己在认真地听。在表达自己的思想意见时,要讲究含蓄、幽默、简洁、生动;给他人提意见,要注意场合,措辞要平和,以免伤及他人自尊心。护患沟通时,面对家庭困难的患者,要照顾患者的自尊和情绪,避免无心伤害。

4.气氛控制技巧　在承认、理解、接纳和尊重患者及家属的基础上,才能赢得他们的承认、理解、接纳和尊重,所以要以换位思考、将心比心的心态和行为来与患者交流,才能达到心灵的沟通和情感的共鸣。这就需要控制气氛,建立一个和谐、愉悦、真诚、坦率、友好的交流氛围,使双方更愿意沟通,坦诚相见,有效沟通。气氛控制技巧由4个个体技巧所组成,分别是联合、参与、依赖与觉察。

(1)联合　以患者的兴趣、对治疗和护理的需求,强调双方所共同关心的事,来营造和谐的气氛而达到沟通的效果。

(2)参与　激发患者及家属的主动参与热情,使交流目标协调一致,为随后进行的沟通创造积极气氛。

(3)依赖　创造安全、温馨的沟通环境,提高患者及家属的安全感,使他们产生信任和依赖,主动寻求帮助。

(4)觉察　医护人员在和患者沟通前,要多了解患者的病情、治疗情况和检查结果;掌握患者的家庭经济状况和医疗费用的使用状态;留意患者的心理状况和情绪状态;避免使用易刺激患者情绪的词语和语气;沟通时要态度和蔼,避免压抑患者的情绪,即时察觉和发现医患矛盾的苗头预防为主的针对性沟通,将潜在的矛盾和冲突予以化解,避免医患纠纷。

八、沟通的效果

沟通按效果可分为无效沟通、有效沟通和高效沟通。

1.无效沟通　是指信息发送者和信息接受者花了较多时间却没有取得预期信息传递和反馈的效果。造成无效沟通的原因很多,如事实表达不清楚、不善于倾听、缺乏反馈、缺乏沟通技巧等。如患者拒绝做一项检查,护士进行了 20 min 的劝说,患者仍然拒绝去做检查,这属于无效沟通。

2.有效沟通　沟通过程中,信息发送者和信息接受者必须保持沟通的内容与其关系相符,才能达成有效沟通。沟通双方能在和谐的沟通氛围中,改善双方关系,交流彼此感情,发现彼此需要,达成一致意见。患者到医院就诊,医生态度和蔼、面带微笑,详细询问患者的症状和本次就诊的原因,在医生耐心的询问下,患者放松紧张的心情,和医生愉快的交流,顺利的完成就诊,这属于有效沟通。

有效沟通的意义:①可以满足沟通双方彼此交流的需要;②可以使沟通双方达成共识;③可以建立平等、和谐的关系;④可以获得有价值的信息,提高工作效率。

3.高效沟通　是指信息发送者和信息接受者在高度信任、默契时形成的信息传递和反馈。中国人十分讲究人与人之间的默契,高度的默契是一种难得的沟通美景,是一种特有的高效而快速的沟通,即人们常说的"心有灵犀一点通",用心沟通,才能相互理解,相互包容,换位思考,构建和谐医患关系,使我们的生活多姿多彩。

 思考题

1.简述沟通的过程和沟通的常用技术。

2.案例:患者老张的住院费用用完了,需要续交住院费,护士小王拿着催款单进入病房。

护士小王:"老张,要拿药了,账上没钱,什么时候去交钱?"

患者老张烦躁地回答:"又要我交钱,前几天才交的!"

护士小王:"但你已经治疗了几天,钱已经用完啦,不交钱、取不出药,就停止你的治疗"。

患者老张气愤地回答:"停就停,我没钱,你们看着办,大不了死在你医院。"

请分析:

(1)本案例中护患沟通不畅的原因有哪些?

(2)假如你是护士小王,应该如何处理?

笔记栏

第二节 护患沟通概述

护理案例

　　小李是一家医院的新入职护士,上班第一天,面对患者,她心里十分紧张。本来她是个很懂礼貌的人,可是进入患者病房后,面对一位白发苍苍的老奶奶,在做护理之前核对患者身份时,她直接喊了患者的姓名,然后就开始了护理操作。患者轻哼一声"小姑娘是新来的吧",小李也意识到自己的不礼貌行为,但是由于紧张不敢抬头正视,只说了句"嗯"就继续护理操作,引得患者很不满意。小李对自己失望极了,心想:我只要技术好就行了,为患者提供精湛的技术服务他们就会满意了。

　　问题与思考:

　　1.小李的紧张是什么原因造成的? 你或你的同事有没有类似的经历? 后来怎样了?

　　2.面对患者,只要技术好就真的能使他们满意吗?

　　3.针对小李的情况,你认为目前的她应该做些什么以提高自己的护患沟通能力?

一、护患沟通的概念与内涵

(一)护患沟通的概念

　　护患沟通是护士与患者之间的信息交流及相互作用过程。交流内容包括与患者相关的治疗、护理信息,同时也包括双方的思想感情与要求等方面的沟通,是建立良好护患关系的一种非常重要的形式和必要手段。护患沟通的概念有狭义和广义之分,狭义的护患沟通是指护士与患者之间的沟通,在临床护理中,我们经常提到的是狭义的护患沟通,而广义的护患沟通是指护理人员与患者的一方包括患者本人、患者家属监护人及单位组织等的沟通。

(二)护患沟通的目的

　　护患沟通的目的是打造良好的护患关系,以顺利执行治疗方案与护理方案,促进患者早日实现生理与心理的全面康复。

(三)护患沟通的内涵

　　护患沟通的内涵包括两个层面,一个层面是护患沟通中的主体即护士的理念层,另一层面是护患沟通的实践层。这两个层面统一于现实的护理实践活动,体现了护士对患者健康与幸福的关注,对患者生命、思想的关爱和尊重。

　　南丁格尔曾这样说:"护士工作对象不是冰冷的石块、木片和纸张,而是具有热血和生命的人类。"对护士来说,沟通是护理实践的重要内容,护患之间的沟通及相互作用是产生护患关系的基础及必要过程。美国高等护理教育学会于1998年1月修订完成了"护理专业高等教育标准",该标准一直是美国护理本科教育的框架,其中将沟通能力定义为护理专业教育中的核心能力之一。在我国传统的护患关系中,护理活动是主体,要求患者必须配合护士开启临床护理活动。而今,卫生部要求开展"优质护理",护理的主客体发生变化,护理活动均以患者为中心,目的是让患者满意、家属满意、医护满意、社会满意、政府满意。综上所述,进行良好的护患沟通是减轻患者身心痛苦的需要,是促进护患之间的理解和支持、提高护理效果的需要,更是构建和谐社会的需要。

但是,沟通意识微观社会学研究表明,护理职业环境中存在一种"不成文"的组织文化现象,护士用于疾病护理的时间占每日工作时间的69.3%,而用于护患沟通的时间仅占7.8%,表明护理工作仍受传统的生物医学模式的影响,繁忙的工作任务使护士与患者之间的沟通被看成是浪费时间的懒惰行为。此外,在当今的医疗环境下,护士与患者的沟通变得更加小心翼翼,护士不愿也不敢与患者过多的交流,以免引起医疗纠纷。综上这些因素使得护士不得不放弃很多上倾听患者的心声的机会,从而减少了护患之间的沟通,也使得患者认为护士只是为了完成自己的护理专业工作,而忽视了他们的需求。

其实,临床护士每时每刻都与不同层次的患者进行信息互动,护士是护患沟通的主体,沟通是护士与患者进行交流的一种治疗性的护理技术。护患沟通应当以预防性护患沟通为主。这就要求护理人员在进行护患沟通的过程中不仅要熟悉卫生管理相关的法律法规,对自身的法律责任以及工作职责有明确的认识,还应掌握不同类型的患者常见的患者沟通障碍原因及技巧。只有这样,护理人员才能认真遵守各项规章制度,对不同的患者采取不同的沟通方法,提高护患沟通的效果。护士掌握了护患沟通这门技术,可以有效地消除护患沟通之间的障碍,有助于护士获得正确的信息,并针对出现的问题,及时、准确地为患者制订个体化的护理计划,以满足患者生理、心理、社会、精神、文化等多方面的需要,提高患者的配合度,实现护患之间行动的协调一致,促进患者早日康复,提高其满意度。

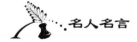

护士必须要有同情心和一双愿意工作的手。

——南丁格尔

一个人事业上的成功,只有15%是由于他的专业技术,另外85%靠人际关系、处世技能。

——美国人际关系教育的鼻祖卡耐基

二、护患沟通的特点

随着现代医学模式的转变,对患者的帮助不仅单靠医学技术,而且更加注重心理、社会及情感因素在治疗护理中的地位。护患沟通是护理人员与患者之间的信息交流及相互作用、相互沟通的过程，它是处理护患关系的主要内容，不只限于语言和文字的沟通，它还包括表情、手势、体态及护士和患者之间所处的距离。

一般认为，护患沟通具有以下五个特点：

1. 护患沟通不以人的意志为转移　有人以为，只要我不与患者或家属说话，不把自己的心思告诉他们，就不会发生护患沟通，他们就无法了解我。此观念是错误的，只要在人的感觉能力可及范围之内，人与人之间会自然地产生相互作用，无论双方的意愿如何，谁都无法阻止护患沟通。因为护患关系具有一定的强制性，是一种特殊的人际关系，其建立与发展，并非源于护患之间的相互吸引，而是为了满足患者的健康需要。

临床工作中，有的护士为避免与患者冲突，索性在患者面前保持缄默，自以为这样做可以避免、防止冲突。但事实上，其职业行为传递给患者的信息就是冷漠，极易导致患者不满。护患互动过程中，尽管双方无语言交流，但护士的表情、举止等非语言沟通形式同样向患者传递其丰富的沟通信息。

2. 护患沟通的内容必须与其关系相符　任何一种沟通信息，无论是语词或非语词的，在传递特定内容的同时，还提示沟通者之间的关系。沟通过程中，沟通者必须保持沟通的内容与其关系相符，才能达到有效沟通。例如，下级想上级汇报工作时，下级使用"您听明白了吗"一类语句显然不恰当，或许用"我说清楚了吗"等表述方式更符合其下级与上级沟通的语气，也更体现其与沟通者之间的真实关系。

护患关系中，护士与患者应该是人际等位关系。护患沟通过程中，护士若尽可能避免职业角色的"居高临下"，与患者沟通时，多使用"你看可否这样……?""你要不要试试……"等协商式、建议式用语，并在沟通的态度、眼神等非语言信息中体现平等关系，或许更容易赢得患者的信任与合作。

3. 护患沟通是循环往复的动态过程　护患沟通以信息发出者发出信息为起始，但并不以信息接受者接受信息为结束，信息接受者通过反馈维持沟通的循环往复。整个护患沟通中，护患双方互为信息发布的主体与信息接收的客体，并且总在动态变化中，故而护患沟通双方均可对有效沟通发挥重要作用。这就要求护士在护患沟通中，给予患者身心康复指导的同时，应特别注意患者对其指导或建议的反馈，基于患者的反馈调整与其沟通的内容或策略，以较好地发挥护患沟通的效用。

4. 护患沟通是整体信息的交流　护患沟通看似只是护患间简单的信息交流，根据对方发出的语词或非语词信号理解其意图。其实护患的任何沟通行为，均基于其整个个性背景，传递一个人的整体信息。沟通过程中，对方说一句话、做一个动作，或者理解对方的一句话、一个动作，投入的是整个身心，反映其整体特征。护患沟通中，要做到关注患者说话的"潜台词"，需要应用护理学、社会心理学、人文学、医学等知识与护理对象沟通，改进护理对象的年龄、文化程度、社会角色等来组织沟通的内容，其内容涉及护理对象身心康复的各个方面，并采用相应的沟通方式；另外，还应注意护士的言谈举止、表情姿势等，因为这些不只是传递信息，还展现了护士对患者的态度、责任心等，反映了护士的整体职业风貌。

笔记栏

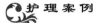 护理案例

慧眼识整体,读懂"潜台词"

夜班护士 A 在发早餐前的口服药,15 床老爷子以为是在发餐后服用的药,冲着护士大喊:"我怎么没有药啊! 你是不是发错了?"

A 护士情绪激动地冲患者嚷:"您小点声,有的患者还在休息,现在没你的药,回去歇着吧!"

夜班 B 护士在 15 床老爷子做护理,了解了该患者的疑问,去复核了服药单及医嘱后对患者说:"老爷子,您记得真清楚啊,您确实有早上的药,但是饭后的,饭后半小时服用,到时间我们会送过来的。"

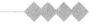

5. 护患沟通多涉及患者隐私,护士应给予保护　护患间沟通有时涉及护理服务对象的隐私,具有一定的法律及道德意义,护士需自觉注意保护患者的隐私。

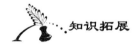 知识拓展

护士条例

护士应当尊重、关心、爱护患者,保护患者的隐私。

——护士条例第十八条

护士在执业活动中有下列情形之一的,由县级以上地方人民政府卫生主管部门依据职责分工责令改正,给予警告;情节严重的,暂停其 6 个月以上 1 年以下执业活动,直至由原发证部门吊销其护士执业证书:

(三)泄露患者隐私的。

——护士条例第三十一条第一款第(三)项

三、护患沟通的意义

护患沟通是护士与患者之间的信息交流及相互作用的过程。所交流的内容是与患者的护理及康复直接或间接相关的信息,同时也包括双方的思想、感情、愿望及要求等方面的内容。

护患沟通的意义在于:

(1)建立相互信任、开放性的护患关系,为护理工作提供良好的人文环境。

(2)全面了解患者的情况,收集有关信息,为患者的护理提供充分的依据。

(3)与患者商讨有关的健康问题、护理措施及护理目标,取得患者的合作,鼓励患者的参与,与患者共同努力,达到护理目标。

笔记栏

（4）向患者提供有关的健康知识及相关信息，帮助患者预防并发症，并努力提高患者的自我护理能力。

（5）向患者提供有关的咨询及心理支持，促进患者的身心健康及全面康复，提高护理质量。

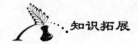 知识拓展

流程化沟通方式在提高护理服务质量中的作用

流程化沟通方式，简称 CICARE，即接触（Connect）—介绍（Introduce）—沟通（Communicate）—询问（Ask）_回答（Respond）—离开（Exit）的英文首字母缩写，它是美国医疗机构的一种以流程为导向的沟通方式，指导护士利用治疗、护理的时间，通过循序渐进、环环相扣的6个步骤与患者沟通，加快护士人文理论知识到实际应用的转化，已有研究显示，其可有效提高护理服务质量。

CICARE 沟通服务流程，即：C，称呼对方喜欢的称谓。I，告诉患者"我是谁"。C，告诉患者"我为什么来，我将要做什么，需要配合什么"。A，询问患者需要什么，担心什么。R，对患者的问题和要求给予恰当的反馈。E，有礼貌地离开。

CICARE 沟通方式具有以下特点：

（1）操作规范性：CICARE 将护士的语言及各项护理操作中的沟通技巧给予规范，护士可以随时参照、练习科室的 CICARE 沟通服务流程。

（2）内容有序性：一方面，沟通时必须有序经历 C—I—C—A—R—E 六个思考步骤，使复杂的沟通理论和心理学知识变得容易理解和记忆。另一方面，护士从第 1 步"接触"开始逐步深入，逐渐从礼节性沟通上升至陈述事实的沟通，再到更高层次的分享感情的沟通。

（3）知识跨学科性：将 CICARE 与心理学知识有效地整合，充分吸收护理心理学和沟通心理学理论的优势，起到互通互补的作用，不仅能复习巩固已有的知识和技能，而且能进一步开发新的知识和技能。心理学知识有机地渗入 CICARE，使护士们能敏锐地捕捉、识别和满足患者的需求。

（4）交流双向性：在 CICARE 沟通方式中，护士和患者互抛、互接"球"的过程中改变了护士讲、患者听的被动式指导方式，使护士、患者积极参与到互动式指导中来。沟通中的互动使护患之间互补、互谅，减少护理纠纷，后续治疗护理得以顺利进行。

四、护患间的治疗性沟通

(一)治疗性沟通的概念

治疗性沟通是一般人际沟通在护理实践中的具体应用,是护士与患者之间进行的以患者的治疗为主题的沟通。在治疗性沟通中,信息发送者是护士,信息接受者是患者,沟通的内容属于护理范畴内与健康有关的专业性内容。其包括了医院、家庭和社区中所有与健康照顾有关的内容。治疗性沟通的目的是帮助患者进行身心调适,由疾病状态向健康方向发展。治疗性沟通除了具有一般意义上的人际沟通的特点之外,还具有独特的沟通特征。其区别见表7-1。

表7-1 治疗性沟通与一般人际沟通的区别

要点	治疗性沟通	一般人际沟通
目的	确定护理问题,进行健康指导	加深了解,增进友谊
地位	以患者为中心	双方对等
结果	解决护理问题,促进护患关系	可有可无
场所	医疗机构与健康相关的场所	无限制
内容	与健康相关的信息	无限制

(二)治疗性沟通的特征

治疗性沟通的特征体现在沟通的目的、作用和原则上。

1.目的 治疗性沟通的目的主要是为了更好地解决患者的健康问题。它也是向患者提供健康服务的重要手段。其沟通目的主要有:①建立融洽的护患关系,有利于治疗与护理的顺利完成;②收集患者资料,评估患者需要,明确健康问题;③共同制订治疗护理方案,使患者积极、主动地配合,达到事半功倍的效果;④与患者共同讨论确定需要护理的问题,明确治疗护理目标;⑤进行健康知识宣教,提高患者的健康意识和自我护理能力;⑥了解患者的心理社会问题,满足其身心需要。

2.作用 治疗性沟通是通过医护人员的行为或语言,对患者进行有意识的、有计划的影响和帮助。其作用表现为以下几个方面:

(1)支持和帮助的作用 由于所要沟通的内容是事先通过评估而得到的,是患者急需解决的健康和治疗的问题,所以这种目的明确的沟通,可以起到有针对性的支持和帮助作用。

(2)交通枢纽和桥梁的作用 在患者的求医行为和医护人员的行医行为之间,建立起治疗性沟通的桥梁。在这种沟通桥梁的作用下,患者得到了实现健康需要的沟通,护士得到了实现职业理想的沟通,从而使护患双方的社会价值与人生价值得以充分实现。

(3)制订医疗护理方案的作用 制订医疗护理方案,需要护患间的沟通。行之有效的治疗性沟通既维护了患者选择医疗护理方案的权利,又维护了医疗护理方案的行使权。

（4）遵医行为的指导作用　护士按照患者的需求进行沟通,指导患者的遵医行为,可充分发挥患者的积极性及主动性,使其自觉配合医疗和护理,不但有利于患者的康复、治疗和护理,更有利于医疗护理方案的顺利执行。

（5）提供健康教育的作用　为患者提供卫生保健知识,使其树立健康观念,自愿采纳有利于健康的行为和生活方式,增强患者自我照顾能力,从而促进身心康复。

（6）心理支持的作用　患者由于疾病预后的不确定,对检查及治疗手段的恐惧、对医院环境的陌生等原因,会产生焦虑、恐惧等不良情绪,尤其是重病、慢性病、残障等患者还会出现悲观、失望、抑郁情绪,甚至出现自杀念头,后果较为严重。护士通过治疗中的信息传递和行为干预,耐心倾听,鼓励、疏导患者表达真实的感受,从而减轻患者的焦虑、恐惧等不良情情绪。

（7）预防、化解医疗纠纷的作用　近年来,医疗纠纷呈上升趋势,调查显示,80%的医疗纠纷和投诉是由沟通不良引起。因此,对护士而言,坚持"三查七对"、无菌操作,一切按操作规程执行固然重要,但是在某种程度上,良好的治疗性沟通将能更好地满足患者的各种需要,更能得到患者的理解,从而有效地预防和化解医疗纠纷。

3. 原则

（1）目的性、针对性原则　是在评估患者各种需求的基础上进行有意识、有计划的沟通。治疗性沟通有着明确的目的和较强的针对性,它始终围绕着患者的身心健康需求而展开。

（2）治疗性原则　是指在不违背医疗护理原则下,沟通应该起到治疗作用。

（3）融洽性原则　恰当地运用真诚、尊重他人、同理心、给予温暖、自我暴露等有效沟通的原则促进护患双方融洽相处。

（4）平等尊重的原则　护患双方沟通时应该是平等的、相互尊重的关系。在这种平等关系下,不但会带来应有的治疗性效果,而且还会给护患双方带来意外的收获。

（5）心理与社会原则　根据患者不同的年龄、职业、文化程度、社会角色、心理特点等来组织沟通内容,有针对性地运用不同的沟通方式和技巧,进行有效的治疗性沟通。

（三）影响治疗性沟通的因素

治疗性沟通的影响因素主要包括医护和患者两个方面。

1. 医护因素　护士是护患关系后果的主要承担者,所以,医护因素是影响护患间治疗性沟通的主要因素。常见的有以下几个方面。

（1）管理因素　医疗护理设备落后,诊疗护理条件不完善,不能满足患者的治疗与休养的要求;生活设施陈旧、不配套;病房结构、布局不合理;环境管理制度不完善等,会使患者难以对护士建立起信任感,使护患沟通难以进行。

（2）个人因素

1）非技术因素　主要表现为:①服务态度冷淡,工作责任心不强,语言生硬,让人难以接受;②无同情心,厌烦患者的病体和痛苦呻吟,对患者的痛苦和濒临死亡的状态反应麻木;③在实施护理操作时,缺乏必要的说明、解释和指导;④整体护理观念不强,个别护士仍存在以疾病为中心的护理理念,没有将患者从生物、心理、社会三个方面进行整体护理,只见病,不见人。

2）技术因素　丰富的专业知识、娴熟的护理技术是护士与患者进行有效的治疗性沟通的重要保证。如果护士知识匮乏,临床经验不丰富,操作技术不过硬,在实施护理过程中,会给患者造成不必要的痛苦和麻烦,也会影响患者对护士的信任,造成护患关系紧张和恶化,甚至使患者产生敌对情绪,拒绝护理服务,产生护患沟通障碍。

　　3)沟通技巧因素　护士经验不足,缺乏沟通技巧,造成护患沟通障碍。护士不良的沟通行为包括以下几点。①转移话题:当患者集中精力与护士进行沟通、反映自己的真实感受时,护士随意改变话题或转移交谈重点,可能会阻止患者讲出一些有意义的信息。如患者说:"我真的很担心以后站不起来了,我每次想到这儿都会掉眼泪!",护士说:"你赶快准备一下,我马上就要你打针了。"这种沟通方式完全改变了患者想要表达的话题,使得患者感到不被理解,有可能这位患者再也不会向护士谈及自己的内心感受,影响更深层次的护患沟通。更好的沟通方式应该是:"是的,您的感受我能理解,等一会儿打完针我们再谈这个话题好吗?"。这样的回答既转变了话题,又让患者感到了护士对自己的理解和尊重。②评判性说教:是指当患者的话题内容与自己的看法或意见有分歧时,就擅自评判对与错,用说教的口气指责、埋怨患者。这种沟通方式传递了这样一种信息:患者不应该有这种想法,或者他的想法和观点是错误的、不恰当的。例如应卧床休息的患者为了不麻烦别人,自行下床如厕。护士这样指责道:"你怎么可以下床呢? 谁让你下床的?""你应该听从医生和护士的安排,切不可自作主张"。又如:"你怎么还不吃药,这是不可以的。"类似这样责备、教训的口吻,患者听了都不会满意,势必影响护患之间的沟通效果。③虚假的安慰,不恰当的保证:为了使患者减轻焦虑,讲一些肤浅的、表面宽心的安慰的话。如患者担心自己不能康复,护士以轻松的语气回答说:"当然啦,你的身体不会有任何问题的。"这种方法使患者无法或不愿意进一步将他的害怕与焦虑表达出来。他可能会觉得护士无法理解他或不愿意了解他的真实感受。这样的话听起来似乎给人以鼓舞,但并不恰当,不会令人满意。④主观下结论或提出解决办法:有些护士不能耐心倾听患者的讲述或自认为经验丰富,在患者讲述之初,就急于主观地下结论或提供答案。结果由于未能获得全面的信息,不但易使结论或提供的解决办法有失正确和客观,还会妨碍患者的真情流露,使患者感到被孤立和不被理解。如患者说:"我今天不太好,好像病情加重了。""对,你的病情是加重了,你肯定是昨晚睡前没有服药!"或者护士说:"不会的,你的病情不会加重,那是幻觉,昨天的用药肯定是有效的。"类似这种匆忙的回答,不仅可能耽误病情,而且可能在护患关系上蒙上一层阴影。有时候,患者可能会向护士征求意见,如对治疗方案的选择,此时护士切忌用"如果我是你,我会……"的方式回答,更好的回答方式是列出几种治疗方案的优缺点,让患者自己去做出决定和选择。⑤陈述个人的观点和意见:在某些情况下,个人的观点和意见对他人可能起到帮助作用,但在特殊情况下会适得其反。如一位孕妇到保健站来做健康咨询,保健护士接待了她。护士说:"你这是第几次怀孕?"孕妇说:"我这是第二次。"护士说:"为什么是第二次怀孕呢?"孕妇说:"因为第一次怀了个死胎。最近我总是焦虑,睡不好觉。"护士说:"哦,你焦虑啊!平时我焦虑的时候,出去散散步,回来心情就好了,你也试试看。"这种解决问题的方法是针对护士自己的,而不是针对患者的。患者会认为我这么大的事在护士眼里没有受到足够的重视,从而影响护患间更深一步的沟通。

　　2.患者因素

　　(1)患者病情的轻重程度　是影响护患沟通的重要因素之一,一般情况下,与病

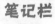

情较轻或处于恢复期的患者沟通时阻碍相对少些;而对于重病患者,或由于疾病、情绪等原因,与之沟通时阻碍可能要大些。

(2)对护患双方的权利与义务缺乏了解　患者可能会错误地认为交钱就医、得到医护人员的照顾和服侍是天经地义的。片面地强调护士的义务,而忽略了自己的义务。具体表现在以下两个方面:①遵医行为不文明。个别患者故意违反规章制度,不合理要求一旦遭到拒绝或得不到满足,则表现得十分不满。②个别患者缺乏医学知识,不配合治疗和护理。

(3)对治疗护理效果期望值过高　患者可能会认为应药到病除,对不可避免的药物副作用不能正确理解,甚至对预后不好的急危重症或疑难病例都不能正确对待等。

(4)动机不纯　当花费高额医疗费或疗效不佳时,患者可能会产生不良动机,故意制造矛盾,拒付医疗费,制造所谓的护患纠纷,扰乱了正常的医疗护理秩序,这种情况下也难以实现有效沟通。

(四)治疗性沟通的过程

治疗性沟通是整个医疗护理过程中的一个重要环节,沟通过程中要以患者为中心,体现诚实、关怀、理解、同情和同感。加强治疗性沟通可以增加患者对医护人员的信任,增进医护人员与患者之间的信息交流和相互理解,取得患者最大限度的密切配合,使很多医疗纠纷得以化解或使医疗纠纷消灭在萌芽状态。实施过程包括以下四个阶段。

1.准备期　准备期是护士与患者进行沟通时打开的第一扇门,为收集患者病情资料、进行有效沟通奠定基础。为了使治疗性沟通能顺利开展并进入下一阶段,护士在交谈前应做好患者信息搜集、个人及环境的准备。

(1)沟通资料准备在进行沟通前,护士首先要做好以下工作　①明确沟通目的和特定的专业内容;②获取有关患者信息,包括一般情况、健康史、身体评估、辅助检查、心理活动等内容;③拟写沟通提纲,合理设计问题,以便集中话题,达到有效沟通的目的。

(2)护士个人准备沟通前护士需要做好以下准备　①仪表准备:首先应做到仪表端庄;②心理准备:主要是情绪的调节,使个人情绪处于积极稳定的状态,避免将不良情绪在沟通中宣泄给患者;③沟通方法和技巧的准备:在充分了解患者的个性特性、情绪表现和沟通目的及内容的基础上做好交谈的准备。

(3)患者准备　护士应提前告诉患者沟通的目的、内容、所需时间,让患者做好准备,与患者共同商量沟通的时间及地点等。沟通前帮助或指导患者用便器或去卫生间、取合适体位或姿势等。

(4)沟通环境准备　护士应尽量优化沟通环境,增进沟通效果:①保持环境安静;②避开治疗与护理的时间,以避免检查或治疗的干扰等;③环境隐蔽,请旁人暂时离开以保护隐私,关上收音机或电视机,以避免分散注意力,使患者感到舒适和隐私安全;④谢绝探视。

2.初始期　这是沟通的开始阶段,护患双方都希望留给对方良好的第一印象,使以后的沟通能顺利进行。

(1)目的　通过初步沟通,给对方留下良好的第一印象,使患者对护士建立初步的信任感,为将来进行实质性沟通打下良好的基础。

（2）方法　主要沟通方法：①护士可向患者主动打招呼、寒暄、问候，礼貌地称呼对方；②告诉患者有什么需要可随时提出，不明白的问题可随时提问。

（3）内容　可从一般性问题开始，如"王女士，您好！今天感觉怎么样？"或"占用点儿您休息的时间，我们谈谈有关您后天准备手术的事宜，您看可以吗？""您这样躺着或坐着感觉舒服吗？"等等。当征得患者的同意，双方感到自然放松时，便切入正题。如果与患者第一次交谈，还应该做自我介绍。总之，沟通的初始期应努力给患者留下良好的第一印象，这是交谈成功的重要环节。

（4）注意事项　①称呼得体；②问候恰当；③态度和蔼、自然；④关系平等；⑤适可而止。要注意的是，初始期主要是引导患者开口谈话，创造融洽的氛围，为后续沟通搭桥铺路。

3. 工作期　此期是沟通主题的切入与展开的重要环节。护士要有较全面的沟通知识，且保证沟通目的明确、内容准备充分、时间安排恰当，充分发挥自己高超的专业技术，运用语言和非语言沟通技巧，协调好护患关系，使患者主动配合并参与其中。具体方法和策略除一般人际沟通技巧外，还应注意以下几点。

（1）善于应用非语言沟通　非语言沟通是通过面部表情、眼神、姿态、手势、触摸等非语言形式进行的信息交流，它常伴随着语言沟通而发生。非语言沟通更能反映一个人的真实感受，护士应特别注意自己的非语言的表达，同时要善于观察患者的非语言信息，提高护患双方的沟通效率。

（2）沟通策略灵活　根据患者的实际情况，如病情、体力、心理反应等采取不同的沟通策略，适当把握时机和尺度。护士可运用倾听技巧，认真聆听，全神贯注；重要问题可用核实技巧进一步核实清楚，没听清楚或患者描述不清楚的问题可用澄清或重复技巧进一步澄清；当患者悲伤、哭泣时，可用沉默或触摸技巧来安慰。其目的是鼓励、引导患者主动诉说。

（3）把握沟通主题　护患治疗性沟通过程中，护士为把握好主题要做到以下几点：①创造良好、融洽、和谐的沟通环境。②将沟通的内容分清主次，梳理好沟通程序，按沟通目的引导患者朝主题方向交谈。③鼓励患者倾诉，告诉患者可无所顾忌地将自己的真实想法、感受、需要全部诉说出来。若新出现的问题是原来没有发现的重要内容或心理问题，可适当调整沟通主题。④把握沟通内容，防止偏离主题。首先，护士的提问应紧扣主题；其次，一旦患者偏离了主题，应靠良好的应变能力和丰富的经验，及时巧妙地拉回到主题内容，这并不是不尊重患者，故意打断患者的谈话，而是为了沟通过程按原定计划顺利进行，获取需要的信息和资料，实现有效沟通的目的。⑤把握沟通时间，使沟通内容与时间相适应，恰到好处。

（4）及时记录　对沟通内容应认真、及时地记录，充分体现真实性与实用性，与病历同时保存，具有法律效应。

4. 结束期　结束期是沟通过程的最后一步，良好的结束和开端一样重要。要善始善终，顺利、愉快地结束交谈。恰当巧妙地处理，会给沟通者带来美好的回忆和留恋。如果处理不当，不但会使沟通者深感不快、失望，还会影响下一次的沟通。

（1）结束时机恰当　结束时间的控制既要根据计划，也要考虑现场的实际情况。当护患双方感到所谈的话题已尽、需要的内容已搜集完整、沟通目的已达到、沟通即将结束时，护士应主动征求患者意见是否结束话题。结束前护士应进行适当小结，简明扼要地总结所交谈的重点内容,核实记录的准确性,并感谢患者的配合和支持,为下次沟通打下良好的基础。

(2)为下次沟通做准备 在小结的基础上评价沟通效果后,如需以后继续沟通,要初步约定下次沟通的时间、内容、地点等。

以上是治疗性沟通过程的四个时期。实际上在临床工作中,很多治疗性沟通过程比较简单,分期并不明确,有时几句话就能解决问题,沟通内容也很简单。因此,护士在治疗性沟通时要灵活多变,因人、因事、因时、因地而异,灵活而高效地进行治疗性沟通。

第三节 护患沟通的内容

护理案例

王大爷,男,65岁,来自农村,患高血压病前来就诊。患者对医院环境陌生,住院时很紧张,感觉只身一人不知所措,责任护士发现后经常与患者沟通、交流,慢慢通过聊天消除患者陌生感,在之后的护理过程中更好的得到了患者配合,患者好转出院。王大爷对于医务人员十分感谢。

问题与思考:

1. 护患沟通的方法有哪些?
2. 护患沟通的注意事项有哪些?

一、护患沟通的要求

护患沟通是护士与患者及家属之间的信息交流和相互作用的过程,所交流的内容是与患者的治疗护理及康复直接或间接相关的信息,同时也包括双方的感情、期望和要求等方面的交流。良好的沟通可以增进护士与患者之间的满意度,是医护人员与患者之间关系良好与否的关键,因此,为了便于和不同层次、不同性格的患者进行良好的沟通和交流。对护患沟通的具体要求如下:

1. 护理人员配置要合理 当今护患比例严重不足,护理人员工作强度大,加强临床一线护理人员的配置是实现优质护理服务、促进良好护患沟通的首要保障。

2. 提高自身的综合素质,树立良好的护理形象 扎实的专业知识和专业技术是架起患者及家属对护理人员理解与信任的桥梁。同时,还需要掌握社会及人文道德知识,使患者对护理人员产生信任感,对患者做出个性化的沟通和指导。

3. 掌握护患沟通中的主动性 主动的关心、帮助、照顾患者,主动耐心安慰患者,主动热情接诊患者,主动巡视病房,主动相送出院患者,主动随访出院患者。

4. 灵活掌握沟通技巧 入院时多介绍,操作时多说明,晨间护理多问候,当患者询问病情时,多解释。出院时多关照。

二、护患沟通的基本内容

沟通的内容要全面而广泛,从疾病到患者心理及影响健康的社会因素。患者入院时,护理人员要介绍医院和科室的各项规章制度,宣教的同时要认真倾听患者的诉求,了解患者的文化层次和家庭背景,举止得体,回答专业,建立良好的第一印象。晨间护理时,对患者细心观察,主动关心、问候患者,并将患者的病情变化及时与管床大夫反馈,赢得患者的信任。治疗操作时,要向患者进行详细说明,娴熟的业务技术是做好护理工作的前提。当患者出现不适时,及时询问和安慰。手术前后向患者交代清楚注意事项,当患者出现焦虑时,耐心进行安抚。当患者及家属询问病情时,运用自身丰富的理论知识及扎实的临床经验与患者及家属进行充分沟通。多巡视病房,尤其是夜间,让患者感到放心。学会倾听和沉默,倾听中要注意了解患者的感情,患者的"倾诉"还可以起到消除心理紧张的作用。当患者受到打击,情绪低落或哭泣时,护理人员可以沉默的态度陪在患者身边,表达对患者的同情和支持。对于新患者、重患者、疑难病、病情反复的慢性患者,要进行特别沟通。患者出院时,要向患者交代清楚注意事项,并对患者进行定期随访。

三、护患沟通的形式

(一)护患之间的言语沟通

言语沟通主要指以口头语言方式进行沟通,即交谈(interview),又称会谈或略谈。交谈是护患之间最主要的交往方式,交谈能准确地表达和传递信息,只要交往双方对语言及语境理解一致,就能使交往中损失的信息最少。

1. 交谈的原则　交谈要在平等和谐的护患关系中进行,是有目的,有计划的交谈,在会谈之前,医护人员应做充分的准备,明确交谈的目的,步骤和方法。此外,在交谈过程中应及时反馈,采用插话,点头肯定、表情等对患者的谈话进行应答。及时反馈信息有利于交谈过程顺利进行,也有利于护患间的双向交流。

2. 交谈的技巧

(1)倾听　即访谈过程中通过自己的语言和非语言行为向患者传达一个信息:"我正在很有兴趣地听着你的叙述,我表示理解和接纳。"是一个积极参与的过程。有效倾听是良好护患沟通的前提条件,是发展护患间良好关系最重要的一步。"听"是获得患者有关信息的过程,又是对这些信息进行归纳和总结的过程。倾听时,应与患者有一定的目光接触,而不能一边做其他事情一边听。倾听中要注意了解患者的感情,患者的"倾诉"还可以起到消除心理紧张的作用。

(2)共情　护士对患者或家属内心世界的理解及体验就是共情。通过会谈掌握患者的感受,进行"心理换位"思考,设身处地的从患者的角度去理解,体会他的问题和想法,促进护患双方的认识和情感交流。

(3)引导　交谈过程必须围绕交谈目的,进行简明而又充分的交流。运用提问引导话题有利于抓住核心问题。但要注意尽量避免生硬的打断患者的话语,而要巧妙地引导和转移话题。

(4)应答　根据谈话的内容和情景,医务人员可用点头、微笑、沉默、重复患者谈

笔记栏

话及时回应患者的话语,使用"是""好""是吗"等语言来应答患者,以显示自己认真与重视患者的问题。交谈中的反应可以起到鼓励患者交谈的作用,是顺利交谈的保障。

(5)聚焦 善于总结概括,抓住问题焦点,理解患者的感情色彩和"弦外之音"。

(二)护患之间的非言语沟通

非言语沟通在人际交往中也占有重要地位。人们相互沟通在许多情况下不可能全部以语言的方式来表达,但可以通过表情动作、目光接触、周围环境信息等手段表达自己的情感,从而达到沟通的目的。非言语沟通可分为动态和静态两种。动态主要包括面部表情、身段表情和人际距离等;静态包括衣着打扮、环境信息等。

1.目光 眼睛是心灵的窗户。眼睛是非常有效的显露个体内心世界的途径。人对目光很难做到随意控制,人的态度、情绪和情感的变化都可以从眼睛中反映出来。医护人员与患者交谈时,要善于用短促的目光接触传达信息,检验信息是否被患者接受。

2.面部表情 面部表情是另一种可以完成精细信息沟通的身体语言形式。它包括眼、嘴、颜面肌肉的变化。一般地说,表现愉悦的关键部位是嘴、颊、眉、额;表现厌恶的关键部位是鼻、颊、嘴;表现哀伤的关键部位是眉、额、眼睛及眼睑;表现恐惧的关键部位是眼睛和眼睑。面部表情的变化是护士观察患者获得患者信息的重要来源,同时也是患者了解护士心灵的窗口。护士既要有善于表达情感的面部表情,也要细心体察患者的面部表情。

3.身体运动 身体运动是最易被人发现的一种身体语言。其中手势语占有重要位置。聋哑人借助于手语,可以实现与他人的沟通。例如沉痛时肃立低头,惧怕时手足无措。此外挥手、耸肩、点头等方式都表达一定的意思。临床活动中,护士诚恳友善的点头示意,患者就会感到温暖和安宁。

4.人际距离 两人交往的距离与朝向取决于彼此间的亲密程度,它在交往初期就显得十分重要,并直接影响到双方继续交往的程度。美国学者霍尔(E. T. Tall,1959年)根据对美国白人中产阶级的研究,发现有四种人际距离:亲密距离,为0.5 m以内;个人距离,为0.5~1.2 m;社交距离,为1.2~3.5 m;公众距离,为3.5~7 m。但对于孤独自怜的患者、儿童和老年人,可以适当地缩短人际距离,促进情感间的沟通。

此外,非语言沟通的技术还有语调表情、仪表、沉默、注意和聆听等。

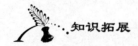知识拓展

破译身体语言的情感密码

一个人可以通过语言来否定自己内心的意思,比如明明不喜欢一个人,嘴上却可以说"非常高兴认识你"。但身体语言就不同,一个人的真实意思很容易被身体语言出卖。

心理学家认为,身体语言的产生源于大脑,当一个人的大脑进行某

种思维活动时,大脑会支配身体的各个部位发出各种细微信号,这是人们不能控制而且也是难以意识到的。因此,身体语言大都发自内心深处,极难压抑和掩盖。在语言的表达中,一种渠道的可靠性与对它的自觉控制力的大小是成反比变化的。在所有的语言表达中书面语言是最有时间推敲和修改的,因而也就可能是可信度最低的一种渠道,也是最容易撒谎的一种方式。口语可斟酌和修改的时间要少一些,因为自觉控制的机会相对少一些,因而可靠程度就可能比书面语大一些。当然,口语也有足够的余地让人撒谎。至于身体语言,往往最不易有意识控制,甚至完全在无意之中就露出了真相,因而可靠性也就最大。

李秋萍.护患沟通技巧[M].北京:人民军医出版社,2014.

(三)特殊情况下的护患沟通

护理对象表现千差万别且有特殊表现。因此,要求护士采取不同的方式,灵活的与患者沟通。

1.对愤怒者　多数情况下患者的愤怒都是有原因的。此时护士应该有耐心,对患者言辞或者行为不多计较,视其愤怒为一种心理反应,给患者表达或发泄的机会,促使其冷静下来,再采取动之以情,晓之以理的方法,通过疏导,关心和感化,稳定他们的情绪,缓解他们心理上的压力,解决他们的问题。

2.对病情严重者　沟通的时间要尽量简短明了,对有意识障碍的患者,语调应该缓慢,并且适当重复。对预后不良的患者,要谨慎用词,把握分寸。

3.对过高要求者　过高要求者往往有两种可能:一是认为得到的重视不够;二是习惯化的行为方式。护士应该予以鉴别,采取不同的方法对待。在允许患者抱怨的前提下,用说理的方法改变他们的认知。

4.对疑病者　疑病心理倾向者总是过分的关注自己的身体健康。对这类患者,首先要排除是否真的患有疾病,然后应给与患者更多的解释,帮助患者分析原因,正视自己的问题,转变关注焦点,促使其生活方式改变。

总之,对各种特殊的行为现象,要进行心理分析,采取相当的策略进行沟通,海英运动心理治疗方法予以干预和解决。

第四节　护患沟通的技巧

护理案例

　　一位高龄患者因"高血压肾病收治"入院。三位家人神色紧张地将其用平车推到护士站。当班护理人员说:"这里是护理站,不能入内。"其后带领家人将患者推到了病房,并对患者家属说:"这里不许抽烟,陪护不能睡病房里的空床……"此时,一位家人很不满意的说:"你还有完没完?"

笔记栏

一、运用恰当的沟通技巧

随着医学的发展，患者对医疗护理质量的要求越来越高，这就要求我们建立良好的护患关系，必须加强护患间的心理沟通。护理人员在与患者的言语沟通中，使用语言总的要求是遵循恰当原则，即避免使用伤害性语言，并把准确表达意图和积极的心理影响二者有机结合起来。

（一）良好的护理道德修养是护患沟通的前提

患者入院后面对的第一位医务人员即为护士。护理人员仪表、面部表情、身体姿势、语调速度、手势、眼神都能影响沟通的效果。护理人员应加强职业道德修养，树立良好的公众形象，面带微笑主动热情的接待患者，亲切自然地做好自我介绍。征求患者的意见和要求，使其有一种被接纳的感觉，消除陌生感，让患者觉得自己面对的是可亲、可敬、可信、可靠的朋友，为以后的护患沟通打下良好的基础。

（二）丰富的医学知识是护患沟通的纽带

整体护理的护理模式要求临床护士不仅要有丰富的医学护理知识，还要掌握心理学、社会学、伦理学、营养学、管理学等多种学科的知识。根据患者所患疾病的不同时期，向他们讲述所需了解的知识进行必要的心理疏导，使其树立战胜疾病的信心，积极配合治疗。

（三）书面沟通是增进护患沟通的重要手段

健康教育是整体护理中重要组成部分，它贯穿与整体护理的全过程。在实施整体护理时我们根据本专业相关疾病制定了详细完整的健康教育计划。从患者入院后、住院期间、出院前、出院后对疾病有关知识、用药、检查前后、饮食、休息、预防保健等通过具体步骤、各种方法和形式进行宣传教育，以达到患者了解掌握及运用的目的，提高患者自我保健的能力。此外出院患者征求意见表的使用促进了护理工作的改进，使病房护理工作满意度明显增高。入院须知、患者家属须知、出院指导等书面卫生宣教材料均增进了护患之间的了解与沟通。

（四）良好的语言是护患沟通成功的保证

语言是护理实践中护理人员与患者进行交往的最基本、最常用的工具。护患之间的沟通多是通过语言的交流来完成的。要达到预期的效果以下几点是必须注意的。注意称呼、耐心倾听，注意语言的通俗易懂注意观察患者的兴趣和爱好，注意交谈时间不宜过长，注意与特殊患者的沟通方式。

二、避免不当的沟通方法

沟通中，护理人员应该注意语言的修饰，加强语言的修养。应该理解积极的良性语言是可以治病的,消极的恶性语言可以导致患者生病。因此,护理人员要学会在沟通中根据不同的对象,不同的环境,不同的时间运用不同的语言,有效表达自己的意图。和患者进行有效的沟通,应该使用规范化的服务用语,或是应该养成良好的语言习惯,恰当地使用解释性语言、鼓励性语言、安慰性语言和积极的暗示性语言来帮助患者。同时在沟通中,护理人员应该重视和反馈你所表达的信息与对方接受的信息是否相同。换句话说,跟患者进行交流时,患者是否真正理解了你的意思是很重要的,以此避免不当的沟通方法。

(一)沟通要充分考虑当时的情境

如果护理人员对沟通时机掌握不适宜,只考虑遵守医院的规章制度,缺乏灵活机动性,当患者病重或病痛不安难以接受外来信息的情况时,不合时宜地自顾自地说教,反而达不到沟通的效果。护理人员应主动迎接,使用尊称,热情接待和介绍,给患者的渴望以满足,痛苦以安慰,恐惧以保护,把握说话的语调、语气、语速,使患者产生亲近感,提高患者接受治疗护理的信心,也为今后的沟通、交流打下基础。

(二)护患之间存在着信息不对称,要学会站在患者的角度考虑问题

在沟通中要让患者感觉到你是在用心服务,而不仅仅是为了完成工作任务。由于双方所处位置不同,思维方式也不同,所以患者对护理工作有意见时,护士要抱着理解对方的态度,与患者进行心理沟通,尽量消除误会,使患者从护士的语言中得到心理上的满足。护士对患者偶尔出现的冒犯、敌意、不信任的语言要容忍,禁批评、训斥,善于对患者安慰鼓励,体会对方的心理。护士应学会角色转换,调节好自己的情绪,使患者心情愉快的接受治疗。

三、促进及培养护士的沟通技巧

依据目前对护士沟通现状调查结果及研究现状,认为促进及培养医务人员的沟通技巧非常重要,良好的沟通可提高护理质量,增进护理人员对患者的了解,降低护理差错事故的发生,降低患者的投诉率,同时护士也可以通过沟通的方式去识别和满足患者的需要,促进患者康复。

为使护士能灵活运用各类护理语言技巧,根据各类岗位护理人员在不同场合、不同情况及不同对象沟通的特点,设计了 12 种特定环节语言的表达策略和要求,并提供了几种语言表达范本,以供临床护理人员参考和选择应用(表7-2)。

表7-2　12种特定环节护患沟通语言表达策略

	特定环境	语言表达策略	语言要求
体现亲切温馨	入院接待时	安慰性语言	态度真诚、热情达意
	日常交往时	礼貌性语言	表情自然、有理有节
	交流沟通前	问候性语言	关爱贴切、掌握分寸

续表 7-2

特定环境	语言表达策略	语言要求
	情绪激动时	劝导性语言	同感理解、合情合理
传递真诚体贴	患者出院时	祝福性语言	选准时机、祝福艺术、掌握艺术
	病情反复时	鼓励性语言	传递爱心、分寸适宜
	治疗检查后	致谢性语言	掌握技艺、灵活应变
	护理查房时	保护性语言	注意方式、严谨稳妥
体现坦诚可信	病情好转时	激励性语言	针对个性、善于肯定
	治疗检查时	解释性语言	语言明确、言简意赅
	操作失误时	致歉性语言	及时、坦率、诚意
	健康教育时	指导性语言	通俗易懂、利其操作

护理语言表达范本如下。

(一)病情反复时

语言方式:鼓励性语言。

语言要求:传递爱心、分寸适宜。

语言表达范本:

1.请您不要紧张焦虑,您的病情已经总体向康复的方向发展了,出现这种情况只是暂时的,只要积极地配合治疗护理,很快会消失的。

2.××的爸爸(妈妈),请不要担心,我们正在做进一步的检查,报告结果出来,我们立即向你转告。

3.这几天您的病情虽然有点不稳定,但医生已进行讨论,制订出新的治疗方案,只要您配合,相信在我们的共同努力下,您会一天天好起来。

4.您看,12床的患者和您的情况一样,他现在恢复得很好,您也会好起来的,您要有信心。

5.疾病恢复需要一段时间,不要因为没有进展就沮丧,我们将为您采取进一步措施。

6.您不要着急,虽然您的疾病恢复并不顺利,但我们护理人员不会放弃。目前,医生正在寻找病因,我们一起努力,希望您自己也要有信心。

7.不要担心,放松心情,您的病情总体而言还是在向好的方向发展,病情略有反复是正常现象,只要您积极配合我们,您会好起来的。

8.您要有战胜疾病的信心,相信医生,更应相信自己,病魔并不可怕,可怕的是您轻言放弃,相信在我们的精心治疗与护理下,您会恢复健康的。

9.不要着急,疾病的恢复是需要一个过程的,您看您比入院时已经好多了,要注意休息,配合治疗。

10.最近您的病情出现了反复,但心情不能随病情而变化,请保持积极向上、开朗乐观的精神状态,这对身体的恢复是很关键的。

11.战胜疾病需要信心,更需要毅力,相信自己会恢复健康的。

(二)操作失误时

语言方式:致歉性语言。

语言要求:及时、坦诚、诚意。

语言表达范本:

1.对不起,给您增加痛苦了,请您千万见谅!

2.请原谅,允许我再为您另选一处注射好吗? 若您不满意,我帮您请另外一位护士完成您的治疗工作,好吗?

3.真抱歉,由于我的操作失误,让您产生不必要的痛苦,真是对不起了。

(三)情绪激动时

语言方式:劝导性语言。

语言要求:同感、理解、合情合理。

语言表达范本:

1.请您不要生气,有什么不满意的地方请指出,我们将尽快为您解决。

2.对,我们能理解您的心情,我知道您……,我们先坐下,慢慢地谈好吗?

3.您先别生气,您要知道,生气是拿别人的错误来惩罚自己,岂不是得不偿失吗? 激动情绪对您的疾病不利。

4.您这样的情绪状态会对病情带来负面影响,我建议您首先为自己的健康想想,先平静一下好吗? 我们会尽力帮助您的!

5.既来之、则安之,情绪激动不利于您疾病的恢复,为了您的健康,请您慢慢说。如果由于我们的工作做得不好,给您带来了麻烦,请您及时提出,我们一定改正。

6.我们能体会您的心情,您情绪这么激动对疾病康复会造成影响,什么事都可以商量解决,您先平静下来好吗?

(四)非语言沟通技巧

在人际交往中,单靠语言很难达到沟通和理解的目的。只有在运用语言的同时,借助表情、手势和身体等辅助手段,才能更有效地进行沟通,以利双方的信息传达。只有把语言同表情、手势等辅助手段结合起来,形成一个全方位的信息网络才能赋予交往活动以更具体、更生动的个性色彩。

第五节　护患沟通能力评价

护理案例

一天下午一位中晚期肿瘤患者出院,手续已办理,另一位较重的患者需安排在此床,新患者催护士小李,小李护士催促出院患者,引起出院患者及家属不满大发雷霆。看到患者发火,小王护士急忙前去安慰患者及家属,连声说对不起,并告诉患者及家属慢慢收拾,新患者的床我们再想办法。后来他找了一个轻患者,请他在办公室坐一会,让重患者先躺下,结果患者很爽快地答应了。前面争吵的患者看到这种情况也不好意思了,赶快收拾东西走了,最后事情圆满解决。

问题与思考:

1. 小李护士的沟通方式合适吗?

2. 针对以上这种特殊情况,你认为我们应做哪些整改措施?

关于沟通名言名句

对别人述说自己,这是一种天性;因此,认真对待别人向你述说的他自己的事,这是一种教养。

——卡耐基

当你思考准备说什么的时候,就做出一副彬彬有礼的样子,因为这样可以赢得时间。

——卡耐基

在交谈中,判断比雄辩更重要。

——格拉西安

与人交谈一次,往往比多年闭门劳作更能启发心智。思想必定是在与人交往中产生,而在孤独中进行加工和表达。

——列夫·托尔斯泰

有许多隐藏在心中的秘密都是通过眼睛被泄露出来的,而不是通过嘴巴。

——爱默生

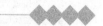

目前国内外常用的护患沟通技能评价方法,是从专家评价法、自我评价法和患者评价法三方面及通过相应的评价工具进行阐述。而沟通技能必须结合沟通环境或沟通对象的不同而改变,不同量表均有其特定的适应范围和局限性,在使用过程中还需根据研究目的选择合适的量表。

一、专家评价法

专家评价法是由沟通领域的专家通过对医护人员与患者之间沟通的观察来进行评价。在沟通技能的评价中,由于专家评价的内容是直接对沟通行为的分析,因此,专家评价法必须基于医患间的互动进行评价,需要真实患者或模拟患者的配合。无论是采用真实患者还是模拟患者,两者各具优势,与真实患者的互动能为医护人员提供最真实的沟通场景,而模拟患者的优势则在于它能反复模拟相同情景,使医护人员置身于安全的、不会引起医疗纠纷的互动过程。McLaughlin 认为,可以通过对模拟患者的反复培训,提高医患沟通评价的信度,因此,它更适合用于沟通技能评价的过程。评估沟通技能的过程之所以复杂,是因为技能的评估不能脱离行为的表现而仅依据笔试结果,对技能的评价必须结合个体的表现。采用专家评价法的评价工具有不同种类,较常见的是互动分析系统和观察评分表。

(一)互动分析系统

互动分析系统评价的内容是医护人员与患者之间的沟通技能行为。该类测量工具的使用方法基于对医患会谈的录像或录音,采用各类互动分析系统对沟通行为进行客观编写。它虽能较客观地反映医护人员沟通行为,但对编码者的要求较高,必须经过统一培训,能熟练掌握不同主题的分类原则,且需要会谈录像、文字转录及归类编码,研究过程耗时耗力,因此运用于大规模研究的可操作性不强。

1. 肿瘤研究协会之沟通评价手册(CRCWEM) 该评价手册主要用于医护人员与肿瘤患者沟通时,评价其沟通技能水平。包括 21 项类别,涉及评价功能、支持功能、信息及建议、解释功能、经验推测、介绍及达成共识 7 个维度。研究者通过对医患会谈录像或录音文字转录,从谈话的形式、功能、内容及言语体现的情感状态进行评分。有研究者在对肿瘤科护士进行的沟通技能培训中,采用 CRCWEM 分析护士的沟通技能,结果显示了其良好的适用性。

2. Roter 互动分析系统 是一种将医患彼此互动行为进行编码,从而评价沟通技能的方法。该系统最初于 1950 RoberBales 开发,用以在解决问题和制定决策中评价小组互动模式的方法。后来,美国 Johns Hopkins 大学的 Roter 将其衍生发展为评价沟通技能的系统。它通过采集说话者(包括医生和患者)陈述语言的最小单元,并将其分门别类归入 40 项彼此独立的主题,这些主题涉及会谈内容和形式,包括社会情感性沟通(如正负性的、情感的、社会交流等)和任务性沟通(如提问、建议指导、提供信,再将这 40 项主题归入会谈基本功能(资料收集、健康教育咨询、共情及建立医患关系),整个过程称为编码(Code)。它直接通过对医患会谈录像或录音,经培训的编码员对资料进行编码归类,描述沟通行为。RIAS 具有良好的信效度,对 30 名医生发生的 215 个医患沟通场景录像后,采用 RIAS 描述沟通行为,显示结果变量包括信息给予、医患关系建立、总体影响和语言支配 4 个沟通行为。

3. 医学互动过程系统(MIPS) MIPS 由 Fords 发展而来,它是将患者及医护人员表达的内容归入主题及互动编码模式,主要应用于评价医生与癌症患者沟通时的技能水平。Jenkins 曾运用 MIPS 评价肿瘤科医生沟通技能培训的效果,通过对会谈录像归纳概括后发现,共情、适当的保证、剖析社会心理问题及运用开放性提问方式等行为能促进构建以患者为中心的会谈。

(二)观察评分表

相对而言,观察评分表更具兼容性,因为其观察的只是研究对象目标技能是否达到。观察评分法多采用整体评分法,即对个体沟通技能总体表现的评价,而识别具体技能水平的能力较弱。

1. Calgary2Cambridge 观察指南(Calgary2Cam2 bridge Observation Guideline) 该指南最初由加拿大 Calgary 大学的 Kurtz 和英国 Cambridge 大学的 Silverman 于 1998 年开发,并于 2003 年修订第 2 修订版的观察指南包括开始会谈、收集信息、解释和计划、结束会谈、提高会谈构架及发展医患关系 56 项条目,量表 Cronbach's α 系数为

0.95。2003 年,香港中文大学 Chan 将该指南改编成包括 8 个维度,40 项条目的量表。经文化调适后的改编版问卷将"积极倾听"和"共同商榷计划"两维度的分值权重加倍,使其更适用于我国的医疗背景。

2. Kalamazoo 共识陈述沟通要素评价表 KalamazooConsensus Statement Essential Ele2 ment CommunicationCheckli st 来自北美多家医学院、住院医师项目组织、医学继续教育组织及著名医学教育机构的专家汇集密西根的 Kalamazoo,探讨描述医患沟通的基本要素,发展了 Kalamazoo 沟通要素评价表。它包括建立医患关系、开放性讨论、收集信息、理解患者的想法、分享信息、达成共识、结束会谈 7 个维度,共 22 项条目,每个维度技能采用 Likert 分法评价。Calhoun 12 种沟通技能评价工具评价分析后认为,Kalamazoo 共识陈述沟通要素评价表题量适中、内部一致性高(Cronbach's α 系数为 0.88)、适用性广。

二、自我评价法

自我评价法是一种主观的测量。自我评价法运用于医护人员沟通技能评价主要包括两方面内容:近效评价,即直接评价目前行为状态,如沟通自信程度、互动时的舒适度、技能的运用情况等;远效评价,即评价总体的状态,如工作满意度、职业倦怠感、工作压力等。由于采用自我报告的方式获得信息,因此自我评价法在方法学上可能存在一定的应对偏倚,即研究对象对研究内容产生不同的反应而造成的偏倚。

由于自我评价法的评价工具就是研究对象本人,因此其测量本身就可能影响到评价的结果。所以,采用自我报告的方式评价沟通培训的效果,即使出现阳性结果,也可能是由于应答者存在不想反映出培训结果无效的主观意愿,其原因可以用认知失调理论来解释。

1. 护士沟通技能评价问卷 该问卷为针对临床护士沟通能力评价的自评表,涉及 4 个维度,分别为基本语言沟通能力、基本非语言沟通能力、运用沟通技能能力和协调沟通网络能力。该测评量表的 Cronbach's α 系数为 0.87 并具有较好的效度,可为教育比较和团体评价提供一个定量的标准,并可借此通过统计分析发现教学中存在的问题,用于教学改进。

2. 护患沟通能力评价量表 该量表为针对护理专业学生的沟通能力评价表,由中国医科大学许亚制,包括沟通的计划和准备、护患沟通的启动、收集资料、给予信息、获得并理解患者的观点、护患沟通的结束 43 个条目。条目采用 Likert 级评分法,得分越高说明护患沟通能力越强。(量表 Cronbach's α 为 0.95。)

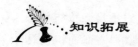

知识拓展

护患沟通中的"五主动、六一句"

五主动:	六一句:
主动关心、帮助、体贴患者	入院时多介绍一句
主动耐心安慰患者	操作时多说明一句

主动热情接诊患者　　　　　　晨间护理时多问候一句
主动巡视病房　　　　　　　　手术前多解释一句
主动相送出院患者　　　　　　手术后多安慰一句
　　　　　　　　　　　　　　出院时多关照一句

三、患者评价法

患者评价法是患者对医护人员沟通技能评价。也主要包括两个部分,近效评价(患者对医护人员沟通行为的认知、患者对会谈的满意度等)和远效评价(患者对照护的依从性、焦虑程度、生活质量或是一般生活状态等)。

理论上,互动分析法和患者评价法的结果对沟通的评价是互补的,因为前者是通过客观的观察方法评价医护人员沟通行为,而后者强调从患者的主观感受来评价沟通的效果。一般常采用 ABIM 患者满意度调查问卷对患者进行医患沟通满意度评价。该问卷由患者在与医护人员会谈后填写。量表共 17 项条目,其中 10 Nursing Science May 2010 Vol125 No110 Surgery Edition)分别表示"差""一般""好""很好""极好""无法评价",Cronbach's α 系数为 0.88;另 7 项条目为一般人口统计学信息资料。ABIM 患者满意度调查问卷具有篇幅少、通俗易懂、方便填写的特点,较适合在临床应用。

思考题

一、选择题

1.属于语言性沟通的是　　　　　　　　　　　　　　　　　　　　　(　　)

　　A.点头示意　　　　　　　　　　B.面带微笑

　　C.愉快表情　　　　　　　　　　D.宣教资料

　　E.肢体运动

2.护患沟通中正确的倾听技巧是　　　　　　　　　　　　　　　　　(　　)

　　A.患者叙述时,护士要思考问题　　　B.避免直视患者的眼睛

　　C.用心倾听,表示对所谈话题有兴趣　　D.避免看清对方表情

　　E.回应患者声音宜大,避免听不清楚

3.患者与护士交流时,对住院的高额收费不满,情绪激动。缓解患者情绪可采用的交谈技巧是

　　　　　　　　　　　　　　　　　　　　　　　　　　　　　　　　(　　)

　　A.争论　　　　　　　　　　　　B.安慰

　　C.提问　　　　　　　　　　　　D.教育

　　E.沉默

4.治疗性沟通的目的不包括　　　　　　　　　　　　　　　　　　　(　　)

　　A.减轻患者身体上的痛苦　　　　B.创造良好的治疗环境

　　C.提供心理社会支持　　　　　　D.利于患者共同参与治疗护理中

　　E.为患者提供个性化整体护理

5.与患者交谈时正确的做法是　　　　　　　　　　　　　　　　　　(　　)

　　A.尽量避免跟患者的眼神交流　　B.尽量使用专业术语

　　C.适当点头或轻声说"是"　　　　D.及时对患者谈话的内容做出是非判断

E. 不断提问引导谈话的进行

6. 护士与哭泣的患者交流时,方法不正确的是 （ ）

    A. 安慰并阻止患者哭泣

    B. 待患者平静下来可主动聆听

    C. 鼓励其将哭泣的原因说出来

    D. 不能训斥、评论患者

    E. 陪伴患者

7. 下列符合开放式问题的表达是 （ ）

    A. "您今天感觉怎么样?"

    B. "服药后,您还感觉头晕吗"

    C. "您今天还拉肚子吗?"

    D. "您是刚刚吃过药了吗?"

    E. "您昨天睡得好吗?"

8. 关于语言沟通和非语言沟通,下列哪种说法是错误的 （ ）

    A. 语言沟通可以澄清非语言沟通的含义

    B. 非语言沟通往往比语言沟通信息更可靠

    C. 非语言信息比语言信息更能准确地表达一个人的思想

    D. 非语言信息可以强化语言信息的含义

    E. 语言沟通和非语言沟通是相互联系的

9. 个人距离是护患沟通的最理想距离,它指护患沟通时双方相距大约 （ ）

    A. 15 cm   B. 30 cm

    C. 50 cm   D. 1 m

    E. 3 m

二、简答题

1. 简述护患沟通的意义。

2. 简述治疗性沟通与一般人际沟通的区别。

3. 专家评论法的评价对象是谁?

4. 自我评价法包含的内容有哪些?

（河南省人民医院　郭舒婕　新乡医学院护理学院　朱　博）

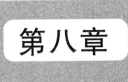

第八章 护理心理评估

第一节　护理心理评估概述

一、护理心理评估的概念

护理心理评估是指护士在护理中,应用观察法、访谈法和心理测验等多种心理学方法所获得的信息,对患者某一心理现象作全面、系统、深入和客观描述的过程。护理心理评估是心理护理不可缺少的环节,是实施心理护理的前提和基础,并对心理护理的质量评价具有指导意义。

二、护理心理评估的方法

护理心理学作为心理学的一个分支,其研究方法一方面从属于现代心理学,另一方面也具有其自身学科的特殊性。护理心理评估常用的方法有观察法、访谈法和心理测验法。

(一)观察法

1.观察法的概念及意义　观察法是指评估者通过对被评估者的行为表现直接或间接的观察或观测而进行心理评估的一种方法。观察法的优点是用途广泛,方法简单易行,所收集的信息直接、丰富。由于观察过程一般不让被研究者知道,而且有时是在完全自然的条件下进行,从而保证了被研究者心理表现的自然性,所获资料也较真实、可靠。缺点是不仅观察的质量很大程度上依赖于观察者的能力;而且,观察活动本身也可能影响被观察者的行为表现,使观察结果失真。

2.观察法的注意事项　为了使观察结果具有良好的客观性、准确性和科学性,在进行观察时观察者需注意:①确定观察的目标行为。观察者应尽可能客观、系统、全面而准确地观察目标行为,并充分意识到自己的角色,做到"客观",分清是客观的描述还是自己的感觉、反应;②设定明确的观察指标包括确定观察期、观察次数、间隔时间、总持续时间等指标。若观察期需跨越若干天,则每天观察的时间、数次应一致;若需一天内多次观察,应分布在不同时段,以便较全面观察患者不同情境、不同时段的行为特点及其规律。每次观察的具体时间,需依据影响目标行为的时间因素确定。③选择适宜的观察方式。观察方式有连续性观察、轮换性观察和隐蔽性观察,观察方式的选择要与观察的目标行为相呼应。如采用隐蔽性观察,则为防止患者觉察后抵触或迎合护士的观察活动等。④选择适宜的观察资料记录法。常用的记录方法有叙述性记录、评定性记录、间隔性记录、事件记录和特殊事件记录。如患者病情突然加重、需接受高风险诊疗方式、诊疗需支付超预算的高额费用等事件接踵而至于同一患者时,必须记录其特殊事件的概况以及对患者行为的影响。⑤观察者应认识到自己对被观察者的整体印象,评价自己的主观判断是否对观察结果产生影响。⑥对于与自己年龄、文化背景或价值观相差悬殊的人,观察者在分析结果时应尽可能从被观察者的角度而不是从自己的角度去理解他们的行为。

(二)访谈法

1. **访谈法的定义及类型**　访谈法是指访谈者与被访谈者之间所进行的有目的的会晤,是访谈者收集信息、诊断评估和治疗干预的基本沟通手段。访谈法的形式多种多样,按照访谈者对访谈结构的控制程度可分为:结构访谈、无结构访谈和半结构访谈。在结构访谈中,访谈者根据事先设计好的、有固定结构的提纲进行提问,选择访谈对象的标准和方法、所提问题的内容和顺序以及记录方式都标准化了,而且访谈者对访谈的过程和步骤起主导作用。与此相反,无结构访谈事先没有拟订好固定的访谈问题,访谈形式灵活,访谈者只是起一个辅助作用,鼓励和激发访谈对象谈论认为重要的问题、发表自己的看法,了解他们使用的概念和语言表达方式。而在半结构访谈中,访谈者虽然对访谈结构有一定控制,但访谈对象主动积极地参与,研究者事先拟订的访谈提纲可以根据情况随即灵活地进行调查。

2. **访谈法的优缺点及访谈技巧**　访谈法是一种开放式的、灵活性强、弹性较大的心理评估方法,访谈者可对某一问题进行深入观察和询问。访谈法在临床护理心理过程中应用广泛,如,了解患者在进行某项特殊治疗或者检查前的心理反应,可采取与患者面对面交谈的方式,了解其焦虑水平、应对方式、对治疗的期待等。但访谈法也存在以下局限性:①容易产生"偏好效应",从而导致偏差的结论;②访谈法特别是非结构式访谈的信度和效度很难确定;③被访谈者在访谈中有可能提供不准确的信息,从而导致访谈者错误地理解他们的本意;④民族习惯和文化背景差异很大时,也很容易产生访谈偏差;⑤访谈所需时间较多,而且对环境要求也较高,在进行大范围调查时,访谈法的使用会受到限制。

为了更好地使用访谈法,访谈者掌握和正确使用以下访谈技术就显得非常必要:①建立良好的信任与合作关系。访谈能否成功的关键取决于访谈者与被访谈者之间能否建立良好关系。②注意言语沟通。言语沟通包含说与听,有时听比说更重要。访谈者要耐心地倾听被访谈者的表述,抓住问题的每个细节。听的过程也是观察的过程,在听的同时还要注意搜集被访谈者的情绪状态、行为举止、思维表达、逻辑性等方面的情况,综合地分析和判断,为评估提供依据。③应用非言语沟通。在访谈中可以通过微笑、点头、注视、身体前倾等姿势和表情,表达对被访谈者的接受、肯定、关注、鼓励等思想感情,从而达到对被访谈者的启发和引导,促进被访谈者的合作,将问题引向深入。④掌握提问技巧。语言要兼顾科学性和通俗性,表达清晰、通俗易懂,尽量少用医学术语,避免使用模棱两可的词语;无论采用开放式还是封闭式提问,均要避免诱导;如果患者回答不完整、不明确或答非所问,护理人员可以根据目的灵活进行追问。

(三)心理测验法

心理测验法是运用标准化的心理量表对被研究者的某些心理品质进行测定,以研究其心理活动的一种方法。心理测验法在心理评估中占有非常重要的地位,尽管观察法和访谈法应用普遍,但也无法取代心理测验的作用。因为测验可对心理现象的某些特定方面进行系统评定,并且测验一般采用标准化、数量化的原则,使所得到的结果可以与常模进行比较,避免主观因素的影响,使结果评定更为客观。但对心理测验的应用与解释目前也有许多不同的意见,对此应有辩证的认识,不可夸大测验的作用,也不可滥用测验,而应在一定范围内结合其他资料正确发挥测验的作用。

三、护理心理评估的作用

护理心理评估的作用具体有以下4个方面。

1. 了解患者的心理特征　心理评估能了解不同患者的心理特征,使护理人员能有的放矢地对不同患者进行心理卫生指导。

2. 筛查心理护理的重点对象　通过心理评估,可知道哪些患者心理健康,哪些患者心理不健康,哪些患者心理亚健康,对于亚健康和不健康的患者都是心理护理的重点对象。

3. 提供心理护理实施依据　心理评估不仅能筛查出存在心理问题的患者,而且对患者心理问题的性质和严重程度也能给予评估,另外还可以帮助护理人员进一步了解患者心理问题引发的原因及主要影响因素,因此,护理心理评估为护理人员及时、主动和有针对性地对患者实施干预提供科学依据。

4. 评估心理护理实施效果　护理心理评估的另一个作用是可以对心理护理干预的效果进行评价,了解心理问题是否解决及恢复进度。若干预措施有效,患者之前存在的负性情绪反应强度会显著降低,反之将持续存在,进一步危害患者的身心健康。

四、护理心理评估的过程

心理评估就是根据评估的目的采取多种方法收集资料,对所得资料和信息进行分析、判断的过程。可见,心理评估因目的和对象的不同,其一般程序和方法也会有所不同。护理心理评估的一般过程主要包括以下几个环节:

1. 确定评估目的　如了解患者心理状况、鉴定其智力水平、测查其人格特质及判断是否心理异常(如自伤、自杀行为)等,这是心理评估的首要环节。

2. 搜集相关信息　这一环节可应用心理评估的常用方法,如心理测验法、观察法和会谈法等,详细了解和明确评估患者当前的心理问题,包括问题的起因及发展、可能的影响因素、早年的生活经历、家庭背景以及当前的人际关系和适应状况等。

3. 对信息进行处理和分析　这一环节还需要对患者的一些特殊问题、重点问题进行深入的了解,然后对所搜集的资料进行登记处理分析。

4. 完成评估报告　通过前面的分析处理得出结论,写出患者心理评估报告,并对患者或家属及有关人员进行解释,提出可行性建议,以确定进一步问题处理的方案。

第二节　心理测验

一、测验与心理测验

测验是用以测量个体的行为或作业的工具。它通常由许多经过适当安排的项目（问题、任务等）构成，被试对这些项目的反应可以记分，分数被用于评估个体的情况。如在医院看病的时候，医生会用一系列测验工具对患者的一些生理指标（如血压、血红蛋白、尿白含量等）进行测量。同样，心理学家也常用心理测验对人的心理现象进行测量，来评估人们的某种行为，作为判断个体心理差异的方法。所谓心理测验就是指根据一定的心理学理论，在标准的情境下，使用一定的操作程序对个人的心理特征进行客观分析和描述的一种方法，是一种测量技术。在心理评估中，心理测验占有十分重要的地位，如患者的智力、人格、特殊能力、症状评定等；在临床护理领域，心理测验的应用范围也很广，如临终患者的心理特征及护理、手术患者的心理问题及护理、癌症患者的心理问题及护理等。

二、心理测验的基本原则

心理测验是一种比较严谨的科学技术手段，它从理论的提出到工具的制定，都要经过大量反复的论证和修正，在最后实际应用时，也要不断修订常模和验证效度。因此在应用心理测验时，应坚持下述原则。

1. **标准化原则**　因为心理测验是一种数量化手段，因此必须坚持标准化原则。具体表现为：测量需采用公认的标准化工具；心理测验人员必须经过严格专业培训，能熟练掌握测验的量表；施测方法、计分标准、解释方法和施测环境等都要严格按照测验指导手册的规定执行。

2. **客观性原则**　心理测验的结果只是测出来的东西，所以对结果做出评价时不要草率从事，要结合受试者的实际情况，如他的家庭、生活经历和社会环境等因素进行全面考虑；同时，对结果的解释也要符合受试者的实际情况，遵循客观性原则。

3. **保密原则**　这是心理测验的一条道德标准。保密性主要包括两个方面：一是对测验内容的保密。关于测验内容、答案及记分方法、测验器材均不能向社会公开，以免影响测验结果的真实性。另一方面是对受试者测验结果的保密，这涉及个人的隐私权，因此，相关工作人员应高度重视。

三、标准化心理测验

标准化是一切科学测量的共同要求，也是心理测验的基本特征，心理测验标准化的目的是减少测量误差，使测量结果可靠、有效。要想达到标准化心理测验的要求，必须从以下三个方面去努力：一是测验的编制必须按照一套标准的程序建立测验内容、制定评分标准、固定实施方法；二是所编制的测验必须具备心理测量学的技术指标要求，并且达到一定标准；三是在施测过程中，施测人员必须严格按照测验的操作程序执行。标准化心理测验的技术指标主要有以下5种。

1. 常模　心理测验的目的有两方面：一是确定受试者某方面心理特征在其对应的正常人群中所处的相对位置或水平；二是比较受试本人相对于正常人群心理特征之间的差异。要实现这个目的，必须有个"标准"可供比较，并用来解释测验的结果。这个标准在心理测验中称为常模，所谓常模就是一种可供比较的某种形式的标准量数，是测验分数相互比较的标准，是解释测验结果的参照。如正常人的体温一般不超过37 ℃，血压范围在120/80 mmHg左右，这些参数可以称作生理常模。有了常模，才能比较出一个人的测验成绩是优还是劣，是正常还是异常。常模有很多形式，平均值是最简单的常模形式，此外还有Z分数、T分数、百分位、标准九分、划界分等。由于人的心理现象较生理活动更为复杂，所受影响因素更多，所以每一种心理测验工具都要建立自己的常模，甚至同一量表在不同国家、地区应用或随着时代的变迁，都要重新修订，建立新的常模。

2. 信度　信度（reliability）是指一个测验工具在对同一对象的几次测量中所得结果的一致程度。它反映工具的稳定性和可靠性。例如我们测量一个物体的长短，用钢尺量，则几次量的结果都会是一样的，但如果用松紧带来量，则可能时长时短。这说明松紧带作为测量工具既不稳定也不可靠，信度低。信度高低用相关系数来表示，数值在0~1之间，越接近1，说明信度越高，反之，则信度越低。不同内容测验对信度标准要求不同，如标准智力测验的信度系数应达到0.85以上，人格测验和兴趣测验一般应在0.70~0.80，学业成就测验一般应在0.90以上。

信度有以下几种。①重测信度：也称稳定系数，即使用同一个测验工具在同样条件下对同一组被试前后两次实施测验，求两次测验得分之间的相关系数。重测信度的优点是能提供被试是否随时间而发生变异的资料，可作为被试者将来行为表现预测的依据；缺点是易受被试练习和记忆的影响。②分半信度：是指将一套测验的题目先按难度排序，再按奇偶序号分成两半，然后对两半所测结果进行相关分析，以说明测验内部各项目之间的稳定性。③复本信度：是指当同一测验不能用来实施两次时，可编制平行的正副本两套测验对同一组被试进行测量，然后计算正副本测验结果的相关系数。

3. 效度　效度是指一个测量工具能够测量其所要测东西的真实程度。它反映工具的有效性、正确性。如测量一个人的智力，如果选用的工具不是一种公认的智力测验量表，而是某门功课的考题，虽然前后测量得分可能一致，但效度并不高，因为这样得到的是一个人掌握某门功课的知识而不是智力。检验效度的方法主要有：①内容关联效度，是指测验中的项目反映所测查内容的程度，即测验的行为取样是否能代表所测量的心理功能及其代表的程度，一般通过专家评审的方法进行，主要在项目设计时用到内容效度。②结构关联效度，反映编制的测验与所依据理论的符合程度。例如，编制一个智力测验，必定依据有关智力的理论，那么该测验反映所依据的智力理论程度用结构效度检验，因素分析是结构效度检验的最常用方法。③效标关联效度，将测验结果与某一标准行为进行相关分析，用于检验所编制的测验是否能预测被试在特定情境中的行为表现。

信度和效度是一个测量工具好与差的两项最基本指标。信度、效度很低或只有高信度而无效度的测验都会使测量结果严重失真，不能反映所测内容的本来特性。因此,每个心理测验工具编制出来后都要进行信度和效度检验,只有这两项指标都达到一定标准后才能使用。

4.难度　难度是指反映题目难易程度的指标。一般以被试通过所有题目的百分比来判断,如果百分比太高,说明题目太简单,百分比太低,说明题目太难,由于标准化的样本所构成的测验分数的分布一般是常态分布,因此中等难度的题目应该居多。

5.鉴别力　鉴别力也称为区分度,是指题目对不同水平的被试者反应的区分程度和鉴别能力。如果测验鉴别力高,能力强的被试应得分高,水平低的被试得分低,由此区别开不同水平的被试者。相反,如果鉴别力不高,也就不能将水平不同的被试很好的区分开来。

四、心理测验的分类及应用

心理测验根据其测验人数、沟通方式、测量方法和功能等可以有不同的分类。

1.根据测验人数分类

(1)个别测验　在某一时间段内,由一位施测者对一位被试者实施的测验。此类测验施测者能仔细观察被试者的言语、情绪状态和行为反应,容易控制施测过程;但时间不经济,不能在短时间内收集大量的资料。

(2)团体测验　在某一时间段内,由一位施测者或几位施测者同时测量多名被试者的心理测验。此类测验在较短的时间内搜集较多的信息资料,节省人力、物力和时间;但施测者和被试者很难建立和谐的关系,施测者无法对被试者进行仔细的观察。

2.根据沟通方式分类

(1)语言测验　又称文字测验,是指施测者以语言或文字呈现问题,被试者用文字或语言作答的一类测验。此类测验可测量人类高层次的心理功能,但不能用于有语言障碍的个体,测验结果也会受到语言文化背景、文化程度和教育背景的影响。

(2)非语言测验　又称操作性测验,测验题目以图画(或图形)、符号或实物为材料,被试者只要理解指导语,用手足操作来完成测验。此类测验不受文化因素的限制,可用于儿童或文盲成年人,也可用于不同文化背景差异的比较研究;但不适宜团体实施,在时间上不经济。

实际上,在许多大型成套心理测验中,其内容呈现方式是混合式的,既有文字类测验,也有非文字测验,如Halstead-Reitan神经心理成套测验、韦氏智力量表等。

3.根据测验方法分类

(1)问卷法　测验多采用结构式问题的方式,让被试者以"是"或"否"或在有限的几种选择上做出回答。这种方法的结果评分容易,易于统一处理。一些人格测验如MMPI、EPQ及评定量表等都是采用问卷法的形式。

(2)作业法　测验形式是非文字的,让受试者进行实际操作。多用于测量感知和运动等操作能力。对于婴幼儿及受文化教育因素限制的受试者(如文盲、语言不通的人或有语言残障的人等)),心理测验中也主要采用这种形式。

(3)投射法　测验材料无严谨的结构,如一些意义不明的图像、一片模糊的墨迹或一句不完整的句子。要求受试者根据自己的理解随意做出回答,借以诱导出受试者的经验、情绪或内心冲突。投射法多用于测量人格,如洛夏测验,TAT,等,也有用于异常思维的检测,如自由联想测验、填词测验等。

4.根据测验功能分类

（1）智力测验　临床上智力测验主要应用于儿童智力发育的鉴定以及作为脑器质性损害及退行性病变的参考指标,此外也可作为特殊教育或职业选择时的咨询参考。常用的工具有比奈-西蒙智力量表、韦克斯勒成人和儿童智力量表、丹佛发育筛选测验(Denver development screening test,DDST)等。

（2）人格测验　目前,人格测验在临床上多用于某些心理障碍患者的诊断和病情预后的参考,也可用于科研或心理咨询时对人格的评价等。常用的工具有明尼苏达多项人格调查表(MMPI)、艾森克人格问卷(EPQ)、卡特尔16项人格因素问卷(l6PF)、洛夏墨迹测验、主题统觉测验(TAT)等。

（3）神经心理学测验　神经心理学测验可用于脑器质性损害的辅助诊断和脑与行为关系的研究。常用的工具包括一些个别能力测验,如感知运动测验、记忆测验、联想思维测验等,还有一些成套测验,主要以 Halstead-Reitan 神经心理学测验为代表。

（4）评定量表　目前在临床和心理卫生工作中,还应用一些评价精神症状及其他方面的评定量表,这些量表对临床工作以及科研等具有特殊的意义和应用价值。如焦虑抑郁量表、生活事件量表和心身健康调查表等。

第三节　常用的心理测验

一、智力测验

（一）智力测验的定义

智力测验是指根据有关智力的理论或智力概念,经标准化过程编制而成的评估个人一般能力的测验。智力测验用途广泛,目前在教育、临床医学、司法鉴定、人事管理等诸多领域中都有所应用。

（二）智商与智力

智商(IQ)是智力的量化单位,即通过智力测验将智力水平数量化,用数字的形式表达出来,以便于人们的理解与比较。智商的计算公式有比率智商和离差智商两种。

1.比率智商　比率智商(IQ)是美国心理学家推孟(L. M. Terman)提出的,它的计算方法是:

$$IQ = MA/CA \times 100$$

MA为智龄,指智力所达到的年龄水平,即在智力测验上取得的成绩;CA为实龄,指测验时的实际年龄;设定 MA 与 CA 相等时为100。例如,某儿童智力测验的 MA 为10,而他的 CA 为8,那么他的 IQ 为125,说明该儿童比同龄儿童的智商高。比率智商有一定局限性,因为它是建立在智力水平与年龄成正比的基础上,实际上智力发展到一定年龄后会稳定在一定水平,呈平台状态,随着年龄增加智力便开始下降。因此,实际年龄超过15岁或16岁,比率智商就不再适用。

2.离差智商　为了解决上述问题,美国医生韦克斯勒(D. Wechsler)提出了离差智商(deviation IQ),他用统计学的标准分概念来计算智商,表示被试者的成绩偏离同年龄组平均成绩的距离(以标准差为单位),设定每个年龄组 IQ 均值为 100,标准差为 15。当某被试的 IQ 为 100 时,表示他的智力水平恰好处于平均位置;当某被试的 IQ 为 115 时,则高于平均智力一个标准差,为中上智力水平;当某被试的 IQ 是 85 时,则表示低于平均智力一个标准差,为中下智力水平。离差智商克服了比率智商计算所受年龄限制的缺点,已成为通用的智商计算方法。其计算公式为:

$$IQ = 100 + l5(x-m)/s$$

公式中 m 为样本成绩的均数,x 为被试者的成绩,s 为样本成绩的标准差,$(x-m)/s$ 是标准分(Z)的计算公式。

3.智力分级 根据 IQ 值将智力水平进行分级,通常做法是将智商平均值(100)和其上、下一个标准差(15)的范围定位为"平常智力",其余根据高于或低于平常智力水平依次分级,详见见表 8-1。

表 8-1 智力水平的分级

智力水平	IQ 值	标准差范围
天才	145～160	+3～4 s
极超常	130～145	+2～3 s
超常	115～130	+1～2 s
平常	85～115	±1 s
边界	70～85	−1～−2 s
轻度智力低下	55～70	−2～−3 s
中度智力低下	40～55	−3～−4 s
重度智力低下	25～40	−4～−5 s
极重度智力低下	<25	−5s 以下

(三)常用智力测验

国际上通用的智力测验有斯坦福–比奈量表(Stanford–Binet Scale,S–B),韦氏量表(Wechsler Scale,W–S)和考夫曼儿童能力成套测验(Kaufman Assessment Battery for Children,K–ABC)等。

1.斯坦福–比奈量表(S–B) 1905 年法国比纳(Binet A,1857–1911 年)和西蒙(Simon T,1873–1961 年)所编制的比奈量表(B–S)是世界上第一个智力量表。1916 年美国 Terman 对比奈量表(B–S)进行改进,提出比率智商概念,此量表称为斯坦福–比奈量表(Stanford–Binet Scale,S–B)。该量表项目沿用 B–S 方法,难度按年龄组排列,每一年龄组包括 6 个项目,每通过一项计月龄 2 个月,6 项全部通过,说明被试者的智力达到了这个年龄水平。S–B 分别作了四次修订,1960 年改为离差智商计算法,1986 年测验项目不再按年龄组分段,改为按功能相同的项目组成分测验。共有 15 个分测验组成四个领域(不通顺),即词语推理、数量推理、抽象/视推理以及短时记忆。我国陆志韦于 1937 年修订了 S–B 的 1916 年版本,1986 年吴天敏根据陆氏修订本再作修改。

2. 韦氏量表(W-S)　韦氏量表包括成人(16 岁以上)、儿童(6~16 岁)和学龄前期(4~6 岁)三个年龄版本,采用离差智商的计算方法。最早是 Wechsler 在 1939 年出版的 W-B,先后几次发展和修订,现在成为"韦氏成人智力量表"(WAIS,修订本为WAIS-R)、"韦氏儿童智力量表"(WISC,修订本为 WISC-R)和"韦氏学前和初级小学儿童量表(WPPSI)"。我国已有 WAIS(龚耀先等,1981 年)、WISC(林传鼎等,1986年;龚耀先、蔡太生等,1993 年)和 WPPSI(龚耀先等,1986 年)的修订本,并根据我国国情分别制定了城市和农村两套常模。这里以中国修订韦氏成人智力量表(WAIS-RC)为例加以介绍。

WAIS-RC 全量表含 11 个分测验,其中 6 个分测验组成言语量表(verbal scale,VS),5 个分测验组成操作量表(performance scale,PS),各分测验及其功能如下。

言语量表的分测验及其主要功能。①知识(I):由一些常识所组成,测量知识及兴趣范围和长时记忆;②领悟(C):由一些社会价值、社会习俗和法规理由的问题所组成,测量社会适应和道德判断能力;③算术(A):心算。测量数的概念,数的操作能力,注意集中能力,以及解决问题的能力;④相似性(S):找出两物(名词)的共同性。测量抽象和概括能力;⑤背数(D):分顺背和倒背两式。即听到一读数后立即照样背出来(顺背)和听到读数后,按原来数字顺序的相反顺序背出来(倒背)。测量短时记忆和注意力;⑥词汇(V):给一些词下定义,测量词语的理解和表达能力。

操作量表的分测验及其主要功能。①数字-符号(DS):9 个数字,每个数字下面有一个规定的符号,要求按此规定填一些数字下面所缺的符号,测量手-眼协调、注意集中和操作速度;②填图(PC):一系列图片,每图缺一个不可少的部件,要求说明所缺部件名称和指出所缺部位,测量视觉辨别力,对构成物体要素的认识能力,以及扫视后迅速抓住缺点的能力;③积木图案(BD):用红白两色的立方体复制图案,测量空间知觉、视觉分析综合能力;④图片排列(PA):调整无秩序的图片成有意义的系列,测量逻辑联想,部分与整体的关系,以及思维的灵活性。⑤拼物(OA):将一物的碎片复原,测量想象力、抓住线索的能力以及"手-眼"协调能力。

根据测验结果,按常模换算出三个智商,即全量表智商(FIQ)、言语智商(VIQ)和操作智商(PIQ)。其中 FIQ 可代表受试者的总智力水平,VIQ 代表言语智力水平,FIQ代表操作智力水平。进一步因素分析表明,这些分测验负荷言语理解因素(A 因素)、知觉组织因素(B 因素)和记忆/注意因素(C 因素)三种智力因素。其中,言语量表大多负荷 A 因素,操作量表大多负荷 B 因素,算术、背数和数字符号分测验负荷 C 因素。对被试者作智力诊断时,不仅根据三种智商的水平,而且还要比较 VIQ 与 PIQ 的关系,以及分析各分测验量表分剖析图等做出判断和评价。

韦克斯勒智力量表不仅能反映个体智力发展的水平,而且能够了解构成个体智力各因素发展的特点。并采用离差智商代替过去的比率智商,解决了不同年龄群体在智商变异性上存在相对差异的问题。韦氏量表仍是目前首推的权威智力量表之一,在临床中韦氏量表用得最多。

3. 考夫曼儿童能力成套测验(K-ABC)　考夫曼儿童能力成套测验是 Kaufman 根据 Luria 信息处理理论和 Sperry 大脑特异性功能理论于 1983 年编制而成,主要适用于2~12.5 岁儿童,是目前国外比较新颖的儿童智力量表,在临床、教育评估及心理学基础研究领域有一定应用价值。

二、人格测验

(一)明尼苏达多相人格调查表

明尼苏达多相人格调查表(Minnesota multiphasic personality inventory,MMPI)由 Hathaway SR 和 Mckingley JC 等于 19 世纪 40 年代初期编制。最初是想编制一套对精神病有鉴别作用的辅助调查表,后来发展为人格测验。该量表共有 566 个自我陈述形式的题目,题目内容范围很广,其中 1~399 题与临床有关,其他属于一些研究量表。被试者根据自己的实际情况对每个题目做出"是"与"否"的回答,若确定不能判定则不作答。根据患者的回答情况进行量化分析,也可做出一个人格剖面图。

MMPI 适用于 16 岁以上至少有 6 年以上教育年限者。1989 年 Butcher 等完成了 MMPI 的修订工作,称 MMPI-2。MMPI-2 提供了成人和青少年常模,可用于 13 岁以上青少年和成人。既可个别施测,也可团体测查。我国宋维真等于 20 世纪 80 年代初完成了 MMPI 修订工作,并已制订了全国常模,MMPI-2 最近已引入我国。

MMPI 常用 4 个效度量表和 10 个临床量表。

1. 效度量表

(1)无回答(Q) 被试者不能回答的题目数,如超过 30 个题目以上,测验结果不可靠。

(2)掩饰(L) 测量被试者对该调查的态度。高分反映防御、天真、思想单纯等。

(3)效度(F) 测量任意回答倾向。高分表示任意回答、诈病或确系偏执。

(4)校正分(K) 是测量过分防御或不现实倾向。高分表示被试者对测验持防卫态度。正常人群中回答是或否的机遇大致为 50/50,只有在故意装好或装坏时才会出现偏向。因此对一些量表(Hs、Pd、Pt、Sc、Ma)加一定的 K 分,以校正这种倾向。

2. 临床量表

(1)疑病量表(hypochondriasis,Hs) 测量被试者疑病倾向及对身体健康的不正常关心。高分表示被试者有许多身体上的不适、不愉快、自我中心、敌意、需求、寻求注意等。条目举例:我常会恶心呕吐。

(2)抑郁量表(depression,D) 测量情绪低落、焦虑问题。高分表示情绪低落、缺乏自信、自杀观念,有轻度焦虑和激动。条目举例:我常有很多心事。

(3)癔症量表(hysteria,Hy) 测量被试者对心身症状的关注和敏感,自我中心等特点。高分反映被试者自我中心、自大、自私、期待别人给予更多的注意和爱抚,对人的关系是肤浅、幼稚的。条目举例:每星期至少有一两次,我会无缘无故地觉得周身发热。

(4)精神病态性偏倚量表(psycbopathic deviation,Pd) 测量被试者的社会行为偏离特点。高分反映被试者脱离一般社会道德规范,无视社会习俗,社会适应差,冲动敌意,具有攻击性倾向。条目举例:我童年时期中,有一段时间偷过人家的东西。

(5)男子气或女子气量表(masculinity-femininity,Mf) 测量男子女性化、女子男性化倾向。男性高分反映敏感、爱美、被动等女性倾向,女性高分反映粗鲁、好攻击、自信、缺乏情感、不敏感等男性化倾向。条目举例:和我性别相同的人最容易喜欢我。

(6)妄想量表(paranoia,Pa) 测量被试者是否具有病理性思维。高分提示被试者常表现多疑、过分敏感,甚至有妄想存在,平时的思维方式就容易指责别人而很少内疚,有时可表现强词夺理、敌意、愤怒、甚至侵犯他人。条目举例:有人想害我。

(7)精神衰弱量表(psychasthenia,Pt) 测量精神衰弱、强迫、恐怖或焦虑等神经症特点。高分提示有强迫观念、严重焦虑、高度紧张、恐怖等反应。条目举例:我似乎比别人更难以集中注意力。

(8)精神分裂症量表(schizophrenia,Sc) 测量思维异常和古怪行为等精神分裂症的一些临床特点。高分提示被试者行为退缩,思维古怪,可能存在幻觉妄想,情感不稳。条目举例:有时我会哭一阵笑一阵,连自己也不能控制。

(9)躁狂症量表(mania,Ma) 测量情绪紧张、过度兴奋、夸大、易激惹等轻躁狂症的特点。高分反映被试者联想过多过快,夸大而情绪高昂、易激惹、活动过多、精力过分充沛、乐观、无拘束等特点。条目举例:我是个重要人物。

(10)社会内向量表(social introversion,Si) 测量社会化倾向。高分提示被试者性格内向,胆小退缩,不善社交活动,过分自我控制等;低分反映外向。条目举例:但愿我不要太害羞。

各量表结果采用 T 分形式,可在 MMPI 剖析图上标出。一般某量表 T 分高于 70则认为该量表存在所反映的精神病理症状,比如抑郁量表(D)≥70 认为被试者存在抑郁症状。但在具体分析时应综合各量表 T 分高低情况来解释。例如精神病性障碍患者往往是 D、Pd、Pa 和 Sc 分高,神经症患者往往是 Hs、D、Hy 和 Pt 分高。MMPI 应用十分广泛,主要用于病理心理研究。

(二)艾森克人格问卷

艾森克人格问卷(Eysenck personality questionnaire,EPQ)是由英国心理学家Eysenck HJ 根据其人格三个维度理论,于 1975 年在其 1952 年和 1964 年两个版本的基础上修订而成,在国际上被广泛应用。EPQ 成人问卷适用于测查 16 岁以上的成人,儿童问卷适用于 7~15 岁儿童。国外 EPQ 儿童版本有 97 项,成人 101 项。我国龚耀先的修订本成人和儿童版本均为 88 项;陈仲庚修订本成人有 85 项。

EPQ 由三个人格维度量表和一个效度量表组成。

(1)神经质(neuroticism,N)维度 测查情绪稳定性。高分反映易焦虑、抑郁和较强烈的情绪反应倾向等特征。举例:你容易激动吗?

(2)内-外向(introversion-extroversion,E)维度 测查内向和外向人格特征。高分反映个性外向,具有好交际、热情、冲动等特征,低分则反映个性内向,具有好静、稳重、不善言谈等特征。举例:你是否健谈?

(3)精神质(psychoticism,P)维度 测查一些与精神病理有关的人格特征。高分可能具有孤独、缺乏同情心、不关心他人、难以适应外部环境、好攻击、与别人不友好等特征;也可能具有极其与众不同的人格特征。举例:你是否在晚上小心翼翼地关好门窗?

(4)掩饰(lie,L)量表 测查朴实、遵从社会习俗及道德规范等特征。在国外,高分表明掩饰、隐瞒,但在我国 L 分高的意义仍未十分明了。举例:你曾经拿过别人的东西(哪怕一针一线)吗?

EPQ 结果采用 T 分表示,根据各维度 T 分高低判断人格倾向和特征。还将 N 维度和 E 维度组合,进一步分出外向稳定(多血质)、外向不稳定(胆汁质)、内向稳定

（黏液质）、内向不稳定（抑郁质）四种人格特征。EPQ 为自陈量表,实施方便,有时也可以作团体测验,是我国临床应用最为广泛的人格测验。但其条目较少,反映的信息量也相对较少,故反映的人格特征类型有限。

（三）卡特尔 16 项人格因素问卷

卡特尔 16 项人格因素问卷（16 personality factor questionnaire,l6PF）

是卡特尔（Cattell RB）采用主成分分析方法编制而成,他认为 16 个根源特质是构成人格的内在基础因素,测量这些特质即可知道个体的人格特征,具体见表 8-2。

表 8-2　卡特尔提出的 16 种根源人格特质

人格因素		高分者特征	低分者特征
A	乐群性	乐群外向	缄默孤独
B	聪慧性	聪明、富有才识	迟钝、学识浅薄
C	稳定性	情绪稳定	情绪激动
E	恃强性	好强固执、支配攻击	谦虚顺从
F	兴奋性	轻松兴奋	严肃审慎
G	有恒性	有恒负责	权宜敷衍
H	敢为性	冒险敢为	畏缩、退却
I	敏感性	敏感、感情用事	理智、着重实际
L	怀疑性	怀疑、刚愎	信赖随和
M	幻想性	幻想、狂放不羁	现实、合乎成规
N	世故性	精明能干、世故	坦诚直率、天真
O	忧虑性	忧虑抑郁、沮丧悲观	安详沉着、有自信心
Q1	实验性	自由、批评激进	保守、尊重传统
Q2	独立性	自主、当机立断	依赖、随群附众
Q3	自律性	知己知彼、自律谨严	矛盾冲突、不拘小节
Q4	紧张性	紧张困扰	心平气和

16PF 有 A、B、C、D、E 式五种复本。A、B 为全本,各有 187 项;C、D 为缩减本,各 105 项。前四种复本适用于 16 岁以上并有小学以上文化程度者;E 式为 128 项,专为阅读水平低的人而设计。前四种复本均有三种答案可供选择:A. 是的;B. 介于 A 与 C 之间;C. 不是的。凡答案与记分标准相符记 2 分,相反记 0 分,中间给 1 分;E 式有两种答案可供选择。16PF 结果采用标准分（Z 分）。通常认为小于 4 分为低分（1~3 分）,大于 7 分为高分（8~10 分）。高、低分结果均有相应的人格特征说明。我国已有相关修订本及全国常模。

（四）现代的五因素模型

塔佩斯等（Tupes&Christal,1961 年）运用词汇学的方法对卡特尔的特质变量进行了再分析,发现了五个相对稳定的因素。之后许多学者进一步验证了"五种特质"的模型,众多研究者在人格究竟有多少个特质上逐渐达成了比较一致的共识,形成了著名的五因素模型(five-factor model,FFM),又称大五模型。高德伯格(Goldberg,1992年)将其称之为人格心理学中的"一场静悄悄的革命"。这五个因素是:①外倾性,表现出热情、社交、果断、活跃、冒险、乐观等特质;②宜人性,具有信任、直率、利他、依从、谦虚、移情等特质;③责任心,显示了胜任、公正、条理、尽职、成就、自律、谨慎、克制等特质;④神经质或情绪稳定性,具有焦虑、敌对、压抑、自我意识、冲动、脆弱等特质;⑤开放性,具有想象、审美、情感丰富、求异、创造、智能等特质。这五个特质的头一个字母构成了"OCEAN"一词,代表了"人格的海洋"(John,1990年)。1989年麦克雷和可斯塔(McCrae & Costa)编制了"大五人格因素测定量表"(NEO-PI-R)。

人格的五因素模型在临床心理、健康心理、发展心理、职业、管理和工业心理等方面都显示了广泛的应用价值。如研究发现,外倾性、神经质、宜人性等均与心理健康有关(Marshall,1994年)。如今,大五人格已经成为"人格心理学里通用的货币"(Funder,2001年),它是20世纪90年代以来最活跃的人格研究课题,也是目前对人的基本特质最理想的描述之一(Endler & Speer,1998年)。

(五)洛夏测验

洛夏测验(Rorschach test)是现代心理测验中最主要的投射测验,也是研究人格的一种重要方法。由洛夏(Rorschach H)于1921年设计和出版,目的是为了临床诊断,对精神分裂症与其他精神病做出鉴别,也用于研究感知觉和想象能力。洛夏测验材料由10张结构模棱两可的墨迹图组成,其中5张为全黑色,2张为黑色和灰色图外加红色墨迹,另3张为全彩色。测试时将10张图片按顺序交给被试者,要求被试者说出在图中看到了什么,不限时间,也不限制回答数目,一直到没有回答时再换另一张,每张均如此进行,这一阶段称联想阶段;看完10张图片后,再从第一张开始对每名被试者的每一个回答询问一遍,询问他为什么说这些部位像他所说的内容,并进行记录,这一阶段称询问阶段;最后,对内容进行分析和评分。由于该测验记分和解释方法复杂,经验性成分较多,所以对主试者要求条件较高,需要长期的训练才能掌握。1990年龚耀先完成了该测验修订工作,现已有我国正常人的常模。

三、临床神经心理测验

神经心理测验从现代心理测验开始后就已经出现,近二、三十年来发展较快,已成为心理测验中的重要分支。神经心理测验主要用于人类脑功能的评估,它不仅可用于正常人,更常用于脑损伤患者的临床诊断和严重程度评估。神经心理测验可分为两类:一类是只有一种项目形式,测量一种神经心理功能的单项测验。如测查空间能力的Bender-Gestalt测验;测查抽象思维能力的Wisconsion卡片分类测验;测查脑损伤后视知觉、视觉记忆、视觉空间结构能力的评估的Benton视觉保持测验等。另一类是有多种项目形式,能较全面地测量神经心理功能的成套测验。如由Halsted所编制,Reitan加以发展的H-R成套神经心理测验(Halsted-Reitan neuropsychological battery,HRB)可用于测查多方面的心理功能或能力状况,包括感知觉、运动、注意力、记忆力、抽象思维能力和言语功能等。

成套神经心理测验品种较多,这里仅对我国修订的HRB成人式进行介绍。此测验包括10个分测验,具体如下。①范畴测验:要求被试通过尝试、错误,发现一系列图片中隐含的数字规律,并在反应仪上做出应答,测查被试分析、概括、推理等能力。②触摸操作测验:要求被试在蒙着双眼的情况下,凭感知觉将不同形状的形块放入相应的木槽中。此测验测查被试触知觉、运动觉、记忆能力,手的协同与灵活性,而左右侧操作成绩比较有助于反映左右半球功能差异。③节律测验:要求被试听30对音乐节律录音,辨别每对节律是否相同,测查注意力、瞬间记忆力和节律辨别能力。④手指敲击测验:要求被试分别用左右手示指快速敲击计算器的按键,测查精细运动能力。⑤Halsted-Wepman失语甄别测验:要求被试回答问题,复述问题,临摹图形,执行简单命令,测查言语接受和表达功能,以及有无失语。⑥连线测验:此测验分甲乙两式,甲式要求被试将一张16开纸上散在的25个阿拉伯数字按顺序连接;乙式除数字系列外,还有英文字母系列,要求被试按顺序交替连接阿拉伯数字和英文字母。测查空间知觉、眼手协调、思维灵活性等能力。⑦语声知觉测验:要求被试在听到一个单词或一对单词的发音后,从4个被选词中找出相应的词,共测30个(对)词,测查被试者注意力和语音知觉能力。⑧侧性优势检查:通过对被试写字、投球、拿东西等动作的询问和观察,判断其利手或利侧,进一步判断言语优势半球。⑨握力测验:要求被试分别用左右手紧握握力计,尽其最大力量,测查运动功能。⑩感知觉障碍测验:此测验包括听觉检查、视野检测、脸手触觉辨认、手指符号辨认和形状辨认等6个方面,测查有无周边视野缺损、听觉障碍、触觉和知觉障碍,以及了解大脑两半球功能的差别。

四、精神症状评定量表

评定量表(rating scale)是从心理计量学中衍化出来,用于对观察结果和印象进行量化的测量工具。评定量表可分为自评量表和他评量表,前者评定者和被评定者为同一主体,评定者根据量表内容对自己进行评估;后者评定者和被评定对象为不同主体,由了解被评者情况的人根据他们的观察按量表内容对评定对象进行评估。目前,国内外在临床诊疗护理过程中应用的评定量表有很多,其中常用的有以下几种。

(一)90项症状自评量表

90项症状自评量表(symptom check list 90,SCL-90)由90个项目组成(表8-3),分属10个症状因子。每个项目后按"没有、很轻、中等、偏重、严重"等级以1~5分5级选择评分,由被试者根据自己最近的情况和体会对各项目选择恰当的评分,每个因子分分别反映有无各种心理症状及其严重程度。SCL-90可进行追踪性测查,以观察病情发展或评估治疗效果。

10个因子的名称、项目及意义:①躯体化,包括1、4、12、27、40、42、48、49、52、53、56、58共12项,主要反映主观的身体不舒适感。②强迫,包括3、9、10、28、38、45、46、51、55、65共10项,主要反映强迫症状。③人际敏感,包括6、21、34、36、37、41、61、69、73共9项,主要反映个人的不自在感和自卑感。④抑郁,包括5、14、15、20、22、26、29、30、31、32、54、71、79共13项,主要反映抑郁症状。⑤焦虑,包括2、17、23、33、39、57、72、78、80、86共10项,主要反映焦虑症状。⑥敌意,包括11、24、63、67、74、81共6项,主要反映敌对表现。⑦恐怖,包括13、25、47、50、70、75、82共7项,主要反映恐怖症状。⑧偏执,包括8、18、43、68、76、83共6项,主要反映猜疑和关系妄想等精神症状。

⑨精神病性,包括 7、16、35、62、77、84、85、87、88、90 共 10 项,主要反映幻听、被控制感等精神分裂症症状。⑩附加项,包括 19、44、59、60、64、66、89 共 7 项,主要反映睡眠和饮食情况。

SCL-90 的具体评分标准及说明如下:①总分是将所有项目评分相加,即得到的总分;②阳性项目数指大于或等于 2 的项目数;③因子数是将各因子的项目评分相加得因子粗分,再将因子粗分除以因子项目数,即得到因子分;④根据总分、阳性项目数、因子分等评分结果情况,判定是否有阳性症状及其严重程度,或是否需进一步检查。因子分越高,反映症状越多,障碍越严重。

表 8-3　90 项症状自评量表(SCL-90)

指导语:下面列出了有些人可能会有的问题,请您根据自己最近一周内的实际情况自行判断,并在最适合的答案上打"√",填表不记姓名,完全保密,谢谢您的合作。

项目	没有 1	很轻 2	中等 3	偏重 4	严重 5
1. 头痛					
2. 神经过敏,心中不踏实					
3. 头脑中有不必要的想法或字句盘旋					
4. 头昏或昏倒					
5. 对异性的兴趣减退					
6. 对旁人责备求全					
7. 感到别人能控制您的思想					
8. 责怪自己制造麻烦					
9. 忘性大					
10. 担心自己的衣饰整及仪态的端正					
11. 容易烦恼和激动					
12. 胸痛					
13. 害怕空旷的场所或街道					
14. 感到自己的精力下降,活动减慢					
15. 想结束自己的生命					
16. 听到旁人听不到的声音					
17. 发抖					
18. 感到大多数人都不可信任					
19. 胃口不好					
20. 容易哭泣					
21. 同异性相处时感害羞不自在					
22. 感到受骗、中了圈套或有人想抓住您					

续表 8-3

项目	没有 1	很轻 2	中等 3	偏重 4	严重 5
23. 无缘无故地突然感到害怕					
24. 自己不能控制地大发脾气					
25. 怕单独出门					
26. 经常责怪自己					
27. 腰痛					
28. 感到难以完成任务					
29. 感到孤独					
30. 感到苦闷					
31. 过分担忧					
32. 对事物不感兴趣					
33. 感到害怕					
34. 我的感情容易受到伤害					
35. 旁人能知道您的私下想法					
36. 感到别人不理解您、不同情您					
37. 感到人们对您不友好、不喜欢您					
38. 做事必须做得很慢以保证做得正确					
39. 心跳得很厉害					
40. 恶心或胃部不舒服					
41. 感到比不上他人					
42. 肌肉酸痛					
43. 感到有人在监视您、谈论您					
44. 难以入睡					
45. 做事必须反复检查					
46. 难以做出决定					
47. 怕乘电车,公共汽车、地铁或火车					
48. 呼吸有困难					
49. 一阵阵发冷或发热					
50. 因为感到害怕而避开某些东西、场合或活动					
51. 脑子变空了					
52. 身体发麻或刺痛					
53. 喉咙有梗塞感					

续表 8-3

项目	没有 1	很轻 2	中等 3	偏重 4	严重 5
54. 感到前途没有希望					
55. 不能集中注意力					
56. 感到身体的某一部分软弱无力					
57. 感到紧张或容易紧张					
58. 感到手或脚发重					
59. 想到死亡的事					
60. 吃得太多					
61. 当别人看着您或谈论您时感到不自在					
62. 有一些不属于您自己的想法					
63. 有想打人或伤害他人的冲动					
64. 醒得太早					
65. 必须反复洗手、点数目或触摸某些东西					
66. 睡得不稳不深					
67. 有想摔坏或破坏东西的冲动					
68. 有一些别人没有的想法或念头					
69. 感到对别人神经过敏					
70. 在商店或电影院等人多的地方感到不自在					
71. 感到任何事情都很困难					
72. 一阵阵恐惧或惊恐					
73. 感到在公众场合吃东西很不舒服					
74. 经常与人争论					
75. 单独一人时神经很紧张					
76. 别人对您的成绩没有做出恰当的评价					
77. 即便和别人在一起也感到孤单					
78. 感到坐立不安心神不定					
79. 感到自己没有什么价值					
80. 感到熟悉的东西变成陌生或不像是真的					
81. 大叫或摔东西					
82. 害怕会在公共场合昏倒					
83. 感到别人想占您的便宜					
84. 为一些有关"性"的想法而很苦恼					

续表8-3

项目	没有 1	很轻 2	中等 3	偏重 4	严重 5
85. 认为应该因为自己的过错而受到惩罚					
86. 感到要赶快把事情做完					
87. 感到自己的身体有严重问题					
88. 从未感到和其他人很亲近					
89. 感到自己有罪					
90. 感到自己的脑子有毛病					

(二)抑郁自评量表

抑郁自评量表(self-rating depression scale,SDS)由 Zung 于 1965 年编制,能直观地反映患者抑郁的主观感受及严重程度,多用于门诊患者的粗筛、情绪状态评定以及调查、科研等。该量表包含 20 个项目(表8-4),采用 1~4 级评分,1 分=很少有该项症状;2 分=有时有该项症状;3 分=大部分时间有该项症状;4 分=绝大部分时间有该项症状。大多数项目为正向评分,但项目2、5、6、11、12、14、16、17、18、20 为反向评分题,按4~1 计分。将所有项目得分相加,即得到总分,总分乘以 1.25 后的整数部分即为总标准分,总标准分越高,反映抑郁程度越严重。按照中国常模结果,标准总分 53~62 为轻度抑郁,63~72 为中度抑郁,72 分以上为重度抑郁。

表8-4 Zung 自评抑郁量表(SDS)

指导语:下面有 20 条文字,请仔细阅读每一条,并根据近一星期您的实际情况,在每一条文字后的四个答案中选择一个打钩,填表不记姓名,完全保密,谢谢您的合作。

项目	很少有	有时有	大部分时间有	绝大部分时间有
1. 我觉得闷闷不乐,情绪低沉				
2. 我觉得一天之中早晨最好				
3. 我要哭或想哭				
4. 我晚上睡眠不好				
5. 我吃饭和平常一样多				
6. 我与异性密切接触时和以往一样感到愉快				
7. 我发觉我的体重在下降				
8. 我有便秘的苦恼				
9. 我心跳比平时快				
10. 我无缘无故地感到疲乏				
11. 我的头脑与平常一样清楚				
12. 我觉得经常做的事情并没有困难				

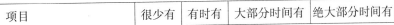

续表 8-4

项目	很少有	有时有	大部分时间有	绝大部分时间有
13. 我觉得不安,难以平静				
14. 我对将来抱有希望				
15. 我比平常容易生气激动				
16. 我觉得做出决定是容易的				
17. 我觉得自己是个有用的人,有人需要我				
18. 我的生活过得很有意思				
19. 我认为我死了别人会生活得好些				
20. 平常感兴趣的事我仍然照样感兴趣				

(三)焦虑自评量表

焦虑自评量表(self-rating anxiety scale, SAS)由 Zung 于 1971 年编制,由 20 个与焦虑症状有关的项目组成(表 8-5),用于反映有无焦虑症状及其严重程度。量表采用 1~4 级评分,1 分=很少有该项症状;2 分=有时有该项症状;3 分=大部分时间有该项症状;4 分=绝大部分时间有该项症状。大多数项目为正向评分,但项目 5、9、13、17、19 为反向评分题,按 4~1 计分。将所有项目评分相加,即得到量表总分。总分超过 40 分可考虑筛查阳性,即可能有焦虑症状,需进一步检查。用总分乘以 1.25,四舍五入取整数即得到总分的标准分。分数越高,反映焦虑程度越重。按照中国常模结果,SAS 标准分的分界值为 50 分,其中 50~59 分为轻度焦,60~69 分为中度焦虑,70 分以上为重度焦虑。

表 8-5 Zung 自评焦虑量表(SAS)

指导语:下面有 20 条文字,请仔细阅读每一条,并根据近一星期您的实际情况,在每一条文字后的四个答案中选择一个打钩,填表不记姓名,完全保密,谢谢您的合作。

项目	很少有	有时有	大部分时间有	绝大部分时间有
1. 我感到比往常更加过敏和焦虑				
2. 我无缘无故感到担心				
3. 我容易心烦意乱或感到恐慌				
4. 我感到我的身体好像被分成几块,支离破碎				
5. 我感到事事顺利,不会有倒霉的事情发生				
6. 我的四肢抖动和震颤				
7. 我因头痛、颈痛和背痛而烦恼				
8. 我感到无力且容易疲劳				
9. 我感到很平衡,能安静坐下来				
10. 我感到我的心跳较快				

续表 8-5

项目	很少有	有时有	大部分时间有	绝大部分时间有
11. 我因阵阵的眩晕而不舒服				
12. 我有阵阵要昏倒的感觉				
13. 我呼吸时进气和出气都不费力				
14. 我的手指和脚趾感到麻木和刺痛				
15. 我因胃痛和消化不良而苦恼				
16. 我必须时常排尿				
17. 我的手总是温暖而干燥				
18. 我觉得脸发热发红				
19. 我容易入睡，晚上休息很好				
20. 我做噩梦				

（四）生活事件量表

杨德森、张亚林编制的生活事件量表(life event scale,LES)由48条我国较常见的生活事件组成(表8-6),这些事件可分为:家庭生活方面(28条)、工作学习方面(13条)、社交及其他方面(7条),另外有2条空白项目,供填写被试者已经经历而表中并未列出的某些事件。对于表上已列出但并未经历的事件应一一注明"未经历"。问卷的填写要根据自身的实际感受,而不是按常理或伦理观念去判断那些经历过的事件,对本人的影响程度和影响持续的时间。影响程度分为5级,从毫无影响到影响极重分别计0、1、2、3、4分,影响持续时间分三月内、半年内、一年内、一年以上共4个等级,分别记1、2、3、4分。

统计指标采用生活事件刺激量,具体计算方法如下:①单项事件刺激量=该事件影响程度分×该事件持续时间分×该事件发生次数;②正性事件刺激量=全部好事刺激量之和;③负性事件刺激量=全部坏事刺激量之和;④生活事件总刺激量=正性事件刺激量十负性事件刺激录。生活事件刺激量越高反映个体承受的精神压力越大。负性事件刺激量的分值越高对心身健康的影响越大;正性事件的意义尚待进一步的研究。

表8-6 生活事件量表(LES)

指导语:下面是每个人都有可能遇到的一些日常生活事件,请您根据自己的实际情况自行判断,并在最合适的答案上打"√",填表不记姓名,完全保密,谢谢您的合作。

生活事件名称	事件发生事件				性质		精神影响程度				影响持续时间				备注
	未发生	一年前	一年内	长期性	好事	坏事	无影响	轻度	中度	重度	极重	三月内	半年内	一年内	超一年
家庭有关问题															
1.恋爱或订婚															
2.恋爱失败、破裂															
3.结婚															
4.自己(爱人)怀孕															
5.自己(爱人)流产															
6.家庭增添新成员															
7.与爱人父母不和															
8.夫妻感情不好															
9.夫妻分居(因不和)															
10.夫妻两地分居(工作需要)															
11.性生活不满或独身															
12.配偶一方有外遇															
13.夫妻重归于好															
14.超指标生育															
15.本人(爱人)做绝育手术															
16.配偶死亡															
17.离婚															
18.子女升学(就业)失败															
19.子女管教困难															
20.子女长期离家															
21.父母不和															
22.家庭经济困难															
23.欠债500元以上															
24.经济情况显著改善															
25.家庭成员重病、重伤															
26.家庭成员死亡															

续表 8-6

生活事件名称	事件发生事件				性质		精神影响程度				影响持续时间				备注
	未发生	一年前内	一年内	长期性	好事	坏事	无影响	轻度	中度	重度	极重	三月内	半年内	一年内	超一年
家庭有关问题															
27. 本人重病或重伤															
28. 住房紧张															
工作学习中的问题															
29. 待业、无业															
30. 开始就业															
31. 高考失败															
32. 扣发奖金或罚款															
33. 突出的个人成就															
34. 晋升、提级															
35. 对现职工作不满意															
36. 工作学习压力大(如成绩不好)															
37. 与上级关系紧张															
38. 与同事邻居不和															
39. 第一次远走他乡异国															
40. 生活规律重大变动(饮食睡眠规律改变)															
41. 本人退离休或未安排具体工作															
社交与其他问题															
42. 好友重病或重伤															
43. 好友死亡															
44. 被人误会、错怪、诬告、议论															
45. 介入民事法律纠纷															
46. 被拘留、受处罚															
47. 失窃、财产损失															
48. 意外惊吓、事故、自然灾害															
如果您还经历过其他的生活事件请依次填写															
49.															
50.															

(五)特质应对方式问卷

特质应对方式问卷(trait coping style questionnaire,TCSQ)是用于反映被试者面对困难挫折时的积极与消极的态度和行为特征。它由 20 个条目组成(表8-7),包括积极应对与消极应对 2 个方面。各条目答案从"肯定是"到"肯定不是"采用 5、4、3、2、1 五级评分。将条目 1、3、5、8、9、11、14、15、18、20 的评分累加,即得积极应对分,一般人群的平均分为 30.22 ± 8.72,分数高,反映积极应对特征明显。将条目 2、4、6、7、10、12、13、16、17、19 的评分累加,即得消极应对分。一般人群的平均分为 23.58 ± 8.41,分数高,反映消极应对特征明显。

表8-7　特质应对方式问卷(TCSQ)

指导语:当您遇到各种困难或不愉快时,您是如何对待的? 请根据您的实际情况,在每一条文字后的五个答案中选择一个打钩,填表不记姓名,完全保密,谢谢您的合作。

项目	肯定不是	不是	不一定	是	肯定是
1.能尽快地将不愉快忘掉					
2.陷入对事件的回忆和幻想之中而不能摆脱					
3.当作事情根本未发生过					
4.易迁怒于别人而经常发脾气					
5.通常向好的方面想,想开些					
6.不愉快的事很容易引起情绪波动					
7.将情绪压在心底里不表现出来,但又忘不掉					
8.通常与类似的人比较,就觉得算不了什么					
9.将消极因素化为积极因素,例如参加活动					
10.遇烦恼的事很容易想悄悄地哭一场					
11.旁人很容易使你重新高兴起来					
12.如果与人发生冲突,宁可长期不理对方					
13.对重大困难往往举棋不定,想不出方法					
14.对困难和痛苦能很快适应					
15.相信困难和挫折可以锻炼人					
16.在很长的时间里回忆所遇到的不愉快的事					
17.遇到难题往往责怪自己无能而怨恨自己					
18.认为天底下没有什么大不了的事					
19.遇苦恼事喜欢一人独处					
20.通常以幽默的方式化解尴尬局面					

(六)社会支持评定量表

社会支持与人们的心身健康之间存着相互关系,良好的社会支持能为个体在应激状态时提供保护作用,另外对于维持一般良好的情绪体验也具有重要意义。肖水源的社会支持评定量表共有10个题目(表8-8),分为三个维度:①客观支持,指个体所得到的、客观实际的、可见的社会支持;②主观支持,指个体主观体验到的社会支持,对所获支持的满意程度;③对支持的利用度,指个体对社会支持的主动利用程度。

计分方法:①第1~4项和第8~10项,每项只能选一个答案,选择1、2、3、4项分别计1、2、3、4分;②第5项又分为A、B、C、D四条,每条也从无支持到全力支持分为4等,分别记1~4分,该项总分为4条计分之和;③第6、7项如回答为"无任何来源"记0分,如回答有来源,则按来源项目计分,每一来源记1分,加起来则为该项目分数。④其中,2、6、7条评分之和为客观支持得分;1、3、4、5条评分之和为主观支持得分;第8、9、10条评分之和为支持利用度得分;10个条目计分之和为量表总得分。

表8-8 社会支持评定量表

指导语:下面的问题用于反映您在社会中所获得的支持,请按各个问题的具体要求,根据您的实际情况进行选择,谢谢您的合作。

---

1. 您有多少关系密切,可以得到支持和帮助的朋友?(只选一项)

(1)一个也没有   (2)1~2个   (3)3~5个   (4)6个或6个以上

2. 近一年来您:(只选一项)

(1)远离家人,且独居一室   (2)住处经常变动,多数时间和陌生人住在一起

(3)和同学、同事或朋友住在一起   (4)和家人住在一起

3. 您和邻居:(只选一项)

(1)相互之间从不关心,只是点头之交   (2)遇到困难可能稍微关心

(3)有些邻居很关心您   (4)大多数邻居都很关心您

4. 您和同事:(只选一项)

(1)相互之间从不关心,只是点头之交   (2)遇到困难可能稍微关心

(3)有些同事很关心您   (4)大多数同事都很关心您

5. 从家庭成员得到的支持和照顾(在合适的框内划"√")

A. 夫妻(恋人)   无   极少   一般   全力支持

B. 父母   无   极少   一般   全力支持

C. 儿女   无   极少   一般   全力支持

D. 兄弟姐妹   无   极少   一般   全力支持

E. 其他成员(如嫂子) 无   极少   一般   全力支持

6. 过去,在您遇到急难情况时,曾经得到的经济支持和解决实际问题的帮助的来源有:

(1)无任何来源

(2)下列来源(可选多项)

A. 配偶;B. 其他家人;C. 亲戚;D. 同事;E. 工作单位;F. 党团工会等官方或半官方组织;G. 宗教、社会团体等非官方组织;H. 其他(请列出)——

续表8-8

| 7.过去,在您遇到急难情况时,曾经得到的安慰和关心的来源有: |
| (1)无任何来源 |
| (2)下列来源(可选多项) |
| A.配偶;B.其他家人;C.亲戚;D.同事;E.工作单位;F.党团工会等官方或半官方组织;G.宗教、社会团体等非官方组织;H.其他(请列出)—— |
| 8.您遇到烦恼时的倾诉方式:(只选一项) |
| (1)从不向任何人诉讼　　　　　　(2)只向关系极为密切的1~2个人诉讼 |
| (3)如果朋友主动询问,您会说出来　(4)主动诉讼自己的烦恼,以获得支持和理解 |
| 9.您遇到烦恼时的求助方式:(只选一项) |
| (1)只靠自己,不接受别人帮助　　　(2)很少请求别人帮助 |
| (3)有时请求别人帮助　　　　　　　(4)有困难时经常向家人、亲友、组织求援 |
| 10.对于团体(如党组织、宗教组织、工会、学生会等)组织活动,您:(只选一项) |
| (1)从不参加　　(2)偶尔参加　　(3)经常参加　　(4)主动参加并积极活动 |

(七)护士职业承诺问卷

由第二军医大学护理心理学研究团队师生引入修订的 Blau(2003)护士职业承诺问卷共24条目,包含5个维度。各维度名称及其所含条目如下:①"情感承诺",指员工基于对职业的认同和情感卷入等而不愿离开目前职业的程度。包括1~6题,共6条目。②"规范承诺",指在职业社会化过程中形成、个体保持其职业的责任感和义务感的程度。包括7~10和12题,共5条目。③"经济成本承诺",指基于员工预感到将付出的经济代价而不愿离开目前职业的程度,包括前期教育、培训投入及离职或转职后薪资、福利的损失等。包括11~16题,共4条目。④"情感代价承诺",指基于员工预感到离职后将付出的情感代价而不愿放弃目前职业的程度,包括人际关系代价、家庭影响等方面。包括11、17~20题,共5条目。⑤"机会承诺",指鉴于转换职业后面临的选择而不愿离开目前职业的程度。包括21~24题,共4条目。该问卷采用 Likert 5级评分法,从"非常不同意""不同意""不确定同意""同意"到"非常同",依次计0~4分,总分0~96分。分值越高,提示护士个体的职业承诺水平越高。内部一致性检验 Cronbach's a 系数为0.9027;分半信度为0.928。该问卷的具体项目内容参见表8-9。

表8-9　护士职业承诺问卷

指导语:以下题目均属单一选择题,答案无所谓对错,请根据您自己的实际感受和想法,在最适合您的选项框内打"√",谢谢您的合作。

项目	非常不同意	不同意	不确定同意	同意	非常同意
1.从事护士职业令我愉快					
2.我为能在护理领域工作感到自豪					
3.我乐意成为一名护士					

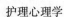

续表 8-9

项目	非常不同意	不同意	不确定同意	同意	非常同意
4. 我非常认同护士职业					
5. 我对护士职业充满热情					
6. 护士职业对我的自我形象很重要					
7. 我认为接受过护理专业训练的人有责任留在这个职业					
8. 我感到有义务留任这个职业					
9. 我感到对继续从事护士职业有种责任感					
10. 即使是对我有利,但我感到现在离开护士职业是不妥的					
11. 若离开护士职业,我会有种负罪感					
12. 我做护士的部分原因在于我对护士职业的忠诚感					
13. 我在护士职业中投入了太多时间以至于不愿离开					
14. 转换职业会使我在收入方面损失很大					
15. 我已在护士职业中投入了太多(如教育、个人努力),所以目前不愿变换职业					
16. 若选择另一职业,将意味着我要舍弃为专业训练所做的大量投入					
17. 若转换职业,会使我付出较大的情感代价,如人际关系受影响等					
18. 若转换职业,将使我在情感上不容易接受					
19. 我情感上难以接受转换职业,是因为这会影响我的家庭					
20. 离开护士职业会给我造成一些情感创伤					
21. 鉴于我的背景和经历,我可以找到别的好职业					
22. 若我决定转换职业,我将有很多选择					
23. 我很高兴若转换职业我将有很多选择					
24. 若离开护士职业,我觉得会有从事更理想职业的选择					

(八)护士用住院患者观察量表

护士用住院患者观察量表(nurses observation scale for inpatient evaluation,NOSIE)主要用于评定住院成人精神疾病患者和老年性痴呆患者的生活、行为和情绪等方面状况,有30项和80项两种版本,这里介绍的是30项版本(表8-10)。采用0~4分五级制评分,0=无、1=有时是或有时有、2=较常有、3=经常有、4=几乎总是如此。评定由经过专门培训且熟悉患者情况的护士操作,评定时应当根据患者最近3天(或1周)的情况评分。评定在治疗前、治疗后第3周和第6周分3次进行。每次如果只有1名护士评定,就将其结果自乘以2。如果由两名护士同时进行评定,记分时则将两人的各项评分相加即可。

计分方法与结果分析如下。

(1)因子分　NOSIE有7类因子,各因子的组成和计分方法不同。

①社会能力=[20-(第13、14、21、24、25项评分之和)]×2

②社会兴趣=［第4、9、15、17、19项评分之和］×2

③个人整洁=［8+（第8、30项评分之和）−（第1、16项评分之和）］×2

④激惹=［第2、6、10、11、12、29项评分之和］×2

⑤精神病=［第7、20、26、28项评分之和］×2

⑥退缩=［第5、22、27项评分之和］×2

⑦抑郁=［第3、18、23项评分之和］×2

（2）积极因素分=社会能力分+社会兴趣分+个人整洁分

（3）消极因素分=激惹分+精神病分+退缩分+抑郁分

（4）病情总估计分=128+积极因素分−消极因素分

结果分析：病情估计分越高，说明病情越轻；分数越低，说明病情越重。

表8-10 护士用住院患者观察量表

指导语：本量表为频度量表，按照具体现象或症状的出现频度，分为0~4分的5级评分法，0=无；1=有时是或有时有；2=较常发生；3=经常发生；4=几乎总是如此。请在最适合你的程度下画"√"，谢谢您的合作。

项目	无	有时有	较常有	经常有	总是有
1. 肮脏					
2. 不耐烦					
3. 哭泣					
4. 对周围的活动表示有兴趣					
5. 不引导他活动便坐着					
6. 容易生气					
7. 听到一些不存在的声音					
8. 衣着保持整洁					
9. 对人友好					
10. 不如意便心烦					
11. 拒绝做希望他做的日常事情					
12. 易激动和爱发牢骚					
13. 有忘事的情况					
14. 问而不答					
15. 在听到笑话或见到好笑的事时便笑					
16. 饮食时弄得很肮脏					
17. 与人攀谈					
18. 说他感到沮丧和抑郁					
19. 谈论他的爱好					
20. 看到不存在的东西					

笔记栏

续表 8-10

项目	无	有时有	较常有	经常有	总是有
21. 要提醒才能做应做的事					
22. 如不引导他活动便睡觉					
23. 说自己什么都不好					
24. 不大遵守医院规则					
25. 生活不能自理					
26. 自言自语					
27. 行动缓慢					
28. 无故发笑					
29. 容易冒火					
30. 保持自身整洁					

思考题

1. 简述护理心理评估的作用。

2. 简述心理测验的基本原则。

3. 简述标准化心理测验的技术指标。

4. 如何根据 IQ 值将智力水平进行分级？

5. 在临床护理心理评估中,如何根据不同评估方法的特点,有效地利用一种或几种心理评估的方法获得患者较为全面准确的心理资料?

（河南大学护理学院　陈超然）

第九章

心理咨询与心理治疗

第一节　心理咨询与心理治疗概述

一、基本概念

(一)心理咨询

作为一种职业,是在"辅导"运动的基础上发展起来的,但与"辅导"不同,辅导是帮助人们做出影响他们生活的重要选择的过程,而心理咨询则是让人们明白如何做出有利于的选择。心理咨询不单关注心理"成长与健康",也关注心理障碍的治疗。关于心理咨询的概念一直不清晰,1997年美国心理咨询学会给出了"专业心理咨询实践"的定义:和病理一样,它是运用心理健康、心理学和人类发展的原理,通过对认知、情感、行为和系统的干预的策略,致力于促进人的心身健康、个体成长和职业发展。这个概念包含了几层含义:①心理咨询应对的是健康、个体成长、职业发展和病理问题;②心理咨询的对象可以是社会功能正常或较好的人,也可以是有些严重问题的人,来访者通常是有发展性或情景性问题的,这些问题通常是需要短期干预;③心理咨询是建立在理论基础之上的,心理咨询师会整合认知、情感、行为和系统等不同理论取向的研究成果;④心理咨询是一个发展性或干预性的过程,心理咨询师关注来访者的目标,进行选择和改变。

但是从这一定义中我们很难心理咨询与心理治疗的区别所在,我国定义的心理咨询是指受过专门训练的人员运用心理学理论、方法,帮助来访者提高自我认识、增强自助能力、解决其心理问题、促进适应能力和发展的过程,以区别于心理治疗。

(二)心理治疗

心理治疗又称精神疗法,是以一定的理论体系为指导,在治疗者与来访者建立良好关系的基础上,由经过专业训练的治疗者运用心理治疗的有关理论和技术,影响或改变来访者认识、情感及行为,激发和调动来访者改善其动机和潜能,以消除或缓解来访者的问题或障碍,促使其人格成熟,从而达到治疗目的的过程。

心理治疗存在多种派别,各种心理治疗派别是在不同的理论基础之上发展起来的。这些心理治疗派别的创始人所处时代和社会状况不同,受到的哲学思想和教育的影响以及社会经历不一样。他们对心理现象和人类行为的理解,对病理心理和病态行为的认识各具特色,建立了各具独特风格的心理治疗技术,进而对其成功的经验,进行理论概括,提出假说,形成其心理治疗的理论基础。可以说,心理治疗的理论,既集中反映了心理治疗创始人对正常心理和心理障碍的认识,也是心理治疗技术进一步发展的重要贡献。

心理治疗过程中有以下几个特点:①心理治疗的工作重点是从心理学角度寻找障碍的成因,因此,过去重于现在;②洞察重于改变,意思是心理治疗的过程是分析问题,使来访者洞察到自己,使其明白如何改变自己,而真正改变的主体是走出心理治疗室后的来访者;③治疗师是专家角色;④需要建立一种长期关系以便引起实质性改变。

二、心理咨询与心理治疗的异同

(一)心理咨询与心理治疗相似之处

1. 所采用的理论方法常常是一致的。心理咨询师与心理治疗师面对来访者用的理论是类似的,包括行为治疗、来访者中心治疗的理论与方法、合理情绪疗法的理论与技术等。

2. 工作内容部分是相似的。例如心理咨询人员与心理治疗工作者可能都会面对来访者的婚姻问题、家庭问题、情绪问题、行为问题等。

3. 在强调帮助来访者成长和改变方面,二者是相似的。咨询与心理治疗都希望通过帮助者和求助者之间的互动,达到使求助者改变和增长的目的。

4. 二者都注重建立帮助者与求助者之间的良好的人际关系,认为这是帮助求助者改变和成长的必要条件。

(二)心理咨询与心理治疗的主要区别

1. 工作对象的差异　心理咨询的工作对象主要是正常人,正在恢复或已恢复的患者。心理治疗则主要是针对有心理障碍的人进行工作的。

2. 问题性质的差异　咨询应该是对一种现象的不确定而进行询问,这种现象可能是病态,也可能不属于病理范畴,心理咨询着重处理的是正常人所遇到的各种问题,主要问题有日常生活中人际关系的问题,职业选择方面的问题,教育过程中的问题,婚姻家庭中的问题等。而治疗是在确认了病情后开始进行的一系列方法措施。心理治疗是关注一些较为严重问题,包括精神的、心理的、个人问题及冲突问题,它需要处理的是"痊愈"的问题。

3. 工作时间的差异　心理咨询用时较短,一般咨询次数为一次至几次;而心理治疗费时较长,治疗有几次到几十次不等,甚至次数更多,经年累月才可完成。

4. 治疗层面的差异　心理咨询在意识层次进行,更重视其教育性、支持性、指导性工作,焦点在于找出已经存在与来访者自身的内在因素,并使之得到发展;或在对现存条件分析的基础上提供改进意见。心理治疗的某些学派,主要针对无意识领域进行工作,并且其工作具有对峙性,重点在于重建患者的人格。

5. 从事的人员不同　心理咨询师可以从事心理咨询,但不能进行心理治疗,心理治疗则心理治疗师进行。

三、心理咨询与心理治疗的适应证

(一)心理咨询的适应证

心理咨询是运用有关心理科学的理论和方法,通过解除咨询对象的心理问题,来维护和增进身心健康,促进个性发展和潜能开发的过程。心理咨询并非局限于疾病,更包括正常人。也就是说,凡是在人生道路上出现的各种心理问题都可以属于心理咨询的范围。根据内容大致分为两大类。

1. 障碍性心理咨询 指对存在不同程度心理障碍的来访者进行咨询,如精神病的早期诊断和恢复期的咨询指导;各种心理疾病的诊断和治疗,最常见的是各种轻型神经症:有焦虑性神经症、强迫性神经症、恐怖性神经症、疑病性神经症、癔症等;各种个性缺陷的咨询、矫正;各种心身疾病的咨询,如高血压、冠心病、糖尿病,更年期综合征;各种心理障碍的咨询:如情绪障碍、人格障碍、行为障碍、学习障碍、沟通障碍、适应性障碍、性心理障碍等。但在需要临床处置时需及时转介医疗相关部门。

2. 发展性心理咨询 重点在帮助来访者更好地认识自己和社会,增强社会适应能力,充分开发潜能,提高人的全面发展,促进早日成功和成才、在复杂多变的人生道路上,把握人生真谛,使人的一生过得更充实、更完美。

(二)心理治疗适应证

心理治疗在不同学派理论的影响下,方法各异,适用对象也有所不同。一种心理疗法的选择是否适当,往往影响治疗效果。

心理治疗不仅广泛适用于精神科临床,在综合医院的其他科和预防医学中也起着重要作用,甚至还可应用于一般正常人。一种疾病可以采用多种心理治疗方法,如焦虑症既可用支持疗法也可用行为治疗,而一种心理治疗方法又可以治疗多种疾病。因此,我们还必须根据不同心理障碍和治疗对象的条件,选择最佳心理治疗方法。一般认为,常用心理治疗的适用范围如下。

1. 社会心理刺激引起的各种适应性心理障碍 比如人际交往障碍、遭受突然的生活事件刺激表现急性心理障碍时也可使用心理治疗。

2. 躯体疾病合并心理问题 内科患者患有躯体疾病而无求治欲望或治愈信心,甚至将自己疾病看得过分严重,或者躯体疾病患者的心理反应等,都需要用个别心理治疗,通过安慰、支持、劝慰、解释、疏导和调整环境等方法来帮助患者认识疾病的性质等有关因素,调动患者的主动性来战胜疾病。

3. 心身疾病 常见的心身疾病如冠心病、原发性高血压、心律失常、支气管哮喘、消化性溃疡、溃疡性结肠炎等,均可使用松弛疗法、默想训练、和生物反馈等方法。

4. 各种精神类疾病 ①神经衰弱:需要支持疗法、放松训练等。②癔症:主要以暗示疗法为主,对转换型癔症也可进行精神分析法治疗。③强迫症和恐惧症:主要以行为治疗为主。④焦虑症:结合病情的性质和原因采用支持疗法。配合交互抑制法和放松功可以较好地抑制焦虑反应。⑤疑病症:主要以支持疗法为主,给予鼓励、劝告、解释或暗示等方法。⑥抑郁症:近年来研究发现社会心理应激和认知歪曲对抑郁症的发生起重要作用,采用认知疗法具有一定疗效。⑦精神分裂症的恢复期的心理治疗:也很重要,目的是帮助患者提高对疾病的认识,促进自知力的恢复,巩固疗效以防止复发。⑧人格障碍：也可使用心理治疗，帮助他们认识个性的缺陷所在，并指导矫正行为的方法。⑨性心理障碍：阳痿和早泄等性功能障碍可以用性治疗包括性教育、性感集中训练等。⑩酒中毒和药物依赖等：可用家庭治疗、厌恶疗法和环境改变等治疗。

5.其他问题：口吃、遗尿等　在本章节以下部分，"咨询"与"治疗"两个名词是可互换代替的，它们都被界定为"帮助当事人对自己行为内省的过程。"我们并不是说治疗和咨询是相同的，而是说我们所讨论的技术和方法、技巧及所遵守的原则等可以应用于二者。

四、心理咨询与心理治疗对从业人员的要求

在来访者心目中，心理咨询与心理治疗者的形象是可敬的，是引导者，会受所面对的引导者影响，不断完善自我。因此，对心理咨询与心理治疗从业人员要求较高。从事心理咨询与心理治疗的从业人员应具备如下条件：

1.完好的智力水平　能够快速及创造性地学习和思考，具备这种意愿与学习能力，具有获取新知识与新技术的能力。

2.正确的人生观、价值观　咨询或治疗关系中的核心是价值观，这一关系中所有目标，不管是减轻症状，还是建立一种新的生活方式，都蕴涵于价值体系之中（Bergin，1985年，1992年）。心理咨询师的价值观引导关于善的信念，以及怎么达到善的目标，心理咨询师与心理治疗师的人生观、价值观将直接影响他们对心理咨询与心理治疗理论和方法的选择，影响目标的确定，影响咨询者的角色扮演和对来访者的态度，影响咨询技能和技巧的使用。可以说，咨询者的人性观价值观是心理咨询的一个基本问题，始终贯穿于心理咨询的整个过程中。

3.完善的人格品质　从事心理咨询与心理治疗人员应具有"自信、自知、有勇气、心胸开放、温暖、通情、接纳、尊重、真诚、客观、非支配性的"人格特点。卡瓦纳（M. Cavanagh）对心理咨询者应有的人格特质做了详细的描述，包括自我认识能力、令人信任、诚实、坚强、热情、反应敏捷、耐心、敏感、给人以自由等。在来访者的成长过程中，心理咨询师或心理治疗师的人格特点与他的学识、技能与治疗方法起着同等重要的作用。最为有效的心理咨询者是那些可以把人格因素和科学的理论、方法加以完美结合的人。善于容纳他人。

4.良好的职业道德素养　尊重、信任、理解和支持来访者，严格执行咨询（治疗）保密制度，保护来访者利益；遵循坚持性原则，巩固提高咨询成效；树立整体观念，防止片面性，保证咨询工作准确有效；支持与鼓励来访者，注重发展性咨询，帮助来访者扬长避短，帮助他们发挥自己的潜力；同时，做到廉洁服务。

工作中把握"度"的概念，必须明白自己应该做什么，不应该做什么，自己的责任是有限的。不要认为来访者的所有的心理问题是心理咨询师的全部责任，咨询师的责任是协助求助者决策和提醒实施决策的注意事项，咨询师不能对求助者提供具体帮助，如，求助者与同事关系不好，咨询师不能去协调他们的关系，更不能去说服他的同事；求助者失恋了，咨询师不能去为求助者介绍对象。

5.发展性的知识技能　按照国家职业要求，从事心理咨询或治疗者必须有普通心理学、儿童心理学、社会心理学、心理咨询学、心理健康与心理障碍、心理测量学、职业道德与相关法律等方面的基本理论与知识，还要接受正规培训掌握心理测验、心理诊

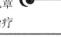

断和心理咨询的相关操作知识,熟悉心理咨询与心理治疗的方法和技术,具备较为丰富的知识贮备。心理治疗师还要有一定的临床专业知识,能够以一种开放的、积极的、敏锐方式觉察来访者的问题。同时,要不断丰富与更新知识,满足来访者需要,而咨询或治疗者本身也在这一过程中不断成长,促进知识与技能不断提升。

6.良好的调节应对能力 在咨询计划中,咨询师和治疗师针对求助者提出各种各样的问题应能够灵活应变,抓住切入点,及时有效地分析问题,适切地提供帮助。同时,应明确规定咨询的次数、每次所用的时间,咨询师与治疗师应能够及时而恰当地在规定的时间范围内结束咨询与治疗,漫无目的、无时间限制的会导致盲目的低效能的工作。同时关注求助者在咨询治疗计划中既往的、目前的心理状况,预测结局,适时恰当调整治疗计划,以取得理好的效果。但在整个过程中治疗者保持中立态度。咨询师和治疗师自身面对负面信息的能够及时调整心理应对能力,适时调整自我心理矛盾与冲突。

7.适切的自我意识 能够了解自我,对自己的知识结构、态度与情感有明确的认识,并能认识到这些情感和态度产生的因素。具有良好的内省力,知道自己在生活活动中表现出来的长处与短处,明白自己处理困难习惯的方式,了解自己行为的动机、压抑有情欲,能够站在别人的角度审视自己。对自己价值观、心理健康状况、心理冲突能够有适当的自我意识,追求自我成就感。

8.高度的责任心 一是对求助者认真负责,严格按道德、法律规范权利帮助他们;二是对社会负责,即在社会生活中,消除人们的心理问题,给他们的家庭带来和谐,给他们周围的人带来安定;三是对职业负责,所开展工作是这一职业中的一部分,追求职业成就感。

五、心理治疗和心理咨询中的伦理学问题与原则

心理咨询与心理治疗是复杂的、多层面的职业,心理咨询师开展工作必然需要伦理道德与法律法规,不论心理咨询师最初的意图是多么美好,如果他们不清楚自己及来访者的伦理道德和法律责任,就都有可能导致伤害。职业伦理行为准则旨在确保对来访者的权利进行保护,同时确定了从业者的预期。伦理原则是各种伦理关系中所应遵守的根本原则,它贯穿于心理咨询与心理治疗的始终,是衡量每个心理咨询与心理治疗者个人行为和道德品质的最高、也是最基本的道德标准。

美国心理卫生协会(American Psychological Association,APA)通过对自己成员的问卷调查的整理分析,制订了法典草稿,此标准归纳为6个方面:伦理学标准与分共责任;职业关系的伦理学标准;与来访者关系的伦理学标准;科学研究的伦理学标准;专业写作与出版的伦理学标准;教学的伦理学标准。这些资料经过广泛而深入的讨论与修改,1992年把伦理学标准修改成最新版本《心理学工作者的伦理学原则与行为规范》(*Ethical Principles of Psychologists and Code of Conduct*)(APA,1992年)。

总结起来,心理咨询与心理治疗工作中应遵循的伦理学原则包括:

1.保密原则 心理咨询和治疗中常常会涉及患者隐私,因此,保密原则在临床实践中显得尤为重要,是从业者应遵循的一项基本伦理学原则。咨询人员应保守来访者的内心秘密,妥善保管个人信息、来往信件、测试资料等材料。如因工作等特殊需要不得不引用咨询事例时,也须对材料进行适当处理,不得公开来访者的真实姓名、单位或

住址,不得把在治疗过程中获取的保密资料泄露给第三方。但也有特殊情况,当来访者有明显自杀意图者,应与有关人士联系,尽可能加以挽救;当来访者存在伤害性人格障碍或精神病患者,为免于他人受到伤害及来访者及时的治疗,也应与相关人员协商,做好一些防御工作。已经获得来访者披露信息授权,心理咨询师应该严格按照约定范围使用该授权;法律要求心理咨询师披露的,职业规范不能对抗法律规定。

2. 知情同意原则　心理咨询与治疗者应与来访者双方同意自愿协作的基础上促进效果达成。

3. 行善不伤害原则　行善原则是指为了患者的利益应施加的好处,它包括两个方面,一方面促进患者健康与幸福,另一方面是减少或预防对患者的伤害。不伤害原则也称有利无伤原则,是指在医疗活动中使患者的身心不受到伤害。

4. 公正原则　指的是来访者的每一个人都有平等享受卫生资源合理或公平分配的权利,而且对心理卫生资源的使用和分配具有参与决定的权利。包括尊重患者的人格和尊严,尊重患者生命和生命价值,尊重患者的权利等,不因职业、出身及地域差别受到区别对待。

5. 避免双重关系原则　双重关系是指心理咨询与治疗师与来访者之间除了治疗关系之外,还存在或发展出其他具有利益和亲密情感等特点的人际关系状况,是心理咨询从业者最常见的伦理困境。如果除了专业关系以外,还存在两种或者两种以上的社会关系,就称为多重关系。关于双重关系,美国从严格限制到可以部分利用积极的关系利于来访者治疗,对双重关系的建立态度有一些变化,我国尚没有明确规定,但是,影响从业者专业判断力的、影响来访者咨询或治疗效果的、利用来访者的双重或多重关系是要避免的。

第二节　心理咨询和心理治疗的原则、目标和程序

一、心理咨询和心理治疗的原则

(一)严格遵循伦理原则

伦理原则是首要遵守的原则,任何违背伦理原则的咨询与治疗都无从谈及疗效。违背保密原则,超越本人职业能力的服务;玩忽职守;宣扬自己并不具备的专长;向来访者强加自己的价值观;有意使来访者发生有特定的利益冲突的双重关系或多重关系都是违背伦理原则的。

(二)来访者自愿的原则

到心理咨询室或心理治疗室的来访者必须出于自愿,这是确立咨访关系的先决条件。没有咨询愿望和要求的人,咨询者不应主动去找他(她)并为其心理咨询,会让咨询者或治疗者处于被动,不利于合理的治疗关系的确立也不利于来访者问题的解决。

(三)平等尊重、相互信任的原则

治疗师或咨询师应该给予患者尊重和信任,双方应是平等、和睦与协作的关系进行交谈、沟通,设身处地地理解患者,不能让患者感觉到自己的疾病所带来的异样眼

光,鼓励他们自由倾诉,发自内心的情感交流,和咨询对象建立起相互信赖的关系,以确保咨询工作的顺利进行,取得圆满的咨询结果。治疗师在布置治疗的回家作业时充分信任患者可以很好地完成和遵守与咨询师或治疗师之间的约定,相信患者会配合治疗。同时也需要患者充分尊重和信任咨询师,积极地配合治疗,遵照医嘱,这样治疗过程才能顺利进行。患者需要放下心中的戒备,尽量多与治疗师沟通,让治疗师充分了解病情也对治疗有益。

(四)价值中立原则

情感上处于中性,避免主观武断的原则,咨询人员对来访者的语言、行动和情绪等要充分理解,理解与支持原则,应尊重、理解来访者的价值观,不要把自己的价值观强加在来访者身上,不要用自己的价值选择去代替来访者的价值选择。不得以道德和个人价值的眼光评判对错,要帮助来访者分析原因并寻找出路。咨询者应清楚自己的价值观,这样就可以妥善地处理咨询过程中价值观的差异、矛盾和冲突。

(五)综合性原则

每个人都是生理、心理和社会的综合体,引起来访者或患者心理问题的原因也应该是这三因素交互作用的结果,因此,咨询师对来访者的分析、评估、干预也都应该从这三个角度出发;人的心理和生理是相互作用、互为因果的。心理问题往往会伴有许多躯体化表现,而生理状况又经常是导致心理问题出现的原因,因此,这就需要心理咨询师或治疗师综合考虑多方面因素解决来访者问题;在咨询或治疗过程中,心理咨询师综合地运用各种方法,针对特殊的来访者,将这些方法有机地结合起来,以发挥它们的最大效能。

(六)挖掘资源原则

咨询师(治疗师)在与来访者建立咨询(治疗)关系时首先要了解来访者的基本信息,如年龄,家庭环境,工作情况,成长经历等背景资料,这样也有助于咨询师更快地找到问题的成因。同时在后来的访谈过程中也需要努力的挖掘资源,更深入的了解患者,病发时的状态,时长,频率等,也增加诊断的正确性。

(七)时间、情感限定的原则

心理咨询必须遵守一定的时间限制。咨询时间一般规定为每次 45 min 左右,原则上不能随意延长咨询时间或间隔。

(八)感情限定的原则

咨访关系的确立和咨询工作的顺利开展的关键,是咨询者和来访者心理的沟通和接近。但这也是有限度的。来自来访者的劝诱和要求,即便是好意的,也是应该予以拒绝的。个人间接触过密不仅容易使来访者过于了解咨询者内心世界和私生活,阻碍来访者的自我表现,也容易使咨询者该说的不能说,从而失去客观公正地判断事物的能力。

(九)预防原则

预防性原则是指心理咨询与心理治疗工作者帮助来访者分析问题的所在,培养来访者积极的心态,树立自信心,让来访者的心理得到成长,自己找出解决问题的方法,防止心理问题的发展与再发生。生理疾病和心理障碍都要以预防为主,提倡预防与治疗相结合,在治疗的同时,防止其他心理问题的出现。心理咨询工作者不仅应重视咨询者心理偏常或心理障碍的诊治工作,更重要的是应重视咨询过程中心理卫生知识的宣传教育。

(十)重大决定延期的原则

心理咨询或治疗期间,由于来访者情绪可能不稳和动摇,原则上应规劝其不要轻易做出诸如退休、调换工作、退学、转学、离婚等重大决定。在咨询结束后,来访者的情绪得以安定、心境得以整理之后做出的决定,往往不容易后悔或合理性决定概率更高,就此应在咨询开始时予以告知。

二、心理咨询和心理治疗的目标

心理咨询与心理治疗的目标是:是解除来访者在心理或精神上的痛苦,或帮助解决其无法自己解决的心理冲突,促进来访者心理成长,增加对环境的耐受性,降低易感性,提高心理承受能力,增加应付环境和适应环境的能力,使之能自如地适应社会。

三、心理咨询和心理治疗的程序

心理咨询与心理治疗不管时程长或短,大致都经历三个阶段。

(一)心理诊断阶段

阶段任务:建立良好的咨询与治疗关系;完成信息收集及心理诊断,并进行信息反馈。

1. 信息收集 应从多个维度上去搜集:①从时间的维度上了解经历、现状、将来的打算。②思维与情绪的维度:了解来访者的价值观与生活态度,了解来访者的思维方式对情绪的影响;③思维与行为的维度:通过了解来访者对于现实的理解和看法,观察其处理心理矛盾和冲突时的措施及行为模式。此阶段主要应用的方法是摄入性会谈、鉴别性会谈,咨询性会谈,治疗性会谈或应急性会谈等多种会谈方法。多用开放式询问,做个好的倾听者,控制会谈内容与方向的技巧,通过合理引导、释义、中断(恰当的方式)、情感反射(有意识激发来访者,使其把谈话内容转到某类话题)等方式,灵活结合应用,搜集有利于来访者治疗的信息。

2. 心理诊断 咨询师需要对求助者的问题和相关的方面情况有一个全面地了解,对求助者的问题的类型和严重程度有一个诊断,需要对造成求助者问题的原因进行分析和判断。心理诊断主要通过与求助者的谈话、与求助者密切关系人士的谈话、通过咨询师的观察、通过心理测验等方式进行。心理诊断阶段所需要的时间往往取决于求助者问题的严重程度和生活经历复杂程度,心理诊断谈话一般在30~180 min 之间,即心理诊断谈话需要1 次到数次咨询谈话时段。

3. 注意问题 在这一阶段还应适切地让来访者明白两个误区:一是来访者把治疗者当成心进建筑师,认为他一定能为来访者个人提供心理建筑蓝图;二是治疗者似乎是个万能人,不仅在为来访者改变其行为或其他问题承担职责,而且也在为来访者承担一生的全部责任。在些阶段就应该让来访者接受自己才是主体,在整个咨询或治疗的过程中,要以调动来访者的积极性主动性为主要目的,使他们能够积极地发现自己存在的问题,主动去寻找解决问题的方法,积极的改变自己,而不是仅仅被动地接受咨询师的指导和安排,咨询师的作用是助人自助,而非教导来访者如何去做,这一点对于来访者的成长至关重要,要帮助来访者树立正确的理念。

(二)帮助和改变阶段

这是影响疗效的关键阶段,咨询者和治疗者针对来访者的问题提供支持,做出某些说明、解释、意见和建议;或通过心理治疗技术使来访者通过学习和领悟,促进改变和成长,帮助来访者成为自己的治疗者。这一阶段的工作分四个步骤。

1.确定咨询方案 在咨询师或治疗师对求助者的问题类型和严重程度,对造成问题的原因有一个诊断以后,咨询或治疗师会与求助者协商心理咨询解决问题的先后顺序,首先解决哪个问题,然后再解决那个问题,与求助者介绍采用的心理咨询技术和方法,协商心理咨询的时间、周期、费用等问题。与求助者达成一致。如果能够达成一致,就进入心理咨询阶段,如果不能达成一致,咨询活动就终止。确定咨询方案一般需要 15~30 min。

2.咨询或治疗性会谈 在这个过程中,针对求助者的问题进行咨询性谈话,咨询师可能使用的技术有认知矫正、行为疗法、心理分析等方法。根据使用方法的不同,有可能咨询师会给求助者布置家庭作业,或者对求助者进行训练等。本阶段所需要的时间往往和求助者问题的类型、问题的多少,咨询技术及求助者配合情况有关。常用的技术有以下几种。

支持(support):是指咨询者或治疗者通过给来访者正强化,如,聚焦来访者在某件事件或情境中的积极、有益的方式,表扬来访者好的行为等,或以鼓励和支持等方式来减轻对方的焦虑,促进对方积极行为方式的增长,比如治疗者会鼓励来访者:"我对你很有信心","我相信你一定可以做好","让我们一起努力,总是会有办法的"等。

解释:是为来访者提供关于现实世界的另一种看法,它应该被认为是会谈过程中最常用、最有力的武器。根据各种不同的学派,解释侧重点也各不相同,如心理分析学派偏重于压抑潜在无意识的东西,认知学派则注重理性地、现实地帮助来访者认识世界。但无论如何,在进行解释时,治疗者选择合适的时机、合适的内容与方法向来访者解释,以达到良好的效果。

具体化:具体化在心理咨询中又称具体性技术或澄清技术,指咨询师或治疗师帮助来访者清楚准确的表达自己所持的观点、所用的概念、所体验的情感以及所经历的事件。常使用:"何人？何时？何地？有何感觉？有何想法？发生何事？如何发生？"等帮助来访者更清楚更准确的描述,经常澄清性询问"你指的是……""你是说……""那个问题发生在……"等。有的来访者叙述思想、情感、事件时常模糊不清,矛盾、不合理,使问题变得复杂,也常是困扰来访者的重要原因之一。咨询者或治疗者能澄清来访者所表达的那些模糊不清的观念及问题,把握真实情况,能有针对性地工作。

具体化的常使用情况:①来访者的问题模糊不清时。如"我很烦""我很自卑"等。咨询者设法将模糊的情绪、思想具体化;②当来访者有着过分的概括化思维方式的时候,即以偏盖全的思维方式;或将个别事件上升为一般结论;对某一事件的看法发展成对某人的看法,把过去扩大到现在和未来。这都需要具体化技术澄清。③将概念不清的问题具体化,比如有些来访者没有真正了解某些"疾病",乱给自己贴标签。具体化技术应用过程中对来访者的问题予以澄清,层层解析,由表及里。可以促进对来访者的了解,也有助于来访者的自我认识和自我能力的提高;具体化实施的过程,也是解决

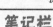

问题的过程。

即时化：即时化就是要帮助来访者注意此时此地的情况，从而协助来访者明确自己现在的需要和感受，避免其过多地陷入过去不愉快的回忆中，正视现实，正视目前的问题，进而寻求自我调节的途径与方法。

即时化的内容包括两个方面：①要帮助来访者注意"此时此地"的情况。②治疗者对来访者与自身的关系要敏感，对来访者指向自身的言语、行为、情感应予以必要的反应。治疗者在治疗过程中对来访者的情感体验及行为及时地进行反馈，变有助于会谈过程进行和治疗关系的深化。

3.对峙　对峙就是要指出存在于各种态度、思想、行为之间的矛盾。对峙的意义不是要告诉来访者他做错了什么或指对方是坏人，而是要向来访者直接指出其存在的混乱不清、自相矛盾、实质各异的态度或言行。对峙实质是与来访者讨论这些矛盾，不是争执孰对孰错，告诉对方你有多正确。治疗者对对峙的应用应是试验性的，对峙的方式应在高级准确的共情基础上进行，否则对峙就可能是无效的甚至是破坏性的。对峙应以逐步接近的方式进行，这样可以使来访者有机会同化治疗者所说的东西，使对峙更有效。

穆哥特伊德认为对峙常常涉及来访者3种类型的矛盾：来访者的真实自我和理想自我之间的差异；来访者的思维、感受与其实际行动之间的差异；来访者的想象的世界与治疗者所看到的真实的世界之间的差异。来访者对自己的体验与来访者的治疗者对其体验印象的差异。贝伦森曾概括出五种不同类型的对峙，认为在治疗过程中可将对峙分为：①体验式，是治疗者在发现来访者所说的关于他自己的情况与治疗者体会到的来访者的情况之间的矛盾时的反应。②教导式对峙是治疗者发现来访者对有关教育、职业、社会领域以及治疗过程的信息了解有误，信息缺乏，或需要寻求这类信息时治疗者与之的对峙情况。③强力式对峙在治疗者集中注意力于来访者问题的根源上时发生。④微弱式对峙：则发生在治疗者强调来访者应负的责任和其病理问题时。⑤鼓励式对峙：指治疗者对来访者在日常生活中以某种积极的方式行事时所给予鼓励的对峙方式。

反塑造是指来访者采用同样的方式来影响治疗者。反塑造的应对方式：①当来访者创造一种使治疗者感到相当愉快或不愉快的情景时，治疗者反问自己对方为什么要这么说或这么做？他希望我做出什么样反应？我自己的反应会对对方产生什么样的影响？这实际上是分析对方的意图和了解是否产生了交互作用，以便做出相应的反应。②不管或有意不去重视来访者对治疗者构成的影响，而只是专注于治疗目标的实现。

4.适时评估效果　咨询师与治疗师在会谈过程中应注意评估来访者的反应，包括积极的情绪、认知、领悟状况、作业执行情况、新行为建立情况、安全感、自信心等变化，适时调整技术与方案并不断优化。

（三）结束阶段

心理治疗实施一段时间，得到满意的治疗效果后，即进入结尾阶段，结束治疗。治疗时间的长短不同，结尾阶段也不同。在结束阶段，治疗者综合所有资料，做结论性解释。在整个心理治疗过程的逐步进行中，治疗者应随时从来访者那里获取心理资料，据以掌所致来访者的心理反应模型，并不断给予来访者然后她释、说明，使其了解自己的行为方式,帮助其学习新的反应方式。同时巩固咨询成果,帮助来访者举一反三,学习应用治疗经验。心理治疗的最终目的,不仅希望来访者能把治疗过程当中所学习到的新知识与经验应用到日常生活里,而且更为重要的是,希望求治者以后不经治疗者指点引导与帮助,自己也能帮助自己继续学习、发展,走向成熟。有的来访者经过长期心理治疗以后,可能形成依赖,产生依恋情感,舍不得结束,治疗者应让来访者了解凡事都有终结,鼓励其自力而为,在其真实的世界独立自主。

第三节　临床护理工作中常用的心理咨询方法与技巧

一、精神分析治疗

(一)精神分析简介

精神分析治疗又称为动力性心理治疗,是心理治疗中重要的治疗方法之一。由奥地利精神病学家弗洛伊德于 19 世纪末创建的,其理论基础是弗洛伊德创立的精神分析学说。狭义的精神分析疗法仅仅指弗洛伊德本人所创立的心理疗法,广义的精神分析疗法是指弗洛伊德的弟子们在继承和批判弗洛伊德疗法的基础上所创造和使用的疗法。本部分所指是狭义的精神分析疗法,也是经典的精神分裂疗法。精神分析学说不同于传统的研究思想,思维等显意识心理问题,而是在临床治疗的基础上着重对潜意识、情欲、动机及人格等更深层次内容的研究,因此,精神分析又称为深度心理学。

弗洛伊德认为:人的心理可以划分为三个层次,即意识、前意识和潜意识。意识是可以被个体感知的部分,前意识是意识的一部分,即现在虽然没被意识到,但是可以想起来或意识到的部分;前意识是处在意识与潜意识之间,它是可以被召回来的部分,也就是可以回忆起来的经验;潜意识是包括人类本能的冲动、被压抑的欲望、过去的精神创伤经历、不能为现实所容许的情感与思想、动机冲突与情结等。虽不能被人所意识,但是会在某种程度上影响人们的生活,它是人正常的活动的内驱力。

弗洛伊德认为心理障碍产生的根源在于幼年期性心理发育中未能解决的心理矛盾冲突。这种具有强烈情感色彩的欲望或动机被压抑在人的潜意识领域,这些被压抑的东西,虽然人们自己不能觉察,但在潜意识内并不安分守己,而是不断潜伏性地或是以心理转换性机制影响个体,在无意识动机、冲动和抑制之间的矛盾、防御机制和早期童年经验的重大影响下,引起患者自己也不理解的焦虑、紧张、恐惧、抑郁与烦躁不安,并产生各种精神障碍表现。

(二)原理

精神分析治疗的原理是:发掘来访者潜意识内的矛盾冲突或致病的情结,把它们带到意识域,使来访者对其有所领悟,在现实原则的指导下得到纠正或消除,并建立正确、健康的心理结构,从而使病情获得痊愈。

(三)主要技术

1.自由联想　让患者在一个比较安静与光线适当的房间内,躺在沙发床上随意进行联想。治疗医生则坐在患者身后,倾听他的讲话。事前要让患者打消一切顾虑,想

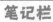

到什么就讲什么，医生对谈话内容保证为他保密。鼓励患者按原始的想法讲出来，不要怕难为情或怕人们感到荒谬奇怪而有意加以修改。因为越是荒唐或不好意思讲出来的东西，即可能最有意义并对治疗方面价值最大。在进行自由联想时要以患者为主，医生不要随意打断他的话，当然在必要时，医生可以进行适当的引导。一般来说，医生往往鼓励患者回忆从童年起所遭遇到的一切经历或精神创伤与挫折，从中发现那些与病情有关的心理因素。自由联想法的最终目的，是发掘患者压抑在潜意识内的致病情结或矛盾冲突，把他们带到意识域，使患者对此有所领悟，并重新建立现实性的健康心理。

2. 梦的解析　梦，是我们每一个人都会做的，是最普通而普遍的人类精神现象之一，然而又是一种极神秘的精神现象，古往今来的人们尽力释读之。弗洛伊德认为，梦最主要的意义在于梦是梦者愿望的表达，是潜意识不安分的结果，这经过或许是曲折的，间或有许多动人的故事，被认为是通向潜意识的桥梁。

弗洛伊德认为，人们通过梦表达潜意识中的内容，表达形式可以归纳为以下几种：①象征，即用一种中性事物代替一种所忌讳的事物，可减少或避免引起梦中自我的痛苦或创伤。例如用棒状东西象征阴茎。②移植，指在梦中将对某个对象的情感（爱或恨）转移和投向另一个对象方面去。一位神经症男青年梦到一位穿黑衣的陌生中年妇女，开始时他冲动地对她拥抱，继而对她进行了残酷的攻击。经过分析发现，这位梦中黑衣中年妇女实际上象征了他的母亲。因为，在他童年时其父亲病死后，他母亲抛弃了他嫁人离去。于是在他的梦中，就将对亲生母亲爱与恨的情感转移和投向一个象征化的对象方面去，得到一定的发泄，这样就比在梦中对母亲原来形象的攻击可减少超我的谴责或减轻自我的痛苦。③凝缩，是将内心所爱或恨的几个对象，凝缩成一个形象表现出来，因而可使梦境令人迷惑不解。最生动的例子如《红楼梦》中贾宝玉梦游太虚幻境的一段描述贾宝玉在该梦的结尾部分，梦到幻境仙子领他与其仙妹成亲，此时他见到这位仙女貌似宝钗而神若黛玉，名可卿而字"兼美"，这就是典型的凝缩心理机制。④投射，是将自己某些不好的愿望或意念，投射于他人，而减轻对自我的谴责。如一男青年在梦中梦到其未婚妻另有所恋并与人约会，经过精神分析却发现，在他潜意识中已对其未婚妻有所不满，并萌发追求其他女性的意念。因为这种不道德的意念受到超我的谴责而压抑下来，所以在梦中就将这样的意念投射到未婚妻方面去了。⑤变形：是将潜意识的欲望或意念用其他甚至相反的形式表现出来。例如一富家子弟，在其父病重后患了焦虑性神经症，他向精神分析医生讲述了自己所做的一个梦：父亲病愈又能掌管家务了。但其醒来后却感到说不出的抑郁与焦虑不安。经过分析发现，原来其父对他管束严格，不允许他平时挥霍浪费，因此他在潜意识中希望父亲死后早日继承财产，以便生活得更自由，但这种盼父早死的不孝意念受到超我意识的严厉压抑，因此通过"反相形成"，就产生了这个"父亲病愈"的"反"梦。⑥二次加工：指做梦者在梦醒过程中，往往会无意识进行加工，使梦更符合有次序或合乎逻辑一些；或者反而将梦中最有意义的东西置于次要或不显著地位。

自由联想与梦的解析是精神分析疗法最主要的两大技术，其次的技术还有移情分析、阻抗分析与解释等技术。

（四）适用人群

精神分析疗法作为一种咨询和治疗的手段，有一定的适用人群，经典的精神分析疗法主要是适用焦虑障碍、癔症、强迫症等。随着治疗方法的不断修正,适应对象不断扩大,包括一部分人格障碍,重性精神疾病,心身疾病,幼儿,青春期个性问题,自我实现,自我的自立性现实适应问题等。总体而言,精神分析适合具有以下条件的心理症状者:

1.人格特征　治疗前人格完整,具有分裂人格,高度猜疑、孤僻或退缩特征的来访者和诊断为边缘人格、高度依赖人格的不访者不适合做精神分析治疗。

2.具有较强的求治动机和积极参与治疗的态度　来访者能够认识到面临的问题是心理问题,愿意理解自己,自我反省并真实地评价自己,改善自己的情绪,愿意积极参与到现实治疗中来;对心理治疗抱有期望。

3.对客体关系感兴趣并有能力建立人际关系　客体关系包括来访者与当前生活中重要人物的关系,与过去生活中重要人物的关系及与治疗师之间的关系。治疗取得进展很大程度上取决于来访者对于这种客体关系的理解与沟通。

4.有心理学思考　也就是说,来访者有能力把自己当前面临的症状和自己过去的经历、冲突相联系,认识自己现在的症状是由于过去经历所造成的。但对于把自己目前的问题完全归咎于过去的来访者,治疗者应适当把握联系与解释。分析师通过努力可以提高来访者对于自身的兴趣,让来访者把自己的思维、情感、行为作为观察研究的对象。

(五)精神分析的局限性

1.精神分析认为病因都与性本能有关,虽然弗烙伊德所认为的性是更广泛意义上的本能,但仍然夸大了生物本性作用,忽略了人的社会性。

2.所有病因都从潜意识中去找,都要和早年生活经历联系起来,一方面可能因早年生活经历的模糊个体很难唤起,另一方面,忽略了后期创伤性体验对心理所造成的影响。

3.梦的解析与心理现象的关系可能忽略了生活、文化等背景的影响。

4.应用自由联想、梦的解析、移情分析等技术探索潜意识的内容,缺乏足够的确定性,对治疗师与来访者的要求均较高,难以准确把握。

二、行为治疗

人的行为分为适应性行为与非适应性行为。适应性行为是指人的适应外界环境赖以生存的能力,动物在外界环境因素(如气候、季节、温度、光线等)改变时,为适应这些变化所表现的行为反应。如烈日曝晒时动物寻找荫凉处躲避,寒冷时躯体蜷缩拥挤一起避免体热散失,暑热时四肢伸展各自分开等。这些都属于动物的适应性行为,人类有适应性行为是指个人独立处理日常生活与承担社会责任达到个体的年龄和所处社会文化条件所期望的程度,也就是个体适应自然和环境的有效性。非适应性行为也叫行为障碍,是心理问题的行为结果。行为治疗就是在行为学理论的指导下,按照一定和治疗程序,来消除人们的非适应性行为。

(一)行为治疗有基本假设

1.人的行为都是经过学习而获得的,并由于强化而得以巩固。一般来讲,当某一行为的结果不再具有社会适应性时,该行为就会减弱、消退,而某些行为则不同,它们在丧失了适应性后仍然不消退,这就需借助治疗者的帮助来加以改变。

2.通过奖赏或惩罚的强化方式,可以控制行为增减或改变的方向。也就是说,个体可以通过学习消除那些习得的非适应性行为,也可以通过学习获得所缺少的适应性行为。

(二)行为治疗的基本特点

1.行为治疗的对象是个体的非适应性行为,行为治疗旨在对个体的非适应性行为进行矫正,通常把被矫正的行为称为问题行为或靶行为。

2.行为治疗强调环境事件的重要性,行为治疗理论认为,人类行为是由所处的环境中的各种事件控制的,行为治疗的目的就是识别这些事件,通过对非适应性行为有关联的环境事件进行评估,改变非适应性行为和环境中的控制变量之间的相互关系,从而对非适应性行为加以矫正。行为治疗在重视当前环境事件影响作用的同时,还认为过去的经验也可能提供一些和非适应性行为有关联的环境事件有用的信息。这可能有助于分析当前的某些行为以及选择合适的技术与方法。

3.行为治疗不对行为的潜在动因进行假设,这不同于精神分析方法。

4.行为治疗是一系统的、操作性很强的方法。行为治疗强调对治疗程序和方法进行精神确的描述,便于治疗者正确实施。行为治疗还重视在进行治疗干预前后进行目标行为评价,从而可以及时把握治疗干预的效果。

(三)行为治疗的基本流程

行为治疗的基本流程包括以下几个方面。

1.了解来访者非适应性行为或疾病产生的原因。

2.确定要矫治的目标与靶行为。

3.向来访者说明治疗的目的、意义与方法。

4.采用专门的行为治疗技术或配合必要的治疗器具等,行为治疗的方法很多,但每一种都有一定的适用范围。

5.根据行为治疗技术的性质及来访者行为的改变给予正负强化。

6.根据治疗的转变情况,调整治疗方法。

7.将治疗效果迁移到非治疗情景中,行为治疗一般是在专门的治疗情景中进行,来访者有可能在特殊的治疗情景中是有效的,能否将治疗迁移到日常生活情景中,是行为治疗经常碰到的难题。

(四)行为治疗的常用方法

1.**放松训练** 又称松弛疗法,是通过一定的程式训练学会精神上放松的一种行为治疗方法。要求来访者精神专一,注意力集中于身体感觉、思想或想象。减低肌肉能力,处于舒适的状态,在安静的环境中,有规律地进行训练。训练包括渐进性肌肉放松、自生训练、自我催眠、静默、生物反馈辅助下的放松等。

2.**系统脱敏** 系统脱敏疗法也称交互抑制或缓慢暴露法,是行为治疗中的第一个补规范化了的方法。是1958年由南非的精神病学家沃尔普(J.Wolpe)创立的。系统脱敏疗法应用的是交互抑制原理或"对抗条件作用"的原理,在系统的程序下,从轻而重逐渐消除在某一特定的情景下产生的超出一般紧张的焦虑或恐怖状态。该方法主要用于治疗恐惧症、除此之外,也适用于其他以焦虑为主导症状的行为障碍,如口吃、性功能障碍、强迫症等。

3. 冲击疗法　又称情绪冲击疗法或满灌疗法。其治疗的基本原则与系统脱敏疗法相反,不再是让来访者按从轻至重的程度逐渐面对所惧怕的情况,而是一下子就将来访者置于能引起其极大恐惧的刺激情境中,物极必反,从而达到消除恐惧情绪的目的。冲击疗法的治疗原理是患者面对致其恐怖的情景中却没有真正的危险发生时,最终会使恐怖情绪消退。分为现实冲击疗法与想象冲击疗法。前者让来访者在现实环境中体验强烈的恐惧情绪,后者是治疗者口头指示,让患者想象可怕的情境,体验其恐惧情绪。虽然冲击疗法具有简单、疗程短、收效快的优点,但它会使来访者承受痛苦,痛苦甚至可能超过来访者心理承受能力而导致原有症状加重,因此,冲击疗法不宜随便采用,需对使用该疗法时各种风险周全考虑并计划风险控制措施,以尽量减少风险性和伤害性。

4. 操作条件疗法　操作条件疗法也称为强化疗法,这一疗法是以操作性条件作用为原理的,一个行为发生后,由紧随其出现的直接结果来决定加强或减弱该行为再发生的可能性。如果结果得到正强化,则该行为可能再次发生,若行为得到惩罚等负强化,则会减弱行为于发生的可能性。从而来达到促进适应性行为建立与非适应性行为消除的效果,目前由这一疗法包括了塑造法、代币法、差别强化法、厌恶疗法等。这一疗法也普遍使用于儿童的行为塑造和人类行为规范的建设。

(五)行为疗法的优点与适应证

1. 行为疗法优点　①行为疗法的治疗过程简洁明了,操作简单,它是在实验学基础上发展起来的,具有以实证研究为根据的理论基础,疗效可观察,可验证,适用范围广。②行为疗法不仅适宜各种神经症,强迫性神经症、恐怖性神经症和焦虑性神经症,还可用于各种心身疾病,还广泛地用于矫正儿童或成人的各种不良行为,通过治疗和矫正改善人的情绪和心理状态,它不追究症状心理成因,而更着眼于症状本身,因此,不仅适用于心理因素所致障碍,也包括各种生理因素引起的疾病。

2. 行为疗法的不足之处　①行为疗法是以动物为实验对象提出的理论模型,行为疗法认为心理学与物理学化学一样同属自然科学,是可观察并可精确测量的实证方法进行研究心理学的唯一手段,但是情感、认知等被摒弃于心理学的研究范围之外。②心理学研究的对象就是行为与环境,而忽略了人是有思维的动物,人的许多心理障碍都受思维的制约。③行为疗法不重视认知的因素的影响,而只是就事论事,对症治疗,难以从根本上解决问题,疗效不容易迁移,远期疗效较差,症状易复发。

三、认知疗法

(一)认知疗法简介

认知疗法是20世纪60年代产生的,其领域的代表人物是贝克(A. T. Back)和艾里斯(A. Ellis)。随着理论和技术等方面的发展,该理论体系越来越完善。

认知疗法非常重视研究来访者不良的认知思维方式,并且把自我挫败行为看成是个体不良认知的结果,不良认知是认知疗法中的一个重要概念,所谓的不良认知,是指歪曲的、不合理的、消极的信念或思想,往往导致的情感障碍和非适应性行为,治疗的目的就是矫正这些不合理的认知,从而使个体的情感和行为得到相应的改变。

认知疗法专注于患者非功能性的认知问题,试图通过改变患者自己、对人或对事物看法与态度来改变其心理障碍问题,认知疗法的总体策略是交谈程序与认知矫正合并进行,在治疗中强调解决当前的主要问题,也注意造成问题的原因。在治疗过程中,应帮助患者解除他们歪曲的认知,与患者共同努力使其用正确的方法去评估他们的经历。

(二)代表性的理论

在认知疗法中,有以下几种比较有代表性的理论:伯恩(Eric Berne)相互作用分析法(TA),梅钦鲍姆(D. Meichenbaum)的认知行为矫正法(CMB),也称为自我指导治疗(self-instruction therapy),贝克在对抑郁症进行治疗的基础上发展起来的认知疗法,艾里斯的合理情绪疗法(RET),以及格拉塞(W. Glasser)的现实疗法。认知疗法中改变认知的基本技术又被称为认知重构术。艾里斯强调的是改变信念,贝克关注的是改变假设、规则,梅钦鲍姆强调以改变内部对话来改变认知,进而改变行为,无论是信念、规则、假设或内部对话,认知疗法的核心是要改变人的思想与认知结构,重构一个合理的、积极的、具有适应性的认知结构。

1. 贝克的认知疗法

(1)重要概念 认知图式:所谓图式在心理病理学领域中用于描述在出现心理障碍如抑郁、焦虑、恐惧和强迫时被激活了的高度人格化结构。认知治疗的焦点是了解患者歪曲的思维和信念,并用认知技术改变功能不良的思维及其伴有的情绪和行为。在治疗过程中,注意放在患者没有意识到的思维和信念体系的重要性上,即认知图式。认知疗法强调认知过程在决定情绪和行为的重要作用,认为行为和情绪多来自个体对情绪的认知和评价,而认知和评价又受到信念、假设、精神意象等多方面的影响。

自动思维:思维和行为是紧密联系的。当决定要改变行为时,思维常影响行为是否有改变及如何改变。从认知行为治疗的理论出发,人的认知包括三个层面:①理性思维,是在意识支配下的逻辑思维。特点是由特定问题所引发,思维符合理性和逻辑性,伴随的情感强度较小。②自动思维,被特定的情景或事件所触发,通常意识不到,是非理性的、不符合逻辑规则,伴有较强的情绪反应,使情绪相关的认知过程不易被发现。自动思维可以导致正面的、积极的正性情绪,也可以导致负面的、消极的负性情绪。③核心信念与中间信念,核心信念是位于认知最深层的、更隐蔽的影响基本认知模式的牢固的观点和看法。核心信念常常与早年的生活经历和重要活动有关。常不被个体所意识到,但都形成个体的自动思维。它是个人的基本心境、情绪反应、价值观的主要心理基础。中间信念是建立在核心信念基础之上形成的态度、归因方式、内部行为规则和指令,如"我必须……""我宁愿……"。

认知歪曲:个体不能正常地解决生活中遇到的问题,或者对自己的自动化思维中的不正确的认识加以矫正,或对一些知识的理解不够透彻,或对一些规则"过分"遵守,都会造成认知歪曲,产生不良的情绪或不适当的行为。贝克归纳了在认知过程中的认知歪曲的五种形式:①随意推论指在缺乏充分的证据或证据不够客观、不现实的情况下仅仅凭借自己的主观感受便得出结论,这种结论往往是负性的或不积极的。②过分概括化或称为过度泛化,是指在单一事件的基础上得出关于能力、操作或价值等整体自我品质的普遍性结论,也就是说在一个小事件的基础上总结出一般性的结论。③选择性概括是指仅依据个别片面的细节而不考虑其他情况便对整个事件作出结论,这好比是一种盲人摸象式的认知方式。④"全或无"的思维即要么全对,要么全错,对事物的认识总是非对即错。⑤夸大与缩小指个体对客观事务评价,要么夸大,要么缩小客观事件的实际结果。通常来说,患者会夸大负面影响。

(2)治疗过程 建立良好的关系,引导发现问题建立良好的医患关系,耐心解释治疗的目的及方法,让患者主动参与治疗。治疗者与来访者建立良好的关系,引导来访者积极参与治疗。通过对话方式全面了解患者的当前问题及有关背景材料,列出关键问题,来引导出来访者不合理的认知、假设、规则等,并通过引导让来访者明白自己的情绪与自动思维之间存在联系。

确定评价自动思维识别患者负性的自动思维,确定首先干预的目标。选择一个或关键的自动思维,协助患者暴露认知曲解或逻辑错误,并加以讨论、检验、合理推论。帮助来访者认识到自己认知、假设、规则的不合理性,引导来访者进行检查自己的自动思维,在治疗者在助下寻找改变自己的认知、思维与行为方式的方法。通过反复"诘难""对峙"改变负性自动思维,放弃原有的错误认知,建立正确认知。

家庭作业家庭作业是认知疗法必不可少的一个部分,来访者家庭作业做得越好,就可以为来访者提供更多的自我教育的机会,通过记录,可以检查自己的思维、信念、认知并及时纠正,治疗师每次于来访时检查作业,处理上次提出的问题。在这一过程中促进来访者认知改变,纠正不适应性认知,逐渐成长。

结束治疗认知疗法的目的是教会患者成为自己的治疗师,而不是治疗师帮患者解决所有问题。

(三)认知疗法的适应性与局限性

1.认知疗法的适应证

(1)认知疗法适用于多种疾病与心理障碍的治疗,尤其是治疗情绪障碍。根据美国宾夕法尼亚大学的研究结果,抑郁症患者经过12周的认知疗法,80%的患者有显著改善,疗效优于丙米嗪治疗的对照组,并且随访一年病情稳定。

(2)躯体疾病或生理功能障碍伴发的抑郁状态也有较好的疗效。

(3)内因性抑郁或精神病性抑郁,需配合药物治疗。

(4)还适用于广泛性焦虑症、惊恐障碍、恐怖性强迫症、酒瘾、药瘾等。

(5)可用于治疗多种不同的心身疾病,如偏头痛、慢性疼痛等。

(6)对多动性行为障碍,冲动性行为等行为问题,也有较好疗效。

2.认知疗法的局限性

(1)首先认知疗法忽略了来访者过去的经历的作用,强调认知和信念的作用,我们知道,过去的经历可能会或多或少的与当下的问题存在一定的联系。

(2)其次,认知疗法忽视潜意识条件反射的情绪,过分重视认知情绪,忽视了条件性情绪对人的行为与认知的影响。

(3)虽然认知疗法告诉我们,人的错误认知会导致消极情绪和行为,但是,没有回答认知、情绪及行为之间的关系问题。

(4)同时认知疗法没有对心理障碍患者的心理结构进行分析,这样,一旦遇到某些复杂的问题,会影响到认知疗法的治疗效果。

四、认知行为治疗

认知行为治疗(CBT)是一大类包括了认知疗法和行为治疗的心理治疗方法,是通过改变个人非适应性的思维和行为模式来减少失调情绪和行为,改善心理问题的一系列心理治疗方法的总和。目前,CBT已经成为世界上流行最为广泛,被使用最多的心理治疗方法。从20世纪80年代我国心理治疗专业恢复以来,CBT以其短程有效、结构化、操作性强等优势深得心理卫生工作者的青睐,在教育、卫生、社会福利等领域得到一定范围的应用,CBT已经成为心理咨询师、心理治疗师、学校心理健康教师、社会工作者必备的技能。

五、团体心理咨询与治疗

(一)团体心理咨询与治疗简介

团体心理咨询与治疗是在团体情境中提供心理帮助的一种心理治疗的形式。通过团体内人际交互作用,促使个体在互动中观察、学习、体验,认识自我、探讨自我、接纳自我,调整和改善与他人的关系,学习新的态度与行为方式,发展良好的生活适应的过程。

团体心理治疗,一般是由1~2名领导者主持,治疗对象可由8~15名具有相同或不同问题的成员组成。治疗以聚会的方式出现,可每周1次,每次时间1.5~2 h,治疗次数可视患者的具体问题和具体情况而定。

团体心理治疗为每一位患者都提供了一种与团体其他成员相互作用的机会,使他们尝试以另一种角度来面对生活,团体成员自然形成一种亲近、合作、相互帮助、相互支持的团体关系和气氛,通过观察分析别人的问题而对自己的问题有更深刻的认识,并在别人的帮助下解决自己的问题。

(二)团体心理治疗的分类

1. 从团体心理治疗理论上可以分为四种　①活动团体:加强社会技能的团体,例如职能复健团体。②支持性团体:领导者所扮演的角色比较接近知识上的教育,精神病患的家属或许可以从这样的团体中获益。③问题导向团体:例如戒酒团体。成员彼此支持、尝试辨认阻抗、发展病因应对策略。④动力取向团体:包含所有心理治疗与团体治疗的内涵,希望达到最终的内在改变。强调自我觉察、自我发现、自我认定和发展个人潜能,焦点也在个人内在于人际互动。

2. 从团体形式可以分为三种不同类型　①结构式与非结构式团体治疗:结构式团体心理治疗是指事先做了充分的计划和准备,安排有固定程序活动,让组员来实施治疗的团体;非结构式团体心理治疗是不安排有程序的固定活动,对组员实施治疗。②封闭式与开放式团体治疗:开放式团体治疗是指组员不固定,不断更换,新组员有兴趣可以随时加入的团体;封闭式团体是指一个固定团体,从第一次聚会到最后一次活动,起组员保持不变,一起进入团体,一起结束。③同质式与异质式团体治疗:同质式团体治疗指团体组员本身的条件或问题具有相似性;异质式团体治疗是指组员自身的条件或问题差异大,情况比较复杂,如年龄、经验、地位极不相同的人,组员所抱有的问题也不同。

(三)团体成员职责

领导者的职责:领导者是组内发生变化的主要策划者。成员们的作用很重要,但是主要是由领导者创造治疗性氛围,并负责引导团体的焦点。这并不意味着由他的完全性的咨询和谈话,而是承担不同的多个责任,包括:了解主题或话题;提供良好的气氛;引导焦点;对每个成员保持觉察;掌握时间;分配陈述时间。

团体成员的职责:在治疗期间,团体成员就大家所共同关心的问题进行讨论,观察和分析有关自己和他人的心理与行为反应、情感体验和人际关系,从而使自己的行为得以改善。

(四)基本原则

团体治疗并不像个别治疗那样有一套相对完整和系统的理论,各种团体治疗都有很大差异,但无论哪一种团体治疗都强调心理问题、行为问题、行为障碍及各种适应问题是在人际交往中,或特定的社会环境下产生、发展和维持的,那么解决这些问题就必须通过集体关系的功能来实现,这一点是团体治疗所依据的最重要的理论思想。因此,各派团体治疗都十分强调群体关系的重要性。

(五)团体治疗目标

行为主义的研究者确定了两种类型的团体治疗目标:过程目标和结果目标,结果目标是指那些与成员生活有关的行为变化的目标,如人际关系的改善,感受到更适度的自尊、爱与被爱的情感等,需要强调的是,把注意力集中于关心成员的治疗团体比那些主要关注于成员间相互作用的团体更有益。过程目标是指团体进展相关的目标。比如,过程目标可以帮助成员提高在组中的舒适水平,增加开放性,学会用更有效率的方式与别人交流。尽管关注于过程目标可以是团体的一个很有价值的方面,但团体的基本目标是关心个人的、结果目标。

(六)团体咨询与治疗过程

治疗一般分为三个阶段:

1.讲解阶段　由领导者讲解团体治疗的目的和意义,团体成员的特征,讲解人应用通俗易懂的语言,深入浅出而又具体生动地把科学道理讲清楚。并且要强调成员的主观能动性在促使问题向有利方面转化的重要性,鼓励成员在团体中敞开内心世界,积极主动地参与。能否形成生动活泼的治疗气氛,往往取决于讲解人的经验和技巧。

2.讨论分析阶段　启发和引导成员联系自己的情况进行讨论和分析。这是治疗中最重要的一环。只有通过讨论,才能把科学知识消化,转变成成员自己的知识。这一阶段开始时要鼓励成员自己谈,鼓励任何愿意倾吐的意图,不要急于解释和分析。而且在整个阶段中,都应以成员自己诉述或相互讨论为主。领导者的任务只是中介者和催化者,使讨论向深度和广度发展,并引向正确的方向。有时需要事先进行个别工作,特别是那些在集体中很少开口的成员,常需给以个别帮助。既不要出现“冷场”,又不希望由个别人“包场”。对于讨论中发现的带共同性的问题,应引导大家较深入地讨论。

有时,邀请已经康复的成员回到团队现身说法,常能收到特别显著的效果。因为他们常常有较深的体会,有较生动的实例,可以较详细地描述当时的想法、情绪和反应。他们的谈话,使有同类问题的成员感到亲切可信,产生共鸣,并从中学到正反两方

笔记栏

面的经验。

3.制订康复规划阶段　在经过充分讨论以后,让成员结合自身情况订出个人的康复规划。规划可以在团体中交流,让大家一起来讨论、借鉴。必要时为能够顺利结束治疗,避免成员依赖团队性焦虑,可以附以短时激励与鼓励性讨论,以利于成员结束治疗后顺利过渡与迁移治疗效果。

团体心理治疗的形式非常多样:参与者可以有特定精神科诊断、也可以没有;治疗师可以参与其中、也可以作为观察者;团体可以是开放式的、也可以是封闭式的。团体治疗或许有特定主题,例如戒酒、加强对精神药物的认识、出院准备;也可以没有固定主题,例如人际互动团体。

(七)团体心理治疗的局限性

1.个人深层次的问题暴露不充分。

2.个体差异难以照顾周全。

3.有的组员可能会受到伤害。

4.在集体过程中获得的关于某个人的隐私事后可能无意中泄露,给当事人带来不便。

5.不称职的领导者带领集体会给组员带来负面影响。

六、系统家庭治疗法

家庭治疗的基本理念可以追溯到二十世纪四五十年代发展起来的系统论的思想。这一理论认为,一个统一的整体是一系统,它是由相互联系的部分组成的,可以根据各部分的总和以及系统中的某一部分对其他部分的影响所带来的变化来识别这个整体的。依据这一观点,当个体出现非适应性行为或心理问题时,该个体的家庭系统出了问题,因此,家庭系统观点认为,理解个体的最佳方法是评定家庭成员之间的问题。

(一)基本技术

尽管家庭治疗有多种流派,但它们都具有共同点:为了能够观察到家庭成员间相互作用的模式以及让大家都认识到这种模式,家庭治疗要求家庭大部分成员参与;干预的目标是整个家庭系统而不是个人;治疗师采取一种中立的态度以免卷入家庭中或与部分成员结成同盟;治疗师以小组形式进行工作,一些人参与互动,一些人作为观察者,其目的是为了加强治疗的中立性和系统的取向,也能更好地观察家庭成员间微妙的互动作用模式。家庭治疗通常采取 1 周 1 次,每次 1~2 h。

(二)家庭治疗的目标

家庭治疗的基本目标是要打破那种使问题或症状持续存在的、不良的动态平衡,重构家庭系统,改变不适应的家庭功能结构,建立适应性良好的信息反馈机制,增强良性互动,改善家庭成员间的相互交流,提高家庭解决和应付挑战的能力,继而从根本上消除症状或解决问题,促进家庭成长。

(三)家庭治疗流派

有多种流派,这里重点介绍一下以下两种流派:

1.鲍恩家庭系统治疗　由 Bowen 首先提出,因此也被称为 Bowen 理论。他倾向于把家庭当作一个系统理论去理解,而不是将其当作一套干预的方法。在他的理论中提出了六个重要概念:自我分化、三角关系、核心家庭情感程序、代际传递、情感隔离、社会情感过程。其中,"自我分化"是 Bowen 的核心理论,自我分化指的是一个人理性与情感的分离以及自我独立,它是一种自主思考和进行反应的能力,而不是对内在或外在情感压力的自动应答。自我分化的人能够更好地平衡思想和感觉,他们拥有强烈的情感和自我反应的能力,同时也拥有强烈的情感冲动和自控能力。个体在心理精神分化的过程中,个体能够获得自我认同感,并能够对自己的思维、情感、知觉和行为承担起个人的责任。不能很好分化的人,生活会被周围人的反应所驱使,他们更缺少自主性,更倾向于对他人的言行做出情感反应,因此也更倾向于和他人发生情感纠结而丧失自主性。

"三角关系"是 Bowen 提出的另一个重要概念,他认为导致情感三角活动的主要因素是焦虑。焦虑的增加会使人们更加需要彼此情感而接近,当家庭各个成员之间出现问题时,被排除的感觉会促使成员去寻求其他人的同情,或者将第三方拉入冲突之中。第三方的卷入,可以将焦虑分散在三角关系中,从而得到缓解。Bowen 的这个理论是对家庭治疗的重要贡献,也成为家庭治疗的启蒙性观念。

2. Minuchin 结构派家庭治疗　　Minuchin 于 20 世纪 60 年代早期开始他的家庭治疗职业生涯。当时他发现有问题的家庭共有两种模式:一些家庭缠结,处于混乱并且紧密的相互联结;另一种家庭则脱离,孤立并看似无关。这两种家庭类型都缺乏对权利的清晰界线,过于纠缠的父母过分卷入到他们的子女之间,由此丧失了父母的领导权和控制权。结构派家庭治疗提供了这样一个蓝图,并且提供了组织策略治疗的基础。结构派家庭治疗有三个最基本的组成要素:结构、亚系统和界线。家庭结构是指家庭成员在角色分配、权威性、情感界线、家庭联盟以及相互作用等方面的一致性模式;家庭中每一个成员就是一个亚系统;每个亚系统要由"界线"来保护,保证每个亚系统可以正常地执行功能。Minuchin 把界线分为三种类型:僵硬型,它的特点是限制型,亚系统间只有有限的沟通,看似独立,但导致分离;另一种是模糊型,表现为情感缠结,表面上是能够获得强烈的情感支持,但是代价是牺牲了自由;第三种是清晰的界线,是正常的界线,有很好沟通,又能发挥亚系统功能。

(三)家庭治疗过程

1. 准备阶段　　治疗师要了解家庭成员,准备纳入能够参与治疗的家庭成员,准备家庭治疗的基本设施,记录工作的准备及知情同意书,还要处理自己的情绪,包括治疗前的焦虑情绪等。还要签署知情同意书。

2. 治疗过程

(1)加入家庭　　这是治疗的一个关键步骤,治疗师在这个阶段要和家庭中更多的成员接触,向家庭成员介绍治疗的基本设置、治疗环境、录像和录音等事宜,初步了解成员的各种特点及表达方式,了解家庭的结构与关系。

(2)认识家庭　　通过访谈,了解目标问题详细信息,包括主要表现、持续时间、发展与演变过程,曾进行过何种处理。掌握每个成员在家庭中所扮演的角色及相互之间的关系,并绘制家庭结构图(一般为三代)。评估家庭模式、制订治疗方法和评价治疗效果。

(3)评估　　评估包括家庭沟通模式、家庭结构、家庭生活周期、家庭维持作用、家庭解决问题的办法、家庭文化背景、原生家庭的影响等。

(4)探索　在与家庭的访谈中,我们会对眼前的家庭进行思考与分析,对他们的表现给予评估,提出自己的假设。但这种假设是否成立,还要有一个探索的过程。也许,通过更多的探索,治疗师会获得更多的信息,不支持前假设。要及时调整改变。在这个过程中要及时保持不确定,不断地与家庭互动和探讨。

(5)促进变化　治疗师可以通过活现家庭情景、循环提问、假设性提问、阳性赋义、角色扮演、家庭雕塑等多种技巧,把握谈话方向,不纠缠过去,着眼于此时此刻,拓展家庭成员对问题的视野,积极探讨和发展新的应付策略,促进家庭气氛向开放、民主、相互信任和尊重以及轻松愉快的方向发展。

(6)家庭作业　家庭作业有利于将治疗室所取得的工作成效持续地保持下去。在设计作业时,治疗师要明确自己的目的,也要考虑到家庭的特点,不可千篇一律。家庭作业可以是观察性的,主要是帮助家庭成员对自己习以为常的行为方式进行反思。也可以是操作性的,就是根据家庭存在的问题提出一些针对性较强的操作性建议,比如减少父母减少对孩子的干涉。

(7)结束治疗　每次治疗结束前5~10 min 内,治疗师要对当次访谈有一个简短的小结,提出自己对家庭格局和家庭关系的看在法。在这个过程中,治疗师要善于从访谈的资料中提取对自己有用的信息,从家庭成员身上发现积极和资源,对每一位家庭成员的表现给予肯定性的评价,让家庭充满希望,与皮同时给家庭提出一些有意义的值得他们思考的问题,让他们反思。

治疗次数今年具体情况而定,最终促使家庭系统发生可见的变化。这是家庭治疗的关键,也是具体而实际的目标。

（新乡医学院护理学院　张红星）

第十章

心理护理

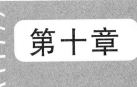护理案例

　　患者马某,男性,31岁,工人。因"阵发性手脚麻木7年,肌肉跳动感5年"前来就诊。患者7年前逐渐出现感手脚部多处发麻,每次持续数分钟,2~3次/月。5年前上述症状逐渐加重,手部发麻时不能拿物品,并出现阵发性肌肉跳动感。患者述手臂、背部及下肢均有肌肉跳动的感觉,起初每月只有几次,天气变化时发作更为频繁。半年前上述症状加重,手脚发麻时出现酸胀感,肌肉跳动感,平均每天发作3~4次。病程中多梦,睡眠浅。患者自述梦很多,睡觉时常常因为手脚发麻而醒来,白天没有精神,经常心慌,坐立不安。患者对症状非常关注,觉得自己得了大病,四处求医,反复就诊于神经内科、神经外科、中医科。多次行肌肉电生理检查、胸椎X射线、腰椎X射线、颈椎胸椎MRI、头颅CT等辅助检查,无明显异常发现。

　　问题与思考:

　　1.针对马某的情况,你认为我们应首先做哪些分析与评估?

　　2.马某的症状已经影响他的社会功能,针对这种情况你认为目前我们应该主要开展哪些护理措施?

　　随着医学模式的转变,"心理护理"已经成为现代护理模式——整体护理的核心内容,心理护理的质量的高低决定对患者护理质量的高低。因此,护士应用心理护理的相关技术有效开展心理护理,实现现代化护理模式的关键所在。

第一节　心理护理概述

一、心理护理的概念

心理护理是指在临床护理的实践过程中,护士以心理学的理论和技能为指导,运

用心理学的各种方法,通过不同的方式和途径,按照一定的程序,积极地影响患者的心理活动,缓解或消除患者的不良心理状态和行为,促进疾病的转归和康复。

具体而言,在护理全过程中,护理人员运用医学心理知识,以科学态度、恰当方法、美好语言对患者的精神痛苦、心理顾虑、思想负担、疑难问题进行疏导。用启发、诱导、说服、解释、安慰、劝解及调整环境等方法,帮助患者摆脱困难。积极地影响患者的心理状态,帮助患者在其自身条件下获得最适宜身心状态。随着现代医学模式的转变,心理护理的作用日益受到重视。护理心理学作为一门实践性很强的应用学科,已得到普遍认可并广泛应用于临床护理实践。心理护理作为现代护理模式的重要组成,应贯彻临床护理全过程,遍及护理实践的每一个角落。做好心理护理,应掌握、提高交流技巧,做好心理疏导。

心理护理的概念,强调运用心理学的理论和方法,更要求实施者紧密结合护理专业的临床实践,倡导充分发挥护士与患者最密切接触的专业优势,致力于研究和解决患者病程中的心理问题,为患者营造良好的身心健康氛围等。

心理护理不能与心理治疗等同,它们是两个既有联系又有区别的不同概念。二者虽有相同的实施对象,但各自的侧重点不同。心理治疗侧重诊治神经症、人格障碍等精神异常的患者,主张运用心理些的理论和技术协同精神医学专业治疗精神障碍的患者;心理护理更侧重精神健康人群的心理保健,强调对心身疾病、躯体疾病而无明显精神疾患的患者及健康人群提供心理健康的指导或干预。

实施心理护理不宜模仿或照搬心理治疗技术,必须紧扣护理过程的每个环节,借鉴"他山之石",逐步发展成具专业特色的系统理论和运用技术。需要指出的是,心理护理不同于一般的人生观、价值观等思想教育工作;心理护理的效用随时、处处体现在护士与患者交往的举手投足之间。

二、心理护理的目标

心理护理目标是针对患者的护理诊断,希望通过心理护理达到的患者的心理状况的改变。心理护理目标同时也是检验心理护理效果有效性的标准。心理护理目标可分为阶段性目标和最终目标。阶段性目标是护士和患者建立良好的护患关系,实现有效沟通,使者在认知方面、情感方面和行为方面逐步发生优有益的改变;而心理护理期望达到的最终目标是帮助患者获得最适宜的身心状态,促进其疾病的康复,向健康的方向发展。具体目标如下。

1. 满足患者的需要　人类有生理的、安全的、心理的、社会的、精神的 5 个方面的需求。这些需求是相互联系的,健康的需求可分解成这 5 种需求。从某种角度来看,康复的过程就是有关需求得到满足的过程。低层次需求的不满足会限制高层次的需求,高层次需求的不满足又可影响低层次需求的满足。心身病症患者的高低层次需求常处于矛盾之中。心理护理的基本任务在于察知患者与疾病有关的需求内容和程度,以及需求不满足与疾病发生发展的内在联系,以协助患者获得这些需要或正确对待失望和困难。如果患者的需要得不到满足,就会有以下行为异常的表现,即焦虑、疼痛、感觉剥夺、应激、无能为力、丧失、绝望、敌意、愤怒、孤独、躯体形象改变及对环境适应不良等。因此,满足患者的需要便成为心理护理的一个重要内容。

2.调节患者的情绪

(1)发展积极情绪 创造能表达情绪的环境。如听音乐;漫步静思;与挚友畅谈;给亲朋好友写信等。发展积极的自我感觉,从情境中去体验积极的感受。如幸福感、愉悦感、对生活充满热情和渴望等。学会有效地解决问题的方法。凡是能成功地解决新发现的问题,就会感到快乐。

(2)防止或应付消极情绪 学会面对危险情境不畏惧、不焦虑、不回避,积极应对,合理解决。遇到无法应付的焦虑情境时,应暂时作战略性的撤离,当增强应对能力后再去应对。在做好充分准备后,要立即应对危险情境,不要让消极情绪长期存在下去。疏泄和平定情绪,找合适的场所和替身充分发泄出不满情绪,有助于平定情绪和解除敌意。

3.缓解患者的心理社会应激

(1)提高适应环境的能力 要塑造良好的个性,以便适应社会的发展,对预计发生的事件,应做好充分的心理准备,防止被突如其来的打击击败。

(2)要有自知和自信 只有自知,才能扬长避短,树立自信心,充分发挥自己的绝对优势,达到预定目标。

(3)创造良好的环境 建立良好的人际关系和获得社会支持,都有利于缓解心理应激,抵消生活事件的消极作用。

4.增强患者的适应和应对能力 适应是指机体在遇到环境变化时,应会产生相应的行为,以便个体在变化的环境中再生活下去。适应反应是以 Freud 的防卫反应理论为基础,而防卫反应是由一定动机所驱使,目的在于回避精神上的不快和痛苦。"应对过程"一词是用来说明人类对环境改变的行为。而适应、应对行为分两类:一是增加对机体危害的行为。心理护理应对这些有害健康的适应、应对机制进行心理干预;二是降低对机体危害的行为和采取自我保存的行为来对付困境。如预先了解了所要发生的问题的性质而主动地寻求帮助等。心理护理要帮助患者合理地使用其适应、应对行为,使之有利于向机体康复的方向转化。

5.处理患者的心身反应 疼痛是常见的心身反应。处理疼痛除了使用止痛药和镇静药外,最有效的办法是心理暗示止痛和采用抚摸、与患者交谈、欣赏音乐、看电视等转移注意力的方法。疼痛常常使患者有所失,进而发展成为行为退缩。处理的最核心的问题莫过于提高认知能力。孤寂是一种意识到与某些必要的人或物分离的体验,它不同于孤独。处理的办法是扩大患者与客观世界的接触。由于疾病带来的功能或解剖结构的丧失而导致身体的变化。心理护理的目标在于协助患者接受身体的改变,鼓励患者参与治疗,学会自己照顾自己,争取社会支持和亲属的配合。

三、心理护理的要素及作用

1.心理护理的要素 心理护理的基本要素指对心理护理的科学性,有效性具有决定性影响的关键因素,主要包括四个方面,心理护理的主体(护士),心理护理的客体(患者),心理护理过程中问题解决的方法体系(心理学理论及技术)、心理护理的具体目标(患者的心理问题)。四个基本要素相互依存,彼此相扣。

2.心理护理基本要素的作用

(1)心理学理论技术是科学实施心理护理的指南 临床心理护理的实施是否具

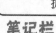

有科学性,在很大程度上取决于实施心理护理的护士是否较好地掌握了指导实践的心理学理论和技能。大量的临床实践已说明,仅仅停留于经验之谈、类似于做思想工作的"教育、帮助、劝说"等,虽然也能在解决患者心理问题的过程中起到一定的作用,但是其作用非常有限。但是心理学的理论和技能,却可以指导护士在临床心理护理的实践中如何掌握患者心理问题的一般规律,学会如何分析具有较大个体差异的患者发生心理失衡的不同原因,学会如何客观地评估患者心理问题的性质及程度,学会如何恰当的选择因人而异的心理护理的有效对策。只有把心理学知识和技能作为科学实施临床心理护理的指南,广大护士热情开展心理护理的良好愿望和多年积累的宝贵临床经验,才能充分展现其最大价值。在临床护士中加强心理学知识、技能的普及,是确保心理护理科学性的首要环节。

(2)心理问题的准确评估是优选心理护理对策的前提　对患者进行心理问题的准确评估,首先要解决"心理问题"概念的界定。结合目前临床心理护理中普遍存在的问题,弄清心理问题的具体内涵尤其重要。例如患者常见的"恐惧、焦虑等"消极情绪,就如同临床常见的"发热、恶心、呕吐等",既不是一种特异性的反应,也并非某类疾病的患者所特有的,但其性质、程度等方面的差异却可以为疾病的准备判断提供可靠的依据。一些常见的消极心态虽为患者所共有,但并非某种患者特有的"个性化的心理特征",分析其性质、程度上的差异,可为患者心理问题的准备评估提供参考依据。

(3)患者的密切配合是有效实施心理护理的基础　在实施心理护理的过程中,要想得到患者的密切配合除了要在与患者充分沟通的前提下,建立信任的关系之外,护士还要根据患者自身的个性特征,尽可能地采用他们比较容易接受的实施方式,这样心理护理的效果会更理想。对于心理素质比较好的患者,心理护理的重点在与调动他们的内在潜力,强化他们对疾病的心理承受能力,帮助他们掌握积极的心理防御机制,这样有利于他们在治疗疾病的过程中达到心理平衡。对于心理素质较差的患者,实施心理护理的过程就应该着重注意如何控制其周围的干扰因素,尽量地减少因不良刺激给患者造成的心理压力。只有这样,才能使患者对心理护理的实施产生共鸣和密切合作,切实提高心理护理的有效性。

(4)护士积极的职业心态,是优化心理护理氛围的关键　护士积极的职业心态,是指护士能在面对患者时,能够始终如一的保持稳定健康的心态,能够主动热情的投入工作,能够注重为患者着想,在与患者的交往中,举手投足之间体现对患者积极的影响,将心理护理渗透到临床护理中的每一个环节中。护士积极的职业心态,是心理护理基本要素中的要素,心理护理的效应随时都会体现在护士的职业角色的模式中,他们的言行举止都会对患者的心理状态产生影响。所以只有护士具备的积极的职业心态,她的言行举止才会得到患者的尊重,才会在无形中积极的影响患者的心态。同时积极的职业心态也是护士积极的掌握心理学知识、研究患者存在的心理问题及实施适宜护理对策的内在动力。护士积极的职业心态,是优化心理护理氛围的关键。

四、心理护理的实施程序

心理护理程序是护理程序在临床心理护理过程中的实际运用,它是以促进人的身心健康为目标所进行的一系列连贯的有计划、有评价的系统活动。心理护理程序是由心理评估、心理诊断、制订心理护理计划、心理护理的实施及心理护理效果评价 5 个阶段组成的系统的、科学的、动态的、以患者心理健康为中心的过程。

（一）心理护理评估

心理护理评估时我们需要了解评估的这个人是否有心理问题，如果有，那么问题的性质是什么，可能的原因是什么，而要回答这些问题就需要我们全面而深刻的了解这个人。这就是临床心理护理工作者进行评估的过程，有了这样的了解我们才能决策这个人是否需要心理护理与心理治疗，如需要哪一种特殊的治疗最有帮助。临床心理护理工作者也是遵循一个精心建构和系统化的系列程度来进行心理评估的。心理评估是心理护理程序的第一步，也是贯穿整个心理护理过程的重要的、基础的一步。

心理评估包括患者心理的初始评估和患者心理的深入评估。

1. 患者心理的初始评估　指患者初入院阶段（入院 24 h 内），护士要首先要以良好的沟通态度和技巧赢得患者的信任，与患者建立良好的信任关系，评估患者的心理状态，综合分析对患者实施观察、询问和量化评估的结果，获得患者心理状态"适宜"或"存在问题"的结论。心理状态适宜的患者，初始评估即完成；心理状态存在问题的患者，则需要进一步做较深入评估。

2. 患者心理的深入评估　评估对象既包括初入院阶段"存在问题"的患者，也包括初始评估"状态适宜"、在其入院后治疗阶段由各种因素引发问题的患者，深入评估的重点是患者心理问题的性质、程度及其原因，通过收集的信息以及观察到的现象去解释这些信息及现象背后的心理实质，科学的解释这些心理事实产生的原因，以便为其制定干预对策提供依据。

（二）确立心理护理诊断

根据所搜集的信息资料，认真分析研究弄清问题的实质，寻找出患者现在和潜在的影响健康的主要心理问题及其原因、诱因，进而确定护理诊断，提出护理目标，作为制定护理心理计划的依据。在全面采集患者心理信息的基础上确立护理诊断，需要确定以下几点（图 10-1）。

1. 确定患者心理反应的性质，例如是以焦虑为主，还是以忧郁或恐惧为主；同时确定患者的心理问题是现存的，还是潜在的。

2. 确定患者心理反应的强度，如患者的心理反应是以焦虑为主，应考虑焦虑是轻度、中度还是重度。

3. 确定引起患者心理反应的原因，搞清患者心理问题的原因是为了帮助患者从根本上解决问题。引起心理问题的原因很复杂，与疾病的性质、患者的性格、社会阶层、患者对疾病的态度及重要关系人对患者疾病的态度密切相关，如患病后的焦虑，一些人可能是由于患病后对疾病缺乏认识引起，一部分人可能是担心经济负担而引起，另外一些人可能是担心生病后影响工作或家庭生活而引起；再如对疾病的反应，有些人认为疾病是难以忍受的，而一些孤独不幸的人可能认为只有生病时才会受到较多的关心，这些人可能对疾病的心理反应较低。

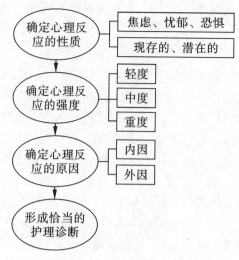

图 10-1　心理护理的诊断过程

（三）制订心理护理计划

所制订的护理计划应针对患者的心理问题,提出解决问题的具体方案和措施,要求措施依据正确,切实可行,并能体现个体化的互利原则,是护士运用专业知识来解决心理问题的关键步骤。

针对患者所面临的具体情况、患者的功能水平和心理需要来制订具体的心理危机护理计划,同时,在制订计划时要考虑患者的社会文化背景、生活习惯、家庭环境、职业状况等,以制订具体、实用、灵活、可评价的护理计划。计划阶段要首先考虑患者对疾病及危机认识是否明确,如果患者拒绝承认自己有心理焦虑、抑郁等危机的表现,但行为明显有类似的反应,需要护士采取以下方式使患者正确地认识自己所面临的问题:①以总结谈话的方式使患者明确自己所面临的问题,澄清自己的感觉;②关切地询问患者行为的动机,使本人明确自己行为的真正原因;③不要阻碍患者表达无助及愤怒的情绪,当患者将情绪反射性地转向护理人员发泄时,要寻找患者发泄的原因;④如果患者由于心理危机严重,或有依赖的人格倾向,对护士过分依赖,各种问题都需要护士解决时,护士需要暂时接受患者的依赖感,要逐渐恢复患者的自理。

（四）实施心理护理过程中的注意事项

患者心理状态是共性与个性的对立统一,既有个体差异,又有许多共性规律。实施心理护理,首先应考虑患者的共性规律、心理护理的总体对策和实施原则;再结合患者的个性特征,在具体操作中举一反三、灵活应用,便可使各类患者的心理问题迎刃而解。在具体实施过程中有一些需要注意的事项。

1. 环境的准备　心理护理时最好能有一个单独的私密的空间,便于患者说出压抑在心理的问题或情绪,如果条件达不到提供独立空间,至少保证家属不在旁边。

2. 保护患者隐私　实施心理护理过程中,可涉及患者的个人隐私,护理人员要在开始时就向患者做好保密承诺,让患者感觉到在这里说什么都是安全的。

3. 知情同意与尊重自主　心理护理要保证患者的知情同意和自愿参与,以维护患者的权益,调查显示,国内从业者的知情同意伦理意识和行为比较薄弱。80% 以上的人会在治疗前说明和解释咨询与治疗的性质、作用和局限、讲明咨询和治疗费用的标准和规定,以及测验目的和操作方法,但只有一半的人会在治疗前向来访者介绍自己的学历、资历和专业地位。

(五)心理护理效果评价

1.评估内容　个人心理方面,可从认知、情感、行为等范围来把握。在临床上又可依症状改善、问题的处理、性格的改良、生活适应能力的变化等层次来审核。评估并比较危机干预前后患者心理状态的变化,评价干预对策的效果。如对"严重抑郁,有明显自杀倾向"的患者施以一系列干预策略之后,患者的危机是否得以化解,情绪状态是否较前明显改善,患者的低动力状态是否有所提高,护士要根据患者的心理动态变化及行为方式随时调整干预对策,以便增强心理护理的科学性。

2.评估方法　有人把患者心理护理效果的评估仅限于心理测评,既有失偏颇,也不符合临床实际。应综合多种手段进行评价,临床常用观察法、访谈法和量表法三种。观察法、访谈法属于定性评估,量表法属于量化评估。定性评价中观察者可以是医护人员、患者家属或患者本人,评价来源不同,评价动机不同,所得到的评价结果与意义也会有所不同。当前研究观点认为,患者的主观报告是最重要的,能真实反映治疗效果。因为疗效常是关系到症状消减与否,困难消除与否,心理痛苦减轻与否等等,患者自己最清楚自己的内心感受。唯一要考虑的是患者评价的动机如何,这会影响所得结果的可靠性。但在一般情况下,我们没有理由怀疑患者的评价不可信。家属或周围人的观察,常牵涉到患者跟别人相处情况、社会化情况、环境适应的程度等等。治疗师的定性评价,常包括症状的消减、行为的变化、适应能力的增减、性格上的成熟与否等等。量化评估主要涉及两个因素,一是适用工具,指信度和效度较高的非精神疾病患者心理状态的评定量表;二是适宜标准,即对适用量表建立相应的患者常模。

五、心理护理的常用方法

护理案例

小贝是一个积极上进,各科成绩都名列前茅的初三女生,嗓音好,爱唱歌,对自己要求也很严格,经常参加学校组织的唱歌及演讲比赛,是老师和同学们眼中品学兼优的好学生。有一次参加学校合唱团的排练,小贝和其他几个同学的音调唱错了,老师把音调唱错的同学挑出来,单独纠正发音。老师多次点名纠正小贝且说小贝的声音太甜,不适合唱合唱,吩咐其演唱的时候做假口型就可以了。从此以后小贝只要参加唱歌比赛都特别紧张,害怕再次唱错而不敢参加。

问题与思考:

针对小贝的情况,你认为我们可以应用哪些心理护理的方法帮助她?

心理护理的基本方法是以护理心理学理论体系为指导,以良好的护患关系为桥梁,通过护士的言语、表情、姿势及行为解决患者的心理问题,满足患者的心理需要,使患者在良好的心理气氛中,愉快地接受治疗及护理,尽快康复。常用的方法主要有以下五种。

(一)心理支持法

1. 提供信息支持

(1)提供"专业化"信息的关键 ①适当的地点、时间;②患者已做好接受信息的准备,且处于适当的情绪状态;③患者真正希望获得信息。

(2)提供信息支持的要点 要保证提供信息的完整性和信息的可靠性。护士及时完整的向患者提供有关疾病方面的知识,包括诊断、治疗、护理、预后等方面的知识,会减少患者由于疾病的知识缺乏而产生的想象性恐惧或焦虑,增加患者的自我控制感及心理安全,使患者发挥自己的主观能动性,更好地配合治疗及护理。

(3)提供信息支持的核心描述 通过提供信息照护患者,是实施心理护理的重要平台。因为个体的心理状态和心理反应受其知识、信仰及随之发生的对知识渴望的强烈影响。借助信息支持的心理护理真正目标,是向患者提供信息,并使其保持在一定水平:①促使患者产生符合现实的期望值;②减少患者因"不了解信息"产生的恐惧、压力和疑惑;③引导患者有效地参与治疗和自护。

(4)提供信息需要贯穿情感支持 高效率的心理干预者简介核心信息后,会鼓励患者表达其对刚接受信息的反应。患者的反应包括其对信息的即时想法和感知,但其情感反应更重要,因患者情感反应等因素可能决定其如何应对信息及其记忆信息的准确程度。

(5)提供信息的实践技术 核心原则遵循以下原则,提供信息即能顺利地进行。①营造氛围,指提供信息很注重沟通的氛围。营造一种更强调干预者与患者之间的沟通及信息提供、互相支持的氛围。②监督运作,指提供信息需确定承担组织信息支持任务的医护人员,并督导其运作过程中有否根据患者的需要和能力给予足够信息,并保持其良好的状态。③适宜水平,指给患者提供信息时,需要保证所提供信息在适宜的范围内。

包括:a. 在患者的基本理解水平范围内;b. 符合患者的现实期望水平;c. 有助于提高患者依从性。d. 专业沟通,指利用专业技巧对患者进行信息和教育干预。同时作为支持性活动,一定要人性化,这意味着告知患者信息提供也有正确、错误之分。提供信息者应接收信息支持等干预方法的训练,以便专业低使用相关技巧。e. 相互合作,指医护成员间及医护与患者之间提供信息的合作性,可保证小组中各成员都明确每个患者的照护计划并及时更新。

2. 提供情感支持 情感支持包括帮助患者读过一段他们可能会经历许多不同情感的时期,如应对恐惧和焦虑、平息愤怒、应对损失和悲伤,在患者经历困苦期间给予其情感支持。简言之,情感支持旨在帮助患者感觉到更舒适,体验基本照护关系的行为;它并不直接关注患者解决问题或摆脱烦人的情感反应,而是促进情感过程。

(二)心理疏导法

心理疏导法是护士与患者沟通过程中对患者不良的心理状态进行疏通和引导,以消除心理问题,促进患者心理健康的过程。

1. 理论支持　从整体出发,着眼于心理与躯体、机体与环境、生理与病理、整体与局部之间的相互作用。

2. 心理疏导法过程　①护士对患者个性、意志、情绪和认知的了解,主动制订护理方案;②帮助患者分析自己存在的心理压力;③综合分析患者心理问题,采取有针对性的措施;④综合分析患者心理问题,采取有针对性的措施;⑤帮助患者改变自己,解决自己的心理问题。

3. 心理疏导的目的　心理疏导的意义是调动患者自身的潜能来解决自己的问题,主要包括以下几个方面:①使患者能客观了解自己的境况;②帮助患者了解自己应付困难的能力;③鼓励患者建立适当的心理宣泄途径;④引导和帮助患者培养稳定的情绪。

(三)认知疗法

主要着眼放在患者非功能性的认知问题上,通过患者对自己、他人或其他事的看法和态度的改变来解决自己的心理问题。

1. 理论基础　现象理论学认为:个体对自己和内因现象所持有的看法,是个体所采取和表现行为的基本依据,认知过程是行为和情感的中介,人的想法和情绪与个人认知有关,不良情绪的原因在于人们对外界刺激信息的看法和评价。

2. 认知的过程　①改变自己负性情绪的想法,阻断负性认知和情绪障碍间的恶性循环;②进一步识别和改变患者潜在的功能失调假设,减少情绪障碍复发的危险。

3. 认知的基本步骤　①鼓励患者说出对个人和事物的看法,并引导患者从客观的角度自己进行评价;②发现问题,讲解患者所患的疾病,治疗情况及进一步治疗需要配合的情况;③帮助患者建立新的观念和认知,鼓励患者以批评的角度来讨论个人基本价值观念。

4. 护士协助患者的阶段　①向患者说明,能客观的看待人和事物,客观的评价自己,重新建立信心;②帮助患者理清思路,提出自己的问题;③帮助患者产生客观合理的认识与信念,督促患者练习新的理念来对待事物。

5. 护士协助患者的具体方法　①制订一个讨论方案,根据患者的情况,列出可能提出的问题;②列出说服患者的方案和理论依据,平等对待患者;③帮助患者制订计划,经常性练习,逐步改变自己的行为和态度。

(四)行为矫正训练法

行为矫正训练法是行为治疗的一种基本方式,包括一系列的矫正训练方法,如脱敏疗法、快速暴露疗法、模仿训练、自表训练、操作调节学习和松弛法。

1. 理论基础　行为矫正训练法的理论基础为学习理论,行为矫正的过程就是消除不良行为和建立适应新的行为过程;运用条件来增强令人满意的结果或者减弱不快的结果,达到控制疾病行为和改变行为方向的目的。

2. 护士辅导患者行为矫正的主要步骤　①问题行为的调查及确定问题,分析和观察患者的不当行为;②评估个人发展和社会因素,找出问题行为的关键,做出界定;③分析行为变化的发展因素,设立具体的矫正目标;④设立评价标准,符合患者的实际情况和要求。

3.行为矫正常用的方法

(1)放松训练法

1)指导患者进行深呼吸控制训练 是最简单的放松方法,需要护士教导患者呼吸缓慢、有一定的深度、节律均匀。原理是通过将患者注意力转移到呼吸动作,使交感神经的兴奋性降低,心率减慢,降低焦虑情绪。在深呼吸训练的开始,先让患者正常呼吸,然后让患者深呼吸,最好用腹式深呼吸,在每一次深呼气后说"松弛",并指导患者不断地练习。在练习过程中,可以用肺部的图片说明或照片,使患者将自己锻炼过程中的肺部变化具体视觉化。

2)渐进的松弛方法 一般需要患者衣物舒适,在环境安静、不受干扰的地方,最好在进餐后 1 h 后进行,每次 20 min 左右,每日 1 次,1 个月后会有良好的松弛效果。松弛步骤为:①闭上眼睛,深呼吸,并想象自己在一个非常安静的海滩上。②身体从上到下的肌肉开始紧张,然后再松弛,紧张与松弛的时间比例为 1:2。③在松弛的同时暗示自己:"我的呼吸很平稳,我的心跳很稳定"。④每次全身紧张−松弛的时间为 2~3 min,如此反复进行,约 20 min 后完成。完成后等 1~2 min 睁开眼睛。

(2)生物反馈技术 生物反馈也被称为应用心理生理反馈,是运用学习来自我调节自主神经系统以促进健康的一个治疗手段。它是将人们意识不到的生物电活动转变为以视觉或听觉呈现出来的、易于患者理解的信号,并在专业人员的指导下,了解自身的机体状态,并学会有意识的控制自身不随意功能。近年来许多研究表明应用生物反馈疗法对多种心身疾病有较好的疗效。

(3)系统脱敏疗法 系统脱敏疗法是行为治疗的一项基本技术,认为人的行为,不管是功能性的还是非功能性的、正常的或病态的,都经学习而获得,而且也能通过学习而更改、增加或消除。其核心理念就是让求助者用放松取代焦虑和恐惧。

系统脱敏疗法的创建者美国学者沃尔普将其分为三个主要过程:放松、等级构建、脱敏。

1)放松训练 如上文所述,放松训练一般会让有需要的人自然靠在沙发上,找到最舒适的位置,双臂自然下垂,并想象自己处在放松情境中。

在家庭生活运用中,我们可以引导着孩子或者父母等有恐惧、焦虑问题的人回忆最开心的一次游玩、想象最想做的事情。同时用轻柔、愉快的声音引导对方依次放松头、颈、肩、胸等身体各个部位。放松练习一般需要 6~10 次练习,每次历时半小时,每天 1~2 次,反复训练,直至对方能在实际生活中运用自如、随意放松的娴熟程度。

2)等级构建 也就是建构焦虑等级。通常在对方说出引起焦虑或恐惧的事件或情境后,要求对方把引起焦虑的事件或情境排一个顺序,从小到大,让他自己给刺激物打分。也就是说这一步包含两项内容:①找出所有使求治者感到恐怖或焦虑的事件。②将求治者报告出的恐怖或焦虑事件按等级程度由小到大的顺序排列。

采用五等和百分制来划分主观焦虑程度,每一等级刺激因素所引起的焦虑或恐怖应小到足以被全身松弛所抵消的程度。

3)脱敏训练中,按照对方反馈的焦虑等级表由小到大逐级脱敏 让求助者想象最低级的刺激事件或情境,当他确实感到有些紧张时,令其停止想象,并全身放松待求助者平静后重复上述过程,每次放松后再询问求助者有多大程度的焦虑,若以百分制计算超过 25 分的焦虑指数就需要重新放松反复次数不限,直至求助者如此想象不再感到紧张焦虑为止此时算一级脱敏,接着让求助者想象更高一级的刺激事件或情境,然后全身放松,反复多次,逐级而上,适时放松,加强巩固。

在使用系统脱敏法整个过程中的要注意的是:①帮助求助者树立信心,希望对方积极配合。②在引起焦虑的刺激出现或者存在时,要求求助者不出现回避行为或意向,这一环节对治疗至关重要。③每次治疗后,要与求助者进行讨论,对正确的行为加以赞扬,以强化求助者的适应性行为。

(五)音乐疗法

科学且系统运用音乐的特性,通过音乐的特质对人的影响,协助个人在疾病或者残障的治疗过程中达到生理、心理、情绪的整合,并通过和谐的节奏,刺激身体神经、肌肉,使人产生愉快的情绪,使患者在疾病或者医疗过程中身心改变的一种治疗方式。

1. 音乐疗法的原理

(1)审美移情说 是西方传统美学中的代表性美论之一,它是要把我们人的主观感情移到外物中去,是外物生命化,具有人的感情。它夸大移情的作用,把美的根源和本质归结为人的移情,否定美的客观存在。主要特点是感情的外射。

(2)神经活动说 高级神经活动是大脑皮层的活动。人类的语言、思维和实践活动都是高级神经活动的表现。高级神经活动生理学作为神经生理学中的一个新的领域是巴甫洛夫首先创立的。巴甫洛夫认为高级神经活动的基本过程有两个,即兴奋和抑制。所谓兴奋是指神经活动由静息状态或较弱的状态转为活动或较强的状态;所谓抑制是指神经活动由活动的状态或较强的状态转为静息的状态或较弱的状态。不能简单地把兴奋看作活动,把抑制看作静止的状态。兴奋和抑制都是一种神经活动的过程,它们指的是这种活动所指向的方向。

2. 音乐疗法的方式

(1)被动式:患者倾听 通过听音乐的方式使患病者的精神、神经系统得到调节,从而达到治疗和康复的目的。可根据治疗的需要和自己对音乐的欣赏能力、对音乐的爱好程度,选择一些优雅活泼的乐曲,每天抽出一定的时间,边听边闭目养神,品映音乐于描绘的意境。

(2)主动式:患者执行者 是一种亲自参与音乐艺术之中的一种疗法。患者通过参与音乐行为,如直接参与演奏、演唱等活动来达到治疗与康复的目的。

3. 音乐疗法适宜人群 音乐应根据患者的不同因人而异地有所选择。合适的音乐治疗,常可取得很好的疗效。例如:①忧郁的患者宜听"忧郁感"的音乐不管是"悲痛"的"圆舞曲"还是其他有忧郁成分的乐曲,都是具有美感的。当患者的心灵接受了这些乐曲的"美感"的沐浴之后,很自然会慢慢消去心中的忧郁。这是最科学、也是最易见效的方法。②性情急躁的患者宜听节奏慢、让人思考的乐曲这可以调整心绪,克服急躁情绪,如一些古典交响乐曲中的慢板部分为好。③悲观、消极的患者宜多听宏伟、粗犷和令人振奋的音乐这些乐曲对缺乏自信的患者是有帮助的,乐曲中充满坚定,无坚不摧的力量,会随着飞溢的旋律而洒向听者"软弱"的灵魂,久而久之,会使患者树立起信心,振奋起精神,认真的考虑和对待自己的人生道路。④记忆力衰退的患者最好常听熟悉的音乐熟悉的音乐往往是与过去难忘的生活片段紧密缠绕在一起。想起难忘的生活,就会情不自禁地哼起那些歌和音乐;哼起那些歌和音乐,也同样会回忆起难忘的生活。使记忆力衰退的患者常听熟悉的音乐,确有恢复记忆的效用。⑤原发

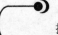

性高血压的患者最适宜听抒情音乐有人做过实验,听一首抒情味很浓的小提琴协奏曲后,血压即可下降1.3~2.7 kPa。原发性高血压的患者需要的是平静,最忌讳的是那些有可能使他们听后激动的热情太甚的音乐。⑥产妇宜多听带有诗情画意、轻松幽雅和抒情性强的古典音乐和轻音乐这样的乐曲可帮助产妇消除紧张情绪而心情松弛、充满信心、减少疼痛感,有利于生产。绝对不宜听那些节奏强烈、音色单调的音乐,特别是迪斯科音乐。

总之,音乐治疗不同于一般的音乐欣赏,它是在特定的环境气氛和特定的乐曲旋律、节奏中,使患者心理上产生自我调节作用,从而达到治疗的目的。

小　结

心理评估是心理护理程序的第一步,也是贯穿整个心理护理过程的重要的、基础的一步,包括患者心理的初始评估和患者心理的深入评估。

心理评估的方法有许多,临床常用的评估方法有观察法、晤谈法、个案法、和测验法等。

心理学家奥尔波特等研制的"状态特质"焦虑量表,是一种可鉴别个体焦虑特质的评定工具。他可以根据所测得的分值,判定个体的"状态焦虑"和"特质焦虑"。

临床常用的心理护理与治疗的方法为心理支持性法、心理疏导法、认知疗法、行为矫正训练法、音乐疗法等。

行为矫正的常用的方法为放松训练法、生物反馈技术、系统脱敏疗法等。

放松训练有呼吸放松,肌肉放松等都能达到较好的放松效果。

思考题

1. 简述心理护理的实施程序。
2. 简述提供信息的实践技术中应遵循的原则。

第二节　临床各科患者的心理护理

一、内科患者的心理护理

(一)概述

随着医疗卫生事业水平的不断发展,对患者的心理护理得到了越来越多的重视。内科疾病是非常复杂的,由于发病的原因有多种,以及一些疾病还没有得到确切的治疗,这就会造成患者在心理上出现很多的问题,所以加强对内科住院患者的心理护理是相当重要的。对内科住院患者的心理护理主要是通过心理疏导及情绪安抚等措施进行的,对患者康复有着积极地意义。从内科住院患者的心理表现及如何对内科住院患者进行心理护理两个方面进行了研究和探讨,对做好内科住院患者的心理护理工作有一定的指导意义。

内科患者的心理特点:①思想负担加重;②有多种心理反应;③心理矛盾突出。

护理案例

某患者,二十余岁男性,经检查确诊为慢性乙型病毒性肝炎。先是惧怕,每日哭泣不止,认为"我完蛋了,永远是一个被人嫌弃的乙肝患者",自觉病情已不能医治;后又觉得自己不可能也不应该得乙肝,可能是医生诊断错误。自己一生就就业业、老老实实,从没有做过对不起别人、对不起社会的事情,乙肝不可能发生在自己身上。自己刚刚工作几年,还没结婚。治疗期间,该患者不积极配合治疗,而是胡思乱想,不敢正视现实,每日闷闷不乐,失去了生活信心,父母也因此整天唉声叹气。

案例分析:该案例非常典型地展现了内科慢性病患者的心理反应过程。

内科住院患者心理主要表现为:

1. 焦虑、急躁　焦虑是患者最常见的情绪反应,任何人在一生当中都难免因故焦虑。尤其在入院前第1天最为明显。由于陌生的环境,疾病的突然来临,自觉症状明显,患者没有足够的思想准备,因而往往产生紧张及焦虑。有的患者病情重,害怕疾病恶化,加之对疾病的认知不了解,表现出急躁情绪。患者对反复检查及治疗缺乏耐心,有时对医护人员的态度表现为生硬、粗暴。从而焦虑不安,陌生紧张导致烦躁,食欲下降,睡眠不佳等。

2. 悲观、抑郁　内科患者因疾病的反复发作、病程长,药物疗效差,患者对疾病的发生发展和预后均有不同程度的不了解,以及生活、家庭、事业、经济的损失,产生抑郁心理;疾病的长期折磨,患者情绪波动较大,少言寡语、情绪低落等,患者丧失治疗疾病信心,常常产生悲观厌世的情绪,甚至自杀行为。

3. 固执、多疑　因内科慢性病患者居多,久治不愈,产生许多顾虑。在日常生活中往往会注意医护及家属人员的一个眼神、一句言语一个行为举止,怀疑他们是否对自己病情隐瞒了什么,稍微感觉到自己的身体有一点小不舒服时,便会肆意猜忌自己的病情一定是在加重,有的甚至凭自己一知半解的医学知识来判断自己的诊断、治疗等,猜疑自己现在一定是不可救治。

4. 依赖心理　依赖心理在内科慢性病住院患者中有不同程度存在,特别是需要有人长期陪护的患者,依赖心理表现最为明显。依赖性较强,把自己身体的康复全部寄托在医护人员身上,希望得到医护人员的帮助和关心,自己能做的事也不想去做,想让别人帮助,适应生活在别人的照料,缺乏身体锻炼,影响了病情的康复。

5. 防范心理　内科患者慢性病较多,住院时间长,有的患者因错服或误服(注射)过药物,对身心造成过痛苦,而在以后用药过程中疑虑重重,怀疑医护人员是否能给自己正确用药,对医护人员产生防范心理,不愿配合治疗,甚至拒绝必需的治疗。

6. 恐惧心理　患者反复入院,会造成心理受损伤,控制能力降低,往往产生恐惧的心理;有的患者怕留后遗症而恐惧,表现为流泪、痛哭;有些慢性患者需要长期治疗,也会考虑家庭经济问题产生恐惧心理;有些患者对于一些医疗操作不熟悉,因而产生恐惧不安的心理。

7.孤独心理　患者住院后,周围接触的多是陌生人,自然产生一种孤独感。有的患者不善交往,性格内向,很少言语,使其他患者也对他们产生排斥感,不愿与他们交往,使这些患者更加感到非常孤独;长期住院缺少亲人陪护的患者,十分寂寞,表现为无所事事,情绪低沉;老年人更易产生孤独感。

8.愤怒心理　当患者多次住院而病情没有明显好转时往往产生愤怒甚至埋怨的心理。

(二)内科心理护理的基本流程

护理案例

某大学教师,男性,45岁,平素体健,事业有成且前景辉煌,家庭和美,孩子年幼。他在一次例行的健康体检中被确为晚期肝癌,面对突如其来的巨大打击,该患者陷入了极度的绝望。

其一,护士甲对癌症患者的处境十分同情和关注,很想用自己的满腔热情来帮助患者,减轻其因意外打击而造成的巨大心理压力。她主要采用了"如何树立共产主义人生观"的宣教方式,试图帮助患者改变其疾病认知。

其二,护士乙凭借自己丰富的临床经验,引用心理治疗的基本技术,用"解释、安慰、保证"等方法,苦口婆心地劝慰患者,用"早期可以治愈"等话语安慰患者,力求给患者增添生活的希望(保证技术)等。

其三,护士丙因大体了解此类患者面对突然打击时的强烈情绪反应大多比较短暂,她一边守候在患者身边,一边观察着患者的情绪反应;她同时适用各种方法,收集了该患者的许多信息(如大学文化、教师职业、孩子年幼、夫妻恩爱等),她比较充分地理解患者的内心冲突,了解到该患者具有知书达理、比较开朗、深爱家庭、热爱生活等特点。她打算通过更深入的临床观察、心理测验等,对患者的人格将征和心理动态有更全面的掌握,以便以此为依据,选择较适用于该患者的调控对策。

讨论1:护士甲虽有良好的愿望和自觉的意识,但缺乏必要的心理学知识和技能。

结果:不仅患者难以接受甚至有所反感,也易使心理护理的科学性受到质疑。

讨论2:护士乙有心理护理的主动意识并掌握了一些心理学知识,或许能够暂射解除患者的忧虑。但随着时间的推移及患者病情的发展,"保证"等方式会逐渐失去效力。

结果:虽然可以为解决患者的某些心理问题发挥一些作用,但作用时间短暂且效果有往往"只治标,难的本"。

讨论3:护士丙有自觉意识和良好愿望,且较系统地掌握了心理学的理论和技能,基本了解此类癌症患者心理反应的一些规律,把分析者发生心理问题的个体原因放在首位,会使用评定患者心理状态性质及程度的测量工具,懂得为选择因人而异的心理护理对策寻找客观依据等。

结果:可以取得比较满意、持续的效系,心理护理的科学性和有效性也可得以较充分体现。

1.患者入院心理护理流程(图10-2):

自我介绍→介绍环境→告知入院须知及入院检查注意事项→观察患者面部表情→倾听患者对疾病的认识→必要时用量表评估患者心理状态。

2.住院患者心理护理流程(图10-2):

对患者讲解疾病相关知识→倾听患者对治疗和护理的需求→帮助患者解决实际可行性困难→观察患者精神状态及睡眠→分析患者心理问题的原因→对症、对因实施心理干预→评估干预效果→根据情况调整干预策略。

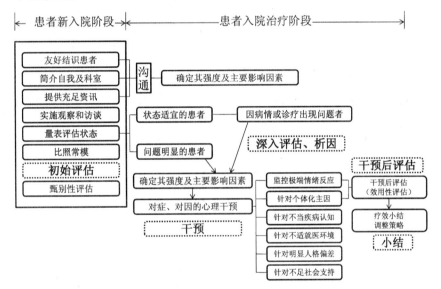

临床心理护理的实施流程

图10-2 临床心理护理的实施流程

以上案例表示心理学与临床关系密切,医护人员需要敏锐的感觉和知觉,及时观察患者的病情变化,并准确把握患者心理特点,有针对性地给予心理干预。

(三)内科心理护理的干预

1.入院初期的心理护理

(1)建立良好的护患关系 护士要通过行为、语言让患者感受到他们是被关注的。护理工作中护士的一言一行对患者的心理状态都有一定影响。护士语言要真实、得体,态度要真诚、和蔼,仪表要端庄,技术要熟练。良好的医德会给患者带来心理上的良好感受,从而产生信赖、安全感,使患者身心处于检查、治疗、护理的最佳状态。

（2）环境改变的心理护理　由于病房环境陌生,使患者感到焦虑、恐惧、不安。因此,要提供给患者一个安静、整洁、舒适的病室环境。患者进入病房,接诊护士要耐心细致地做好入院宣教,向患者介绍责任医生、责任护士、疗区主任、疗区护士长。介绍病房环境,如:卫生间、水房、食堂、超市、呼叫器的使用方法、物品保管等。积极帮助患者尽快适应医院环境,减少患者因环境陌生而产生焦虑不安、恐惧的心理。

（3）对患者恐惧心理的护理　恐惧是由于一种被认为对自己有威胁或危险的刺激所引起的不安的情绪状态。躯体部分残缺或功能丧失、手术、突发危、急、重症性疾病均可引起恐惧。是患者对各种健康问题、情况或矛盾产生的一种心理反应。护士应通过一些措施帮助患者找出合适的应对方式,以达到心理平衡。因此我们根据患者的病情、性别、职业、文化层次及年龄特点,由责任护士配合主管医师对患者的病情进行讲解,使患者对自己的病情有进一步的了解,并介绍与其病症相同的患者与其交流,消除恐惧心理。在患者受到各种刺激时,护士尽量与患者在一起,直到恐惧消失。在患者情绪有所好转时,指导患者控制恐惧的方法,利用某些活动,分散恐惧的强度。如:听音乐、呼吸练习、读书等,对症进行各种治疗。手术前做好指导工作,减轻恐惧和消除不良反应,使患者正确对待疾病和手术,消除紧张恐惧心理,积极配合治疗。

2. 治疗中患者心理护理

（1）住院患者焦虑,都盼望自己的病能尽快地好转和痊愈。慢性病患者因住院时间长,病情有反复,思想上十分焦虑,对治疗和预后抱怀疑和悲观的态度。护士要善于仔细地观察、分析与掌握患者的身心变化,利用自己所学的理论知识,耐心的做好解释工作,安慰和稳定患者的情绪,增强战胜疾病的信心。改变患者的不良心理状态,增加其安全感,达到治疗的目的。

（2）满足患者了解自身疾病及相关知识的需求患者由于缺乏医学知识,对治疗效果,病情变化和转归的担忧,均有了解自身治疗情况的需求。患者最关心的是疾病的转归及预后。在沟通前,护士要充分了解患者的病情变化,治疗方案、药品的作用、不良反应及注意事项,了解化验及检查的目的,为沟通做好充分准备。交谈时要尊重患者人格,保护患者隐私。让患者及家属了解疾病的发病原因、特点、过程及转归,鼓励患者表达不良情绪,针对患者提出的各种问题,护理人员要及时解答。在治疗过程中,病情反复或检查化验结果不理想时,患者就会担心病情是否恶化,从而加重思想负担,情绪不稳定,表现忧郁、痛苦。护士应根据患者的病情,客观实际地给患者做解释、做好疏导工作。告诉患者治疗时间长短及预后,鼓励患者树立信心,保持良好心态,积极配合治疗。

对治疗失去信心有些恶性疾病晚期和慢性疾病的患者,因为疾病的长期折磨,往往对治疗失去信心,从而产生不安、悲观情绪,不配合治疗。对于这类患者不要压抑其情感,鼓励患者表达不良情绪,首先尽量满足其合理需求,顺应其意志和情绪,满足其身心需要,应理解患者的悲伤和愤怒,不与其相争,其次应引导其向医护人员及家属倾诉,使其悲伤之情得以发泄,解除其悲伤情绪,待解除其悲伤情绪后,护理人员鼓励患者树立正确的生死观,增强生活勇气,指导患者家属多给患者以支持良好的医德是施行心理护理的保证,了解患者在整个住院期间的心理状态,让患者了解不良情绪对疾病的影响。针对患者的不同特点,取得患者的信任,实施有效的心理护理,从而使患者积极配合治疗,对患者的康复具有积极作用。

现代护理学强调,护理工作已不再是局限于简单的打针、发药等基础工作,是拓展为对患者心理护理在内的具有创造性、独立性的护理。是以患者为中心的活动,普通的护理已不能适应现代护理的需要。在现代护理模式中,建立良好的护患关系是搞好护理工作的前提条件,对于现代化的护理工作,只有掌握患者的病情,掌握不同患者的心理,解决他们的心理难题,对患者进行针对性的护理,使患者恢复战胜疾病的信心,才能改变患者的心理状态及行为,从而促进患者身体尽快康复。

思考题

某天,吃早饭时,62岁的老王开始感觉眩晕,虚弱,眼前的一切变得模糊,右边的身体也感觉到麻木。他想告诉大家自己要发生脑卒中了,但一个字也说不出来,随后,他突然摔倒在地,口角歪斜,半身不遂,住院治疗。在住院的最初两天,老王不知所措,有时歇斯底里,随着病程的进展,老王除表现为运动功能缺陷外,还出现了情绪低落,悲观,失望,紧张,恐惧,有时会无原因的哭或笑。经过医护人员的精心治疗和护理,在家人的关心照顾下,老王的病情终于稳定,但脑卒中后遗症迫使其不得不停止正在从事的兼职工作,他不愿参加社交活动,安心于家人的照料和体贴,甚至连吃饭也要家人亲自喂养。

请回答:

1.该患者心理反应有哪些特点?

2.作为护士你将为他实施怎样有效的心理护理?

二、外科患者的心理护理

护理案例

患者,男,45岁,做财会工作,术前诊断:左侧面肌痉挛,症状:左侧面部、眼睑部不自主抽动一年余。拟行:"左侧面神经微血管减压术",手术当日,进手术室前约1 h,患者突发性血压骤升至195/120 mmHg,手术被迫延迟。遵医嘱给予硝苯地平片舌下含服后,血压得到控制,但间隔1 h左右,血压再次上升。责任护士在与其家属沟通过程中了解到病患者血压平日平稳,维持在140/89 mmHg左右,并未口服降压药物。但住院以来,患者血压不稳定。责任护士通过观察,并与其他患者沟通后发现,该患者夜间睡眠质量差,白天完成治疗后,喜欢在病房、病区走廊溜达,但甚少与他人沟通交流。

问题与思考:

1.该患者的心理状态是否正常?是否需要心理干预?

2.针对该患者的心理状态,目前护士应如何进行心理干预?

外科疾病大致可分为五大类:创伤,感染,肿瘤,畸形和功能障碍。这些疾病往往需要以手术或手法处理作为主要手段来治疗。因此,手术成为外科所特有的一种治疗方法。作为有创性治疗手段,手术过程中的组织损伤、出血、疼痛,术后生理功能丧失或并发症发生、生存质量的改变等,均可导致患者出现不同程度的生理和心理上的应激反应,这种应激反应会对患者康复的效率和速度造成影响,降低患者生活质量。因此,及时、准确评估患者的心理状况,依据患者各自的实际心理特点,帮助患者选择恰当的心理应对策略,并提供有针对性的心理护理对策,对减轻或消除患者的应激反应,帮助其顺利度过手术期、取得最佳康复效果十分重要。

(一)概述

1. 外科疾病患者的心理特点   主要为心理生理症状、焦虑、抑郁、恐惧、孤独和依赖等。

通常在外科接受治疗的患者,症状出现的时间较短,甚至无预见性的突然发病,从一个健康的人突然转变为了一个患者,对于角色的突然转变,以及住院后环境的变化,都让患者措手不及,患者通常缺乏必要的心理准备,又因为病情较重,需要接受手术治疗,担心手术不会成功,担心出院之后会变为残疾,担心失去工作和生活的能力,从而给家庭和社会带来负担,在护理过程中会出现心理生理症状、焦虑、抑郁、恐惧、孤独和依赖这些心理问题。

1. 心理生理症状实际上指的是生理功能障碍,只是这类症状跟患者的心理有密切联系。常见的有:睡眠障碍、头部不适等。

2. 焦虑,以焦虑情绪体验为主要特征。主要表现为:无明确客观对象的紧张担心,坐立不安,还有自主神经功能失调症状,如心悸、手抖、出汗、尿频等及运动性不安。

3. 抑郁主要表现为情绪低落、失望和悲观,在就医的过程中带有强烈的不安,并且容易丧失信心。

4. 恐惧是指人或动物面对现实的或想象中的危险、自己厌恶的事物等产生的处于惊慌与紧急的状态,伴随恐惧而来的是心率改变、血压升高、盗汗、颤抖等生理上的应急反应,有时甚至发生心搏骤停、休克等更强烈的生理反应。

5. 孤独主要是因为离开了往日熟悉的环境,和陌生的病友居住在一起,常常会有一种度日如年的感觉。

6. 依赖则是在接受治疗的过程中变得更加被动、变得有依赖倾向,感情较为脆弱,容易产生自怜自哀的情绪。

郭念锋,虞积生.心理咨询师(二级)[M].北京:民族出版社,2012.

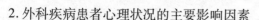

2. 外科疾病患者心理状况的主要影响因素

(1)信息缺失   患者不适应住院环境,对手术、麻醉过程不了解,担心手术失败、手术意外等而顾虑重重、恐惧、焦虑。

（2）以往的手术经验　若患者经历过一次失败的手术，或术中术后疼痛，那么当年不愉快的心理体验可能重现，加重其术前焦虑。

（3）对医护人员的信任度低　对医护人员过分挑剔，对医师的手术、治疗技术水平不信任等均可产生不同程度的焦虑及恐惧。

（4）其他原因　如担心手术是否会影响家庭生活、工作、学习，亲属的支持能力，家庭经济负担，患者的人格特征、年龄、文化程度、理解能力、与医务人员的合作能力等。

（二）实施

1. 评估

（1）评估内容

1）既往心理状况　即患者自身兼具的积极心理特征、正性情感体验（如：患者对幸福感、自主、乐观、智慧、创造力、快乐、生命意义的认知及应对既往伤病的"益处发现"）。

2）实际心理状况　患者的实际心理状况，如：有无心理生理症状、焦虑、抑郁、恐惧、孤独和依赖等，这些症状可能是适宜的，也可能是轻中度偏差，也可能是严重的失衡或危机。通常需要为其选择干预对策的显然是经评估显示严重心理失衡或危机的患者。

3）产生实际心理状况的相关因素　依据主要影响因素进行个体化评估，包括生理、心理、社会因素，如：外科住院患者的心理状况是否与疾病进展相关，有无手术并发症，有无知识缺乏，家庭是否能提供有力支持等。

4）护士的心理护理意识水平　即评估护士治疗过程中进行的有意识心理护理水平和无意识心理护理水平，主要包括护士心理护理的专业素质和能力。

1. 有意识心理护理：即狭义概念的心理护理，要求护士主动的运用心理护理的理论和技术，有依据、有设计地满足患者的个体化需求或帮助患者调控不利其达成身心适宜状态的负性情绪反应等。

2. 无意识心理护理：即广义概念的心理护理，要求护士了解其与患者互动过程中的一切自身言谈举止，都应以积极影响患者的心理活动为准则，避免其无意识间不当言行可能给患者身心造成的不利影响。

刘晓虹，李小妹．心理护理理论与实践［M］．北京：人民卫生出版社，2012．

（2）评估方法　可选择国际上较权威、经过信效度检验、已译成中文版本的心理健康相关他评量表，主要涉及焦虑自评量表（SAS），医院焦虑抑郁量表（HAD），症状自评量表（SCL-90），护士用住院患者观察量表（NOSIE）。结合访谈、调查问卷、临床观察进行评估。

（3）评估要点　依据外科治疗方案及治疗过程进行评估，强调"早期""循环往复""由浅入深""以人为本"。

（4）评估时机　手术患者进行入院、围手术期、康复期、出院前、出院后评估，非手术患者进行入院、治疗期间、康复期、出院前、出院后评估。

（5）评估标准　通常可借助主观经验标准、社会适应标准、病因症状标准和统计分析标准。

2.干预实施流程

（1）友好的结识患者　护理人员应参与到患者的整个治疗过程，耐心服务于患者，加强自身的服务意识，为患者排忧解难，给予关怀与鼓励，讲解手术成功案例，树立患者对疾病治疗的信心。要有较强的抗压能力和自我调节能力，以敏捷的反应处理紧急情况，以获得患者的认可及信赖。

（2）简介设施环境　护理人员主动介绍责任护士、设施设备、病区、医院的环境，消除患者的陌生感，协助患者早日完成角色转换。

（3）提供充足资讯　护理人员通过多种健康宣教方式，如：发放围手术期疾病知识手册、开立健康教育处方、进行面对面讲授、观看影视资料等为患者详细讲解疾病、手术相关知识。内容包括：术前应对患者饮食进行控制，指导患者以高维生素、高蛋白、高热量、易消化饮食为主，并告知患者术前 12 h 禁食，指导患者多休息，保持充足的睡眠。术后护理人员应将患者安全送回病房，病房通风良好，温湿度适宜，定期打扫病房、更换被褥，对病房进行消毒，同时密切监测患者生命体征，观察患者手术切口，做好防感染护理。腹部手术患者在术后 6 h 内应禁食禁水，在肛门排气后才可进食，根据患者恢复情况从流质饮食逐渐过渡到半流质、普通食物。术后定期为患者进行被动训练、按摩等，并协助患者翻身，以防止并发症发生，根据患者康复情况鼓励其下床运动，以提高恢复效率。根据患者手术切口疼痛情况给予镇痛药物，改善患者术后切口疼痛。观察引流管是否有弯曲现象，观察术后患者有无出现出血严重或休克情况。同时对患者的肢体冷暖、患者面色、患者意识等也要实时监控，一旦出现异常情况，要立即通知医生就诊，并全力配合医生展开抢救工作。积极预防并发症的发生，指导患者下床活动锻炼。

（4）实施观察和访谈　护理人员在关注患者负性心理体验的同时，更应关注其积极体验，因后者更易使患者发现其内在优势及力量，激发其与疾病进行抗争的斗志。其中观察法和访谈法运用较为普遍，观察实施者可以是医务人员，也可以是患者亲友、病友等。在访谈过程中，护理人员需仔细观察并记录实地笔记，内容包括被访者的表达方式、面部表情、肢体语言等。

（5）使用量表测评心理状态　选择标准化的心理测评工具对患者施测，因护理工作的特殊性，宜选择便捷、实用、可操作强的评估工具和方法。

（6）甄别性初始评估　依据心理测量工具的测评结果，进行诊断性评估，其具有重要功能：可用于筛查心理问题，测评心理问题的性质及强度，找出主要影响因素。

（7）对症对因的心理干预　患者对手术会存在紧张感，故而护理人员应保持与患者良好的沟通交流，缓解其不良心理情绪。对待儿童患者要使用轻松愉快的交流语言，动作要轻柔，与患者谈一些儿童感兴趣的话题；对待成年患者要将尊重其隐私放在首位，护理时要注意语言，避免造成其尴尬的处境，多使用专业语言；对待老年患者要平易近人,尤其对儿女工作忙的老人,更要从心理和护理两方面多加关心。护理人员要以积极乐观的情绪感染患者。阳光乐观的心态能够帮助患者克服恐惧心理,使患者能够正确面对疾病,积极配合治疗,达到事半功倍的效果。外科围手术期患者的心理症状主要有心理生理症状、焦虑、抑郁、恐惧等,其心理护理干预措施详见手术室患者的心理护理(详见第十章第二节)。

(8)监控极端情绪反应 动态评估癌症、创伤、围手术期及有极端情绪反应患者的心理状态,加强对抑郁患者的监测,预防不良事件的发生,如自杀,走失等。

(9)针对个体化主因 儿童年龄小,病情变化快,表达能力欠缺,护理人员要耐心与儿童沟通,尽量采取儿童喜欢的方式,在沟通要时缓解儿童术前的恐惧情绪;老年人由于身体器官的老化,身体抵抗力明显降低,护理人员要做好术前的各项工作,避免由老年人特殊体质可能造成的各种术后问题,而出现一系列心理生理症状及孤独、依赖情绪;成年人在患病时,往往因为创伤大、耗时长、担心疾病预后、经济压力大、家庭支持力度不够,而产生严重的心理生理、焦虑、抑郁、恐惧等心理状况。护理人员要根据不同人群的心理特点及主因制定个体化干预措施,帮助患者减轻心理负担,并注意保护患者隐私。

(10)针对不当的疾病认知 对疾病、手术和并发症预后存在认知偏差的患者,对治疗缺乏信心,以致对不适感过度评价、过度敏感,护理人员运用合理情绪疗法,指导其认识和采用良好的应对方式和技巧十分重要。

(11)针对不适的就医环境 一旦入院治疗,陌生的环境、人物往往会使老年人产生很强烈的情绪波动。表现为入院后情绪焦躁,情绪低落,抑郁却得不到很好的抒发。护士要及时与老年患者沟通,督促其保持良好睡眠,引导患者乐观对待病情,或者在同一病房间组织一些小的游戏活动,定能给老年患者带来愉悦的心情。

(12)针对明显人格偏差 负面心理达到一定程度,甚至可能产生人格偏差。而坚韧性人格的个体在面对应激刺激时更多采取积极认知评价,进而影响内分泌系统,能增强机体免疫系统功能,且不太容易焦虑,因此护理人员应鼓励患者充分调动其坚韧的个人心理资源来应对癌症、创伤、灾难等应激事件所致的不利于身心的影响,从而实现健康维护和促进的目的。

(13)针对不足的社会支持 社会支持对处于压力状态下个体所承受的压力具有缓冲作用,可减轻其压力性情绪和生理反应。护理人员提供的护理技术、知识和情感等为专业性社会支持系统,家属、亲友或其他社会团体提供的为非专业性社会支持系统。在心理护理过程中,护理人员应积极评估和指导患者及时调适其对非专业性社会支持系统的利用,以提高患者应对和适应疾病的能力,促进生理、心理、家庭及社会功能的系统康复。

(14)干预后效用性评估 干预后护理人员依据甄别性初始评估的结果及评估时机,随时对患者进行效用性评估,并告知患者居家注意事项,依据外科患者疾病的康复期护理常规为其制订科学的饮食及运动方案,指导患者在家中注意康复锻炼、自我护理,以加快患者全面康复的速度,促进生活质量的有效提高,早日回归社会。

(15)调整策略 依据效用性评估结果随时进行心理护理干预策略的调整,确定新的方案。

(16)整理总结 将干预过程、干预策略、干预疗效进行总结、分析、归档。

3.常用心理护理技术　解释、谈话、音乐、放松、ABCDE、信息支持、情感支持、系统脱敏、鼓励、暗示等心理护理技能等(详见第十章第一节)。

思考题

1.甄别性初始评估的重要功能有哪些?

2.患者心理状况的评估方法有哪些?

三、妇产科患者的心理护理

　　患者李某,女性,22岁,以"先天性无阴道"为诊断入院,择期行"羊膜代阴道成形术"。术前检查已完善,入院7 d,因无合适羊膜无法手术。某日该患者再次找到责任护士询问羊膜准备情况,责任护士在护士站大声回答:你这情况都二十多年了,等这一两天算什么啊? 患者听后大哭不止,要求出院,且投诉该名护士。在主管医生及护士长协调下患者同意继续治疗,但要求该护士对其赔礼道歉,且停发当月奖金。

　　问题与思考:

　　1.该患者具备哪些心理特点?

　　2.对于此类患者,护理人员应怎样正确地进行心理护理?

　　妇产科的特殊性在于患者群体为女性,心思缜密、感情细腻是她们的共同特征。随着社会的快速发展,妇产科患者群出现低龄化、老龄化双向发展,也给本学科的心理护理带来新的难题。

(一)妇科患者的心理特点及护理

1.一般患者的心理特点

(1)羞耻心理　许多女性受传统观念的影响,特别是文化程度较低、从农村出来的患者,这类人群在患病后怕引起外人的误会而不及时就医。即使面对医生,也不愿意诉说自身的症状,更不愿意咨询医护人员。患者入院后妇科检查是无法回避的项目,在诊疗及护理的过程中,由于疾病的部位比较隐私,因而在暴露时会出现羞耻和不安。尤其是遇到男医生检查时,窘迫、羞耻、紧张不安的情绪会更明显。

(2)焦虑、恐惧心理　大部分妇科疾病需要进行侵入性检查,这些操作多伴有疼痛感,使得患者出现恐惧。部分妇科手术会摘除部分内生殖器(如子宫、卵巢等),未生育患者会特别担心丧失生育功能,有些患者认为,这些器官是女人不可缺少的部分,例如子宫切除的患者,由于她们对有关疾病知识不了解,顾虑重重,怕子宫切除后影响性生活,影响夫妻感情,造成家庭破裂,另外患者自认为失去了女性特征,担心提前进入更年期,甚至会男性变,因此表现出对生活失去信心,悲观绝望,敏感多疑,易怒易暴。妇科疾病对患者及家属造成了极大的精神压力,部分的丈夫表现出对疾病的过度关注和担忧,也会影响患者的心理状态的治疗。年轻患者在子宫、卵巢切除后,经常出现心理上的损失感和不完整感,会导致严重的"阉割性焦虑"。

(3)抑郁、自卑心理 大部分女性受社会角色和传统观念的影响,往往会把妇科疾病视为一种生理的缺陷,忍受这来自家庭、社会的歧视、嘲笑及不公平待遇,心理上长期处于苦闷、孤独、压抑的状态,而产生自卑、自责心理。而这种心理状态在不孕症患者中尤为常见。

2.一般患者的心理护理

(1)建立良好的护患关系 心理护理是以良好的护患关系为桥梁进行的,妇科护理人员与患者同为女性,对疾病、家庭或情感等问题容易相互理解和影响。护理人员应以积极的心态影响患者,尊重患者的人格,理解患者的痛苦,关心患者的状态,建立和谐、信任的护患关系,与患者形成情感共鸣,取得信任,便于患者倾吐心声,迎接疾病和生活的挑战。应在护理操作中特别注意保护患者的隐私,减轻患者的心理压力。

(2)恰当的解释和指导 患者缺乏医学知识,对自己的病情一知半解,容易丧失治疗的信心,情绪低落,抑郁。护理人员要善于观察,和了解患者的心理反应和需求,同患者多交谈,介绍疾病的病因,症状,预后等相关知识,对其提出的问题应准确、耐心的给予解答和说明。也可以列举类似疾病恢复良好的例子,增强患者对疾病治疗的信心。

(3)积极的社会支持心理护理不可忽视社会环境对患者的影响。家人好友的关心、鼓励和支持可使患者的心灵得到很大的安慰,使其尽快适应医院的环境。同时还可以用同病种恢复良好患者的现身说法,帮助患者对疾病有更深的认识,对治疗效果有直观的了解。

3.特殊疾病患者的心理特点及护理

(1)妇科恶性肿瘤 癌症确诊初期,一些患者会恐慌和惧怕,似乎死亡就要来临,惶惶不可终日。在治疗的过程中,由于症状加重或病情恶化,会进一步产生恐惧心理。由于恶性肿瘤病程长、预后差,加重了家庭经济负担,因而患者思想包袱重,有的患者失去治疗信心甚至产生轻生念头。对于此类患者,护理人员应提高综合能力,主动热情服务,给予恰当的尊重和照顾,满足合理要求,树立战胜疾病的信心。并且根据患者的个性特征、文化程度,有针对性地进行健康教育,提高家属对疾病的应对能力,避免患者产生被抛弃的感觉。

(2)先天性无阴道无子宫 此类患者除了会出现羞耻、焦虑、恐惧、抑郁、自卑等心理外,还会出现愤怒悲观的心理。由于患者发现此病时多是青春期,正处于求学、创业、恋爱的大好时光,当她们得知并了解疾病后,常会出现一种愤怒的情感。部分青少年还认为患病是父母遗传的结果,将愤怒的情绪转向父母,责备父母。患者入院后不配合治疗,对医护人员不信任,表现出冷漠、无动于衷的态度,以及对手术的担忧,对未来生活的绝望。对于此类患者,在接待时应用亲切、诚恳的态度取得患者的信任,注意保护患者隐私。护士除了做好必要的健康指导外,还应讲述治疗前景,消除患者悲观、愤怒的心态,术后增加回访次数,给予更多指导,树立患者面对生活的信心。

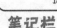

心理与月经

中医学第一部经典著作《黄帝内经》有关于心理与月经的叙述,《素问·阴阳别论》曾说"二阳之病发生脾,有不得隐曲,女子不月——"《素问·评热病论》曾说"心气不得下通,故月事不来也",说明了心理失衡可导致妇女月经紊乱。

治疗上,万密斋曾说:"因气郁血闭不行者,用二郁二陈汤。"陈自明《妇人大全良方》说:"忧愁思虑则伤心,而血逆竭,神色先散,月水先闭",治疗上只要"自能改易心志",再能"用药扶持",皆可痊愈。这些引证说明了月经期发病的心理反常状态,而提出了药物治疗与心理疗法的关系。

《黄帝内经》《素问·阴阳别论》《素问·评热病论》《妇人大全良方》

(二)孕产妇的心理特点及心理护理要点

1.孕产妇的心理特点

(1)焦虑 大多数孕妇在妊娠早期会出现妊娠反应,甚至会出现严重的恶心、呕吐和身体的不适感,这就会使孕妇出现紧张、焦虑等负面情绪。

(2)恐惧 分娩是一个正常的生理过程,但对产妇,特别是初产妇来说是一个强烈的应激过程,部分初产妇在接收一些关于分娩的负面信息后,担心产程困难、胎儿畸形或者产后身材走样等,对分娩产生抵触甚至恐惧情绪。

(3)抑郁 产后抑郁症是女性精神障碍中最为常见的类型,是女性生产之后,由于性激素、社会角色及心理变化所带来的身体、情绪、心理等一系列变化,对产妇本人及其家庭都带来一定影响。

2.孕产妇的心理护理要点

(1)全面的围生期保健指导 有研究表明,接受过全面围生期保健指导的孕妇与没有接受指导的孕妇相比,前者的妊娠生活更愉快、顺利、平和。同时她们的妊娠反应较轻,孕中期并发症少,分娩也比较顺利。所以,护理人员要做好围生期保健指导,增强孕产妇信心,调节心理状态。

(2)正面积极的情感支持 护理人员应为孕产妇提供更个性化的服务,在待产过程中可允许家属陪伴,满足其情感需求。同时运用沟通技巧,营造温馨的气氛,调动社会支持系统的作用,指导家属在孕产妇面前表露出正面情绪,增进夫妻感情、婆媳关系,让孕产妇感到家庭的温馨,消除焦虑、恐惧和抑郁情绪。

(3)针对性心理护理 对已有不良情绪产生的孕产妇,护理人员应针对其心理反应,分析导致不良情绪反应的因素,积极主动地给予解释、鼓励和指导,使孕产妇正确认识妊娠和分娩过程,建立分娩信心,协助孕产妇通过放松疗法,转移注意力,缓解心理压力。对出现分娩意外的产妇,尽量避免精神刺激,协助其制定合适的康复计划,以减轻心理压力和失去孩子的痛苦,帮助她们正确面对生活。

心理与产后

古人常以"百脉空虚"描述产妇的生理特点,由于气血的损伤,容易出现血瘀,情绪不稳定,心理状态易波动,在波动的心理状态下,易怒、易惊、易悲、易恐、好思等心理活动必然会出现,所以产后诸症的发生都受到心理因素的影响,如产后缺乳是临床上最常见的。《儒门事亲》指出:"或因啼哭悲怒郁结,气溢闭塞,以致乳脉不行。"《医宗金鉴》说:"产后乳汁不行,因瘀血停留,气脉壅滞者,其乳必胀痛,宜用涌泉散。"中医学妇科专著中称此症为"乳汁不足",亦称"缺乳",病因从心理学来讲就是"情绪波动"导致心理失衡而形成。中医认为肝为藏血之脏,气为血冲,气行则血行,气滞则血凝,肝郁气滞必然影响气血的运行,肝血瘀滞不能上升化乳便出现缺乳。如一初产病妇,产后七日乳汁点滴稀少,两乳胀痛。为乳少求医,在诊治过程中追查病始,因生男婴心中大悦,而其夫在外地工作,多次电报尚未归,心中忧烦又不敢明言讲出,几日来不得隐曲,偷偷哭泣,乳汁量少欲无。观患者面色淡灰,精神抑郁,心烦胸闷嗳气,食少乳胀,舌白苔腻,脉弱不畅。此由产后气血不足,更由于爱人不在身边情绪波动较大,导致气滞肝郁,心理失衡而少乳。此时以情绪疗法治病,以情胜情,采用"喜胜悲"的心理疗法,其爱人也返家,从而使患者心情愉悦,达到心理平衡,此后乳汁见增,渐能满足其婴儿所需,母子俱安。

《儒门事亲》《医宗金鉴》

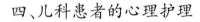

四、儿科患者的心理护理

儿童期一般指出生至14岁的阶段,在临床工作中,按照年龄可具体区分为新生儿期(出生至生后28 d)、婴儿期(1月龄~1岁)、幼儿期(1~3岁)、学龄前期(3~6岁)、学龄期(7~14岁)。儿童患者的突出特点是年龄小,对疾病缺乏深刻认识,心理活动多随活动情境而迅速变化,加上儿童病情急、变化快,因此在儿童患者的心理护理中,要充分考虑到不同年龄阶段儿童的心理特征,为患儿提供安全、稳定的治疗环境,共同促进患儿的康复。

(一)儿童患者的心理特点

1. 新生儿期(出生至生后28 d)　新生儿大脑发育还很不完善,大脑皮质经常处于保护性抑制状态,导致每天的睡眠时间长达20~22 h,一般情况下,新生儿只要心理得到满足且没有疼痛,瘙痒等不适体验,都会有愉快的情绪反应,并很少有哭闹现象。

2. 婴幼儿期(1月龄~3岁)　婴幼儿正值哺乳期,母亲对婴儿的爱抚和照顾是婴儿和母亲之间建立深厚的情感连接,当母亲要离开婴儿时,婴儿会哭闹,害怕,甚至拉着母亲不放,这种关系我们称之为依恋关系,生病住院后,可能是害怕陌生的住院环境和医护人员,对母亲的依恋变得更加强烈,出现明显的"分离焦虑"现象,表现为哭闹不止,寻找母亲,回避和拒绝陌生人。

人类和所有的热血动物都有一种特殊的需求,即所谓的"皮肤饥饿"现象,即对相互接触和皮肤抚摸的需要,在幼年时期,双亲的抚爱,特别是母亲的抚爱,不仅对身体的发育,皮肤的健康,由触觉所带动的整个感知能力的提升,都起着促进作用,而且,在心理的健康发育方面,尤为重要。生病住院的患儿,由于特殊的住院环境,"皮肤饥饿"的需求得不到满足,容易出现哭闹、食欲缺乏等现象。

3. 学龄前期(3~6岁)　在此时期,儿童的智能发育进入高速阶段,患儿有了主体和客体的概念,逐渐产生了自我保护意识,此时疾病对他们所产生的健康危机的影响比较抽象,比较模糊,所以他们因疾病产生的心理活动也比较单纯,因此患儿的心理反应主要变现为焦虑,恐惧,反抗和依赖性增强,甚至产生挣扎、逃跑等现象。

4. 学龄期(7~14岁)　此期儿童大脑的发育已趋成熟,大脑皮质兴奋和抑制过程都在发展,行为自控管理能力增强,自我意识也得到进一步发展,开始关注自己疾病的预后,重视自己的健康问题,已能从家长和医护人员的态度中猜测到疾病的严重后果,并会为此忧虑不安,当某些疾病引发脱发,肥胖等外形改变,患儿会产生自卑的心理,具体表现为沉默,唉声叹气,拒绝继续治疗,偷偷哭泣等,更严重者出现拒食、自杀的念头。另外,学龄期儿童患病住院,远离了熟悉的校园生活和同学,经常担心落下功课,担心会落后于同学,在陌生的病房里没有同龄人交流和一起玩乐,患儿想念老师和同学,感到孤独和害怕。

(二)儿童患者的心理护理

儿童注意力转移较快,情感表露又比较直率、外露和单纯,只要依据其心理活动特点进行护理,易于引导患儿适应新的环境,根据不同的年龄特点而采取不同的心理护理。

1. 新生儿患儿的心理护理　此阶段患儿的心理护理,可以通过观察患儿的反应来了解其病情,找出原因给予解决:婴儿烦哭可能是因为饥饿,衣裤过紧,疼痛,尿湿等引起,这要求我们要有丰富的工作经验和仔细的观察,并给年轻父母传授相关的卫生知识。

2. 婴幼儿患儿的心理护理

(1)满足患儿的情感需求　婴幼儿对母亲有强烈的依赖感,如果与母亲分离会产生强烈的"分离焦虑",因此鼓励母乳喂养,如果母亲不能陪伴患儿,护士应更多地给予患儿精神抚爱和关怀,尽可能地为患儿提供母爱,经常与患儿交谈,玩耍,抚摸,抱抱等,增加患儿对护士的熟悉和喜爱,满足患儿皮肤饥饿感,消除患儿的孤独感。

(2)为患儿提供有针对性的护理和训练　护士应有意识地为孩子提供适量的视觉、听觉、触觉和语言刺激,促进患儿感觉器官智能的发育和语言能力的发展。

3. 学龄前期患儿的心理护理

(1)适当开展幼儿游戏,与患儿建立有效沟通　此期患儿的语言能力和行为能力逐渐提高,喜欢游戏、玩耍,模仿和探索外界事物,对表扬和鼓励有积极反应,护理此阶段患儿,护士应对患儿有益的探索行为加以表扬,耐心的解释其提出的问题,鼓励他们主动勇敢的接受治疗,消除其恐惧心理,以取得合作。

（2）娴熟的操作技能　在做各种治疗时应用娴熟的治疗技术,稳、准、轻、快地完成操作过程,把痛苦减少到最低限度,并向患儿保证许诺,使患儿从心理上确认许诺是真的,从感情上依赖护理人员,完成从不愿接受治疗到主动配合治疗的心理过渡,必要时让患儿观看其他患儿配合治疗的行为,鼓励患儿进行模仿。

4.学龄期患儿的心理护理　帮助患儿克服恐惧感,提供患儿学习的机会:护理此阶段患儿时,护士要注意观察患儿的情绪反应,多与患儿沟通,了解患儿的所思所想,有的患儿担心落下功课,护士应尽量根据患儿的病情适当安排学习时间,有的患儿担心疾病会导致残疾或死亡,护士可以和患儿及家属讨论所患疾病的病因和预后,消除患儿的担忧,与他们交知心朋友,诱导相互信任,增强他们战胜疾病心理。

5.创造舒适的就医环境　鼓励患儿阅读书籍,听音乐,做集体游戏,为患儿创造生动、活泼的生活气氛,帮助儿童适应医院的环境,对年龄大又有活动能力的患儿,护士可组织他们做些力所能及的工作,如整理自己的床铺,生活能够自理,协助照料患儿,使患儿体会到自身能力的实现,增强自尊、自信。

思考题

1.简述儿童患者的心理特点。

2.如何为儿童患者进行心理护理?

五、五官科患者的心理护理

护理案例

小强是个上班族,最近一段时间发现视物模糊,偶尔会出现恶心、呕吐,去医院眼科检查发现眼压高、视野缺损,医生诊断为慢性闭角型青光眼。因小强对青光眼疾病不了解,产生了困惑心理,再加上长期高眼压状态下损伤眼部视神经,导致视力下降,出现了严重的担心、抑郁、焦虑等负面情绪。

问题与思考:

1.慢性闭角型青光眼,应该如何预防和治疗?

2.针对小强的情况,护理人员应该怎样做心理护理?

眼睛和耳鼻喉是人体的重要器官,一旦罹患疾患,将会影响患者的正常工作和生活,进而影响患者的心理状态,主要表现为恐惧、焦虑、紧张、抑郁等负性情绪。护理人员应运用有效的心理学相关理论,结合护理工作实践,根据患者的具体情况,给予必要的心理支持或心理干预,以缓解患者的心理负担。

笔记栏

（一）青光眼患者的心理护理

为使每位患者尽可能处于接受治疗和护理的最佳状态，作为护士要表现出严谨的工作态度，以取得患者的信任。与患者交谈时要亲切而自然，以消除他们的恐惧与疑虑，并保持乐观的态度，调动患者个人积极性配合治疗。在青光眼发病初期，因患者对青光眼疾病不了解，容易产生困惑心理，加之视力下降、视野缺损，患者还会产生恐慌、害怕等心理，担心疾病不能治好。此时，护理人员应对患者的病情进行全面的评估，并向患者说明青光眼的相关症状、治疗方式、并发症等，让患者对青光眼有一个正确的认识，消除恐惧、惊慌等情绪。同时，注意观察患者的情绪及行为变化，如果发现患者因视力严重下降而产生了负性心理，则应及时对患者进行心理疏导，列举成功康复的案例，强调治疗的有效性，提高患者的治疗信心。在发病中期，患者容易产生愤怒感和敌对情绪，老年患者还会有孤独感。此时，护理人员应多与患者交流，倾听患者的烦恼，从而减轻患者的不适感；同时，叮嘱患者家属多关怀、照顾患者，消除患者的孤独感。在发病后期，患者处于康复阶段，此时容易产生焦虑、担忧等心理。对此，护理人员应引导患者以较为轻松的心态等待康复，减轻心理压力。在对患者进行心理护理的过程中，护理人员应将负面心理压力对疾病产生的不利影响告知患者家属，和患者家属合作努力转移患者的注意力，促进患者的病情早日康复。另外，护理人员还需要对患者家属进行适当的健康教育，向患者家属讲解有关青光眼的知识、治疗方法和治疗过程中的注意事项，指导患者家属抽出更多的时间陪伴患者，让患者感觉到家庭的温暖，改善患者的抑郁等不良心理情绪，指导患者家属积极配合护理人员的工作，帮助患者战胜疾病。

（二）角膜移植患者的心理护理

角膜移植患者由于对角膜移植手术不了解，担心手术效果，产生恐惧心理，因此，帮助患者正确认识疾病是减轻恐惧心理的关键。首先要科学地交代病情，对病情较轻的患者，应说明角膜移植手术不但可增进视力，同时可美容，使患者抱有乐观态度积极配合治疗，对病情较重的患者，应说服其配合手术治疗，术后可复明，使患者增强战胜疾病的信心。角膜移植患者手术后急于知道手术效果，必然产生焦虑心理，从而引起内分泌紊乱，不利于手术后身体康复。因此应加强术后的心理护理，稳定患者情绪，把焦虑的心理转移到积极配合治疗与护理之中。另外要注意缓解悲观心理，病情反复发作，久治不愈，视力难以恢复的角膜移植术后患者往往会出现悲观绝望的心理。在心理护理中，应根据患者的心态，分析其心理活动规律，使其心理冲突得到解脱，由悲观转为乐观，由失望转为充满希望，从而增强与疾病斗争的毅力，树立对以后治疗的信心。

（三）眼球摘除义眼台植入患者的心理护理

因眼球摘除手术给患者带来容貌及五官的改变，是一种毁容手术，为生活带来不便，患者会出现失眠、焦虑等情况，针对这种情况，护理人员在巡视病房过程中多与患者交流、倾听，让其宣泄情绪。其次，耐心回答家属的疑问，讲解手术后注意事项及相关知识，取得他们的信任，以增强护患关系。对年龄较大且文化程度不高的患者，可以在与患者交流时使用非语言性的交流方式，可以通过握住患者的双手或抚触患者双手、轻拍患者肩膀，使其肌肉放松，减少不安心理，积极配合治疗。环境、生活护理，可以给患者提供一个舒适、安静、整洁的住院环境,做好患者生活护理,预防感冒和咳嗽,教会患者用舌尖顶住上腭,防止患者因咳嗽而导致伤口疼痛和出血。寻求患者情感支持,让家属经常陪护,讲解眼球摘除术后知识,训练患者对触手可及的物品进行选择,提高患者对生活的积极性。病房内光线柔和,适当摆放绿色植物,使患者感到温馨,激发对生活的热爱,树立战胜疾病的信心。换药时陪同医生与患者进行交流,提高患者的信心积极配合治疗和护理,加强患者的评估,预防患者因术后适应过程出现的跌倒、坠床事件的发生,加强患者的安全意识,嘱患者起床时注意安全,常用物品放于易触及之处,穿防滑拖鞋,衣服长短适宜,道路无障碍物,根据文化背景提供适合的心理疏导,使患者意识到可以用义眼台弥补眼球缺失而对容貌的改变。

(四)耳鼻喉患者的心理护理

耳鼻喉患者的心理护理问题主要表现在恐惧、焦虑、悲观、失望、术中疼痛等。恐惧的原因之一是对耳鼻咽喉手术缺乏认识。因为癌症的确诊、放化疗对身体的影响、手术所致的紧张心理等都将直接加重患者的痛苦心理,在需要手术治疗时都会或多或少影响到病变部位的功能及面部美观,例如:喉切除术后发音问题、喉带管问题;咽喉肿瘤切除后吃饭、说话问题;鼻部手术后面部畸形等,多数患者对这些问题缺乏认识。这与患者的文化素质、生存环境、家庭背景、经济状况都有直接的关系。焦虑的原因是患者对手术没有心理准备,往往会产生紧张、焦虑的心理,怕手术后影响日后的生活、顾虑手术效果不好、怕有生命危险而心情紧张,吃不下饭,睡不着觉等,越接近手术日期焦虑越严重。这种负性情绪对手术过程以及术后伤口愈合、疾病的转归都是不利的。患者患上恶性肿瘤会有悲观失望的心理变化,心理上存在有失落想到自己极可能将是一个废人,是别人的负担,因此对待疾病的态度表现为极度焦躁、易怒或者是沉默不语,情绪极度消沉,甚至有些患者产生抵触、放弃生命的念头。还有患者害怕术中疼痛,这与患者对疼痛的耐受程度、行为反应和心理因素有密切关系。针对耳鼻咽喉手术患者的心理护理,我们首先针对所患病症的顾虑及需求,进行心理辅导。具体内容包括:手术会影响哪些功能,能否预防及治疗;手术治疗的优点及要点;术后要注意的问题;以及术后如何很好的康复等,让患者做好充分的术前心理准备。对患者的各种心理反应,医护人员在术前、术中、术后都要做到耐心解释,并且言行要稳妥,操作熟练,及时发现心理问题,随时给予咨询和相应的医疗护理措施。帮助患者正确认识疾病,关爱患者,增加患者对医护人员的信任、安全感,提高战胜疾病的自信心。

 思考题

1.选择护理措施时要考虑哪几个问题?

2.列举患者的心理需要。

六、传染科患者的心理护理

护理案例

  小兰是个活泼开朗、积极上进的小学五年级女生,身体素质一直都很好,因为妈妈患有乙肝,家里是农村的,多年前由于当地医院卫生条件一般,妈妈怀孕时候没有查传染病四项,怀孕时候没有采用干预手段,小兰出生也是一名乙肝病毒携带者。从小小兰因为经常要去医院,内心总是感觉自己与别的孩子不太一样,内向、孤僻,直到小学一年级,妈妈无意间说漏了嘴,小兰知道自己是一名乙肝病毒携带者,更加孤僻、不愿意和人交流,经常发脾气,动不动会对母亲发脾气,和同学们也不能很好地相处,一点小事就和同学争执不休,感觉学习效果不如以前,记忆力变差,注意力不易集中,感觉人很容易沮丧,觉得生活一片黑暗,没有动力和目标。这种情况持续有半年之久。学校班主任建议她去找找心理老师聊聊,小兰说她一直都很健康,没必要去找心理老师,更加自闭,不愿意和人沟通交流。

  问题与思考:

  1.小兰真的健康吗?

  2.针对小兰的情况,作为一名护士,你应该如何开导她呢?

  传染科收治的大多是传染病患者,传染病是各种致病性的病原体所引起的具有传染性的疾病,常可迅速传播,在一定外界环境条件下可以造成流行,严重危害人民的健康。传染病区别于其他疾病的重要临床特点是其具有传染性,因而往往造成患者的心理反应错综复杂、心理压力较大。在传染病的临床治疗工作中,心理护理有着不容忽视的作用。传染病患者常有恐惧、焦虑、抑郁、自卑、逆反等心理。做好传染科患者的心理护理对患者的康复具有重要的意义。

(一)传染科患者心理问题分析

  1.恐惧心理　恐惧心理在患者一开始住院时就特别明显。这种心理常见于首次患病且确诊病情的患者。一旦患了传染病,首先是畏惧心理,传染科病房的特殊环境、医务人员的服装以及各项严密的消毒隔离制度,均给患者造成了一定的心理压力。担心因患传染病而感染家人或遭亲友们的嫌弃,甚至对外隐瞒所患病种。此时期患者比较敏感,医务人员的言谈举止均影响患者的情绪。

  由于患者对疾病缺乏正确的认识,认为传染病是一种可怕的疾病,病情重、治疗难度大,患者表现为恐惧,心神不宁,严重影响了正常的饮食与睡眠,出现病情加重的现象。

  2.焦虑、抑郁心理　传染病由于具有传染性,容易使周围人产生恐惧心理,周围人往往对传染患者采取避而远之的态度,使患者的心理压力增加,患者有严重的焦虑、抑郁心理,不能安心住院,不能消极接受治疗。

笔记栏

3.自卑心理　当患者被诊断为患有某种传染病时往往出现自卑心理,在心理和行为上与周围的人划清界限,出现消沉、不语、厌食现象,甚至觉得自己是一个没有用的人。这种心理常见于出院患者,对出院后适应新的工作生活没有信心。传染患者出院时仍担心有传染性,出院后会传染给亲人和朋友。更担心因患过传染病而影响工作、学习和社会交往,此时患者心理复杂,表现为忧虑不安、过多询问病情、重复询问病情。

4.逆反心理　有的患者不能正视患病事实,产生一种逆反心理,悔恨自己疏忽大意,埋怨别人把疾病传染给自己,压抑的情绪难以发泄,就转换成对他人和社会的怨恨、报复心理。表现为隐讳自己的疾病,任意到公共场所活动或饭店就餐,出现有损他人的行为。

5.孤独心理　这种心理常见于住院患者。由于传染病室对患者实施严格隔离,住院患者的活动常被限制在一定范围之内,加之严格的探视、陪护制度,患者不能经常与家人和朋友见面,患者之间因病种的不同也不能相互来往。这样,患者往往感到生活单调乏味、精神空虚无聊,因而产生孤独感。

6.急躁、担忧心理　这种心理常见于慢性传染病患者。由于住院时间长、病情易反复、情绪易波动,甚至性格发生改变。病情反复时情绪难以控制,或消沉哭闹,甚至不配合治疗,直接影响患者的康复。

7.悲观、绝望心理　这种心理多见于病程长、病情重、经济条件差的患者。由于病痛长期折磨,经济难以承受,造成思想负担沉重。终日烦躁不安,情绪不稳定从而产生悲观、绝望的心理。

(二)心理护理

1.准确掌握患者的心理活动　准确掌握患者的心理活动是实施心理护理的前提。医护人员对传染科患者的心理活动特点及情绪变化要掌握、理解、同情,细心观察患者心理变化的各种因素,要针对患者不同的具体情况进行心理护理。可以通过接触患者,细致观察患者的表情、言语及行为或与患者交谈,直接了解其心理活动。也可以通过阅读病历,了解患者症状及治疗情况、职业文化程度、兴趣等,此外还可向家属了解患者提出哪些问题及要求,间接了解其心理活动。然后把看到的听到的、观察到的,能反映患者精神状态的情况加以分析、判断、推理,从而准确地分析了解患者的真实心理。

2.做好健康宣教　通过分析发现,传染科患者通常有恐惧、焦虑心理,表现为情绪低落、急躁、易怒、失眠、食欲缺乏.甚至不配合治疗,影响病程,或易激发医疗纠纷。故护理人员应循序渐进,耐心开导患者,使患者变得乐观开朗。整体护理要求责任护士对入院患者及家属进行传染病常识的宣教,配合医生交代清楚病情。介绍医院环境、制度、主管医生、责任护士等,以消除患者的陌生感。介绍同病房患者的情况及注意事项,消除怕被传染的恐惧感。介绍相关化验检查的医嘱要求,必要时协助患者去做一些特殊检查.消除其无助感。做好患者的心理护理是实施和完成护理计划的前提和保证。告知患者及家属应积极配合治疗,执行医务人员制订的医嘱,疾病可在短时间内达到理想的治疗效果,缩短康复的时间。

3.提高护理人员的素质修养　传染科患者的护理是一项综合性的工作,要求护理人员具备较高的素质修养。现代护理把患者看成是生物、心理、社会的整体,传染科的患者是来自社会的群体,他们的年龄、性别、职业、宗教信仰、文化水平、社会地位、社会经历、兴趣、爱好、习惯、能力各异。虽患同种疾病,但在心理方面存在着差异。要了解患者,要求护理人员不仅要有严肃认真的工作态度、娴熟精湛的护理技术、敏锐的观察力、迅速而准确的判断力、丰富而有预见性的想象力等,还要学习心理学、社会学、公共关系学等方面的知识,以适应新形势下的护理要求。对于患者提出的疑问,要运用自己所掌握的知识耐心细致地给患者做好解释,满足患者的生理及心理需求,使之更好地配合护理工作。除此以外,护理人员还需要具备良好的职业道德,在护理工作中应该具备耐心、爱心、诚心以及热心,让传染科患者能够体会到护理过程中的人文关怀。

4. 实施差异化的心理护理 由于传染病患者心理负担有不同的表现形式,护理人员需要针对患者不同的心理变化有针对性地采取护理措施。例如对有恐惧心理的患者,首先必须把握此类患者的心理特点,采取谈话方式进行传染病知识宣教。宣教内容包括传染病的病因、传染过程、隔离的目的与方法、时间、症状、治疗、预后等,使患者对传染病有个完整的认识以消除恐惧心理。对于有焦虑、抑郁心理的患者,要主动对患者进行疏导,稳定患者情绪。可向患者介绍一些康复病例以及目前治疗的新成就,使其充满希望,调动患者积极的心理因素,帮助患者克服消极的心理,同时分散患者注意力,加一些必要的活动,如听爵士乐、下棋、翻阅报纸杂志。将年龄、性格以及生活条件相近的同类疾病患者尽可能安排在同一房间,病友之间拥有共同语言,在和谐的气氛中减轻患者的焦虑和抑郁情绪;另外,也要对家属进行宣讲工作,积极鼓励和支持患者,让其心理得到安慰。

5. 提高语言艺术 语言可以治病,也可以致病,甚至致命。因此,传染科护士应时时注意自身的语言修养,以良好的语言影响患者,给患者安慰和信心。提倡安慰性语言,护士都应该用安慰性语言表现出热情和对患者的理解。设身处地为患者着想,鼓励和安慰患者。尤其是对久病、重病、老年患者更应给予体贴、安慰和鼓励,要用成功经验和事实告诉患者,以解除患者的顾虑,增强患者的信心。提倡解释性语言,患者对疾病的恐惧以及对预后的担忧,一个重要元凶是对疾病本身以及对疾病诊断、治疗过程意义不了解,所以应对患者提出的问题给予认真解答。在时间紧、任务重的情况下,也不要使患者失望,要讲究语言艺术性、科学性,掌握分寸进行必要解释。解除患者思想负担,使患者主动配合治疗。善于使用暗示性语言,良好的语言暗示也可以缓解和治疗疾病。因此,护士应用暗示语言时要慎重。应与医生暗示一致,而且要注意暗示语言清晰明确,使患者听起来可信。

6. 注重语言修养语言可以治病,也可以致病,甚至致命 传染科护士应时时注意自己的语言修养,以自己优美、良好的语言影响患者,给患者安慰和信心。护士要热情接待患者,介绍住院规定,讲解传染病的消毒与隔离知识,劝导患者正确对待疾病,向患者说明现代医学对传染病有很多治疗药物和方法,只要患者能和医护人员密切配合,传染病是可以治愈的。

7. 运用护患换位移情法 作为一名传染科护士,要学会运用护患换位移情法,强化自身的职业道德观念,认识到传染患者因其传染性,易被社会不理解,他们的孤独、苦闷、急躁心理是可以理解的,要有宽容大度的胸怀,同情、亲近他们,主动做好护理工作,使患者得到安慰和鼓励。增强战胜疾病的信心和勇气。

8. 开展心理咨询活动 开展心理咨询活动一方面可以满足患者多疑好问心理,另一方面利用此机会向患者宣传卫生保健常识,向患者宣传如何避免交叉感染及心理与身体健康的关系等知识。可以以黑板报、公休座谈会等的形式进行。

9.鼓励患者进行心理宣泄　人在承受巨大的精神压力时,宣泄是缓解心理压力的一种有效方法。人承受精神压力是有限的,过高的压力不仅导致人的情绪、行为的改变,严重时可导致人格解体和精神崩溃,这对患者极为不利。护士当发现患者精神压力过大时,应及时鼓励、疏导、帮助患者寻求适当宣泄自己的情绪,以减轻自己的精神压力。护理人员应经常巡视病房,与患者谈心,了解患者的心理状况,帮助他们解决一些实际困难,耐心仔细地向患者解释所患疾病的有关防治措施和乐观的预后等,可取得良好的临床效果,病程也会大大缩短。

心理护理是护理人员通过语言行为影响改变患者的心理状态和行为,使患者的精神和身体状态得到改善而达到治疗目的。心理护理对传染病患者的治疗过程及康复有着重要意义,是传染科护士必须掌握的学科。从事传染科工作,护理人员要有无私无畏、忘我奉献、忠于职守的精神。充分尊重和体谅传染病患者,给他们以人道主义关怀和温暖。护理人员要尽心尽力采取有效的手段和方法帮助他们解除思想顾虑,保持心理平衡,促进早日康复。

路西法效应

心理学家菲利普·津巴多(《路西法效应》的作者),在知乎介绍了他的"时间观心理学",提出了我们面对过去、现在、未来三个不同时区应有的最佳态度。

"时间观,决定了我们的人生。更好地去看待和应用自己手中的时间,对于过去、现在、未来都建立正面的平衡的态度,是把控我们人生的关键。"

"我们不能总是沉湎于过去,如果要前行,就必须要两只脚都站在'此时此刻',如果一只脚深陷过去的泥潭,另外一只脚踩在现在,你就需要拔出自己在过去的那只脚,让两只脚并排站在一起,才能走出现在的一步。"

七、急诊患者的心理护理

护理案例

王先生,男,48岁,凌晨3点,睡梦中出现心前区疼痛伴大汗,急来就诊。心电图显示急性前壁心肌梗死。立即给予绝对卧床、心电监护、吸氧等一系列处理,同时做好患者与家属解释工作。愈后恢复良好,患者及家属对于医务人员准确的判断、熟练的操作技能,果断的处理表示感谢。

问题与思考:

1.急诊患者通常存在哪些心理反应?有什么特点?

2.面对出现的心理反应该怎么处理?

急诊科是医院中重症患者最集中、病种最多、抢救和管理任务最重的科室。急诊患者常常起病急、进展迅速、自觉症状明显,常导致患者不良心理反应。因此,为了解除患者痛苦,提高医疗护理质量,除了为患者做好基础护理外,还必须注重患者对于危及生命健康问题的各种反应,并运用心理学的理论和技能,影响患者的心理活动,解决护理中的心理问题。

(一)急诊医疗服务的特点

急诊医疗服务同一般医疗服务相比,具有随机性强、时间性强、主动性强的特点。①随机性强。急诊医疗服务的对象一般都具有病情急剧、危重、复杂、难度大的等特点,且就诊时间、人数、病种、病情都难以预料。②时间性强。对急诊患者,抢救就是命令,时间就是生命,医护人员应争分夺秒、全力以赴抢救。③主动性强。急诊的医务人员应严密观察病情变化,并根据病情及时主动地采取有效措施。

(二)急诊患者的心理反应

此类患者的心理反应,主要指意识处于清醒状态的急危重症患者的心理反应,需排除已丧失意识患者的异常心理反应。

随着现代医学的进步,临床上救治急危重症患者的水平显著提高,挽会了许多濒临死亡患者的生命。但与此同时,急危重症患者的心理反应愈显突出,直接影响其"死而复生"后的病情稳定、疾病转归、生活质量等。密切关注急危重症患者的心理反应,旨在促进其身心的全面好转或康复。

1.心理反应的主要特点

(1)情绪冲动 因起病突然或病情凶险,急诊患者大多伴有情绪冲动、理智不足等心理问题,他们高度紧张的关注其自身健康问题,对任何自认为可能危机其安康的细节都十分敏感、计较。如有的患者及其亲属无视必要的就诊秩序,一味强调自己应优先就诊的理由,动辄与医护人员或其他家属起冲突;有的患者一见到医护人员,救球主办的大呼小叫,伴有纠缠医护人员的行为;有的患者激惹性明显提高,难以自控地计较细微小事,稍不遂愿便乱发脾气。

(2)认知狭窄 换急诊就医,对许多患者尤其是急危重症,易致其典型的应激反应。在较强应激状态下,患者的认知范围变得比较狭窄,如其注意力较多局限于自身的病情变化,很容易出现对周围其他事物判断的偏差等。如有的患者仅根据主观感受认识周围事物,不是与其他患者盲目攀比,就是认定医护人员对其重视不够或处置不当,甚至发生过激言行等。

(3)意志减弱 伴随急诊患者的健康、认知、情绪等各种变化,几乎每个患者都会不同程度的发生独立性下降、依赖性增强、自我约束力减弱等心理现象。一向很有主张的人会变得犹豫不决、优柔寡断;自身缺乏主见的人更易惊慌失措、方寸大乱。他们更多依赖于高明的医生、先进的医疗设备等尽快解除病痛,却较少考虑如何发挥自身主观能动性。如有的患者对其病痛及必须反复实施打的诊治手段缺乏耐受性,突出表现为痛阈降低,有些成年人甚至出现孩童般哭闹等退行性幼稚行为;有的患者对周围一些难以排除的干扰性环境刺激过于敏感、反应偏激,有时会因各种医疗器械、设施等发出嗡嗡声而焦躁不安、心烦意乱。

(4)心理反应复杂、敏感　此类患者的心理活动还因起病方式、年龄特征、性别差异、个体经历不同而各具特点。即使同为急危重症患者,急性起病于慢性病急性加重患者的心理活动特点就有明显差异,如病情严重程度相似的患者中,女性的心理反应叫男性过更复杂、敏感;意外受伤致残的患者中,自伤与他伤的不同病因也是患者的心理反应截然不同等。因此,归纳急危重症患者的心理反应特点,既要掌握其共性规律,还要考虑其各类特征,基于综合分析,叫准确评估此类患者的个体化心理状态。

2.心理反应的影响因素　急诊患者有明显的焦虑、抑郁心理,有研究显示恐惧、担心、焦虑、紧张、急躁等是急诊患者常见的心理反应。产生原因如下:

(1)焦急、焦虑、担心心理　①急诊患者主要由于突然起病,有的缺乏家属的陪伴,焦急、担心预后;②由于就诊时间短,对医师、护士不熟悉,得到治疗后不能立即缓解症状,对诊治缺乏信心,产生焦虑;③对诊疗手段不了解,如摄片、验血等,担心有难以忍受的痛苦;④因经济问题产生的焦虑。担心收费过高;⑤担心医生不负责任,担心疾病被误诊;⑥中老年人因在单位或家庭中担任重要角色,使其放心不下工作或家庭负担而显得顾虑重重,焦虑不安;青年患者主要关注自己病后是否会留下后遗症,焦虑会影响日后的工作、生活、恋爱和婚姻等。

(2)急躁心理　①急腹痛患者由于起病急、疼痛难忍、对各种检查、化验、缺乏耐心。希望立即止痛,迫切希望立即得到明确的诊断,有效的治疗,疼痛没有缓解表现急躁心理。②危重急诊患者由于病情急、危、重,心理上难以承受,自制能力下降,就诊时稍有不顺,就表现急躁心理。③患者因就诊过程烦琐表现心烦、急躁。④乙醇中毒的患者由于处于极度兴奋状态,稍有不顺,就认为医护人员的服务态度不好,甚至采取攻击态度。

(3)紧张恐惧心理　①创伤患者在正常的生活、学习、工作中遭受意外、伤害,缺乏足够的心理准备;而且对损伤程度不了解,甚至面临着残疾、死亡的威胁,精神上往往难以承受,产生恐惧心理。②哮喘、心脏病患者病情危重,进展迅速,具有心慌呼吸困难、甚至有濒死感等严重的症状,产生紧张、恐惧心理。③高血压、心脑血管类疾病的中老人。他们普遍会认为自己病情严重,十分危险。随时可能死广,因此精神极度紧张,恐惧。④大多数急诊患者对疾病缺乏了解。对疾病后果无法预测,对医院环抢救技术陌生,对检查表现出精神紧张、对医疗会本能的产生恐惧心理。

(4)悲观、绝望、无助心理——服毒患者常见　①悲观、绝望、无助心理,由于在生活中受到过度的意外打击而处于不敢或不愿意接受现实的状态。②慢性病反复发作患者,对疾病久治不愈而绝望无助,病重患者对治疗效果的期望过高,对医学诊疗水平缺乏正确认识,认为患者住进医院就应该药到病除。③家庭困境使患者看急诊承受经济压力,缺乏支持,有孤独无助感。

（三）急诊患者的心理护理

1. 心理护理的重要性　急诊患者的治疗、护理有着其特殊性，护理对患者的康复具有与治疗同等重要的意义。急诊患者大部分发病突然，患者多处于紧张、恐惧的状态，加之病痛的折磨，患者心理反应十分复杂，所以心理护理应贯穿于整个护理活动的全过程。这就要求护理人员在抢救的同时针对患者不同的心理特点，不同的心理问题采取相应的护理对策，做好全方位的心理护理，充分满足患者及家属的需要，充分取得他们的信任，使其达到最佳心理状态，能够在短时间内积极配合诊断治疗，以保证抢救工作顺利进行，从而提高抢救成功率和护理质量，减少医疗纠纷，更好地保护医护人员的人身安全，构建和谐的医患关系。

急诊科的护理人员必须掌握、运用护理心理学知识，使患者树起良好心理状态，配合治疗和护理，提高急诊抢救成功率。

2. 急诊患者护理措施

（1）人文关怀对于急诊患者尤为重要　医护人员不仅要为患者解除疾病痛苦，更应该理解其心理。真诚的关注患者的感受和脆弱的情绪，给予精神上的呵护、心理上的宽慰和行为方式上的指导，给予足够的尊重和同情，寻求与他们情感上的共鸣，建立良好的护患关系，尽量满足生理的、心理的、社会的及精神方面的需求，让患者感受到整个护理过程充满人性的温暖，从而修复创伤的心灵，获得肉体和心灵上的康复，以达到"以人为本、患者至上、真诚关爱"的护理服务目标。

（2）使者感到医护人员可亲　急诊患者大都求医心切，一旦进入医院，顿有绝路逢生之感。这时，医护人员应当做到紧张而又热情地接诊，亲切而又耐心地询问，悉心体贴关怀周到，使之感到在危难之时遇到了救命的亲人。

（3）使者感到医护人员可信　医护人员娴熟的医疗操作技术和严谨的工作作风，不仅是赢得时间使之转危为安的保证，同时对患者来说又是心照不宣的支持、鼓舞和依靠力量。

（4）使患者感到安全　医护人员的医德和技术是患者获得安全感的基础。为了帮助患者缓解心理冲突，减轻精神痛苦，医护人员不仅要有娴熟的诊疗技术，还要尽量避免消极暗示，这种医患关系，对抢救过程能否顺利进行有极大的影响，也直接影响急危重症患者抢救成功率和治疗效果。

（5）个性化的护理　由于急诊涉及的范围广泛，往往伴有多学科的情况，因此护士除患者的病情做好治疗和护理工作之外，还要针对患者进行个性化的心理护理，根据我多年的临床观察和护理经验，现就几种常见情况简如叙下：

1）创伤患者　急性创伤患者绝大多数是突发事件的受害者，诸如交通事故、打架斗殴和自然灾害等。在没有任何精神准备下突然受到外界的强烈打击，以及创伤过程中的惊吓，容易产生恐惧不安和愤怒等不良情绪。患者往往言辞激烈、不易配合诊治。护理人员应当给予同情和体恤，对他们转移到医疗环节上来的过激情绪要给予容忍和理解，一般不予以计较和指责。在做好伤口处理和术前准备等护理过程中要注意倾听他们的陈述，针对他们最为愤恨不平的焦点进行安慰和劝解，使其过激情绪得到宣泄，减轻心理压力。

2）腹痛患者　急腹症患者发病急、疼痛剧烈、病情重、病程短、后果严重，如不及时诊治，将危及生命。这类患者来到医院，往往不知所措，大多数显出焦虑，急躁，恐惧不安的情绪。因此护理人员应多方关怀、安慰。因腹痛剧烈,难以忍受而迫切要求止痛。这时我们就应该耐心向患者说明不能随便使用止痛药的原因,告之医生正在积极为他诊断治疗,鼓励其坚持片刻,树立战胜疾病的信心以积极配合医务人员诊治。

3)服毒患者　服毒患者大多很消极,对生活失去了信心。故对一般的劝说无动于衷,拒绝交谈,拒绝洗胃等必要的医疗措施。对于这类患者应让家属或当事人回避,使患者接受洗胃及其他治疗护理措施;虚荣心理者服毒是一时冲动所致,服毒后虽已后悔,但出于面子而拒绝治疗。这时有必要让家属和朋友给予劝告,医务人员可采取半强制手段进行各种治疗,并给予各种劝慰。抢救成功后患者仍会有悔恨、恐惧、焦虑彷徨等心理状态,有的还想自杀,一死了之。家属及朋友也可能会出现怨恨、嫌弃等不良表现,此时心理康复非常重要。因此要加强心理护理,给予同情、关心和安慰,劝其正确对待所遇到的问题,正视和珍惜生命最终配合治疗。同时做好患者家属的工作,进行劝说和解释,消除矛盾,使家属和患者之间互相谅解。避免新的刺激;还有的患者因为误服药物而中毒,在做好患者和家属心理护理的同时,还要告诉患者和家属药物的放置和保存的注意事项。

4)上消化道出血患者　上消化道出血是内科常见的危急重症之一,在治疗上必须分秒必争,在护理是必须密切配合。绝大多数患者在急性出血时均有不同程度的恐惧紧张,特别是见到自己呕出的大量血液更容易产生恐惧悲观心理,往往对治疗失去信心,不愿与医护人员配合,有的表现精神抑郁,有的表现脾气暴躁、挑剔、易怒等,因此,对患者的心理护理和心理安慰十分重要,使之保持良好的心理状态,主动配合治疗护理。

5)心血管疾病　部分患者因对疾病缺乏正确认识,表现为精神极度紧张、恐惧,担心抢救不及时而死亡,这时护理人员要有高度的责任心和同情心,态度要和蔼;检查治疗要及时,护理要周到。给予恰当的心理疏导,健康宣教工作,让患者了解疾病的有关知识和治疗措施,解除患者疑虑,稳定情绪,使其积极配合治疗和护理。

思考题

1.急危重症患者的心理特点主要有哪些?

2.护士角色人格要素特质的主要内容有哪些?

八、重症监护室患者的心理护理

护理案例

　　患者赵女士,行心瓣膜置换手术,手术后被送进重症监护室,观察了整整7 d。在这7 d中,她不能和外界联系,不能接听电话,家人和朋友每天只能探视一次。那时她觉得自己的样子很"凄惨",胸前开了长长的口子,全身插满了管子,尤其是第2天麻醉过了,感觉特别痛。赵女士担心预后不能像正常人一样生活,躺在病床上,有种生不如死的感觉,甚至萌生过自杀的念头。因每天护士都量很多次体温,赵女士就绝望地想：水银对人体有害，干脆把体温计藏起来，趁人不注意咬碎了把里面的水银吞进肚子里，是不是就能够一了百了呢？

请分析：

1. 本案例中，赵女士的心理问题有哪些？

2. 假如你是一名重症监护室的护士，针对赵女士的心理情况，你应怎样护理？

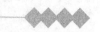

重症监护室（intensive care unit，ICU）是医院针对危重疾病患者专门设立的一个科室，主要接诊病情危重或大手术后的患者，对其进行集中救治，通常是全封闭管理的科室，为危重患者提供监护和抢救的理想场所。但因其环境和设置的特殊性而易对患者产生不良刺激，患者由手术或疾病等严重心理应激源所带来的身体痛苦与心理刺激是极大的，加之大多病情较重，在接受治疗的过程中，极易产生焦虑、抑郁等不良情绪，严重影响了治疗的效果及患者的生活质量。

随着医学模式的转变，护理模式也以从"疾病为中心"的功能制护理向"以患者为中心"的整体护理模式转变。心理护理已成为现代护理模式和护理程序中的重要组成部分，它直接关系到患者是否能得到及时正确的医治。疾病治疗的成败与护理工作质量有密切的关系，要提高医疗护理质量，除了给患者做好基础护理外，还必须注意患者的心理状态，了解和掌握患者的心理需要，消除各种不良的心理因素，以取得患者的积极配合。医学心理学理论认为，人的健康与疾病状态受心理社会等多方面因素影响，不同的患者心理反应也有很大的差别。尤其是重症监护室患者面临多种复杂的心理应激源，直接影响其正常心理活动。如何对不同类型重症监护室患者进行有效的心理护理，减少不良心理反应，使其能够积极配合治疗、转危为安直至身心尽早康复，已经成为新的课题。

（一）重症监护室患者的心理特点

重症监护室患者的心理活动是复杂的，多种多样的。瞬间袭来的天灾、人祸或恶性事故等超常的紧张刺激，可以摧毁一个人的自我应对机制，出现心理异常，易于产生濒死感。恐怖、悲哀、失助、绝望等消极情绪往往可以加速患者的死亡。病情不同、年龄不同、社会文化背景不同、经济条件不同等也对患者的心理活动有影响。

1. ICU 综合征　ICU 综合征即监护综合征，指患者在 ICU 监护过程中出现的以精神障碍为主，兼具其他表现的一组综合征，可加重患者的现有疾患，造成不良预后。有报道称 ICU 患者心理障碍的发生率约为40%，其主要表现为思维紊乱、谵妄、行为动作异常、情感障碍和自我形象的紊乱等。

2. 焦虑和恐惧

（1）患者多由于突然受到意外伤害或病情急剧变化而来医院就诊，患者缺乏足够的思想准备。来诊时常表现惊慌失措，向医护人员提出过高过急的要求，态度也不好，情绪波动很大，迫切希望得到最快最好的医疗救助，以抢救他（她）的生命。如凶猛的大出血最易使患者产生恐惧和死亡威胁感，面部烧伤、四肢断离、双目失明等对患者最容易构成威胁，急性心肌梗死患者心前区剧痛常给患者以一种濒临死亡的体验，产生十分明显的恐惧感使患者思想极度紧张，甚至不敢睁眼和翻动身体。

（2）为了抢救患者生命，有些急重患者需要立即给予手术治疗。由于起病急，患者缺乏心理准备，加上手术痛苦大，对生命有一定的危险，使患者出现焦虑不安心理。此时，他（她）们最关心的是医院条件、医生的素质和手术的安全性。他们渴望得到有经验、医术高明的医生给自己做手术。

（3）为了便于监护和抢救急重症病员常常将患者安置在一个特殊的病室环境中。如心肌梗死患者安置在监护病房，远离亲人和朋友，探视也受时间限制，医护人员也无暇与之攀谈，使患者有一种深深的隔离感和孤独感。监护病房陌生的环境，严肃的气氛，缺少亲人接触及交际活动，不分昼夜的医疗活动等均干扰着患者的生活节律，加之对病情过分担心和害怕，患者的恐惧、紧张、孤独的情绪油然而生，表现为精神紧张、惊慌及食欲与睡眠障碍、激动易怒、神志恍惚，甚至出现谵妄等症状。同时，治疗时的创伤、气管插管、鼻饲管以及约束带和固定的体位、持续的静脉注射等都会给患者带来痛苦。

（4）对于住重症监护室时间较长患者，由于其对监护病房的适应和心理方面的要求，对离开监护缺乏充分的心理准备，或对监护病房产生依赖，在离开监护室时产生焦虑反应。

3. 患者术后反应

（1）术后应激反应与心理变化　患者接受手术后通常会产生或多或少的应激反应，例如发热反应、疼痛感、炎症反应，以及由于身体组织部分或全部缺失和手术失血导致的血压、心率、呼吸频率等生命体征的变化，引流管插管的痛苦，长期没有家属陪护导致的被遗弃感，都可能给手术患者的心理造成不利影响。

（2）手术成功后的情绪恢复　一般转入重症监护室的患者经过了麻醉、手术等过程，疾病得到了控制，患者会产生如释重负的解脱感，手术成功使患者从久病的痛苦中走出来得以憧憬未来，同时也因为担心身体恢复而焦虑。

4. 求生心理　有些患者求生欲望强烈，要求医生、护士不遗余力，尽一切力量，不惜一切代价给予医治，同时患者及其家属会千方百计探索民间或迷信的治疗方案，以求生存希望，实施一些不切实际的治疗方案。

5. 挫折抗治疗心理　多见于工伤、事故伤和服毒自杀者，表现为暴躁、易怒、呻吟、哭喊及不合作和对立行为。如服毒者常因某些难言的内心苦楚而抗拒洗胃和各种抢救治疗。

6. 情绪休克　危重患者多是突然起病或遭受意外，或者是原有疾病加重，对突如其来的意外伤害完全没有心理准备，几乎无法面对现实。常表现为异常的平静与冷漠，少言寡语，对各种医疗处置的反应平淡，无动于衷。

7. 对治疗信心不足　由于进入监护病房的患者均系病情危重的抢救病员，目睹同病室患者死亡和濒死者的挣扎，加上对治疗方案和医疗技术缺乏了解，患者会出现自我评价过低，产生消极意念，对治疗失去信心，甚至拒绝治疗。

8. 敌对与愤怒　患者不愿意承认自己患有重病，对病情康复抱有很大的希望。但是医师严肃的表情、护士忙碌的身影和各种医疗器械的大量使用，不断在增加患者的心理负担，认为自己是最不幸的人，不愿意配合医护接受治疗和护理。

9. 绝望心理　在人们心里，进入"监护病房的危重患者"的概念与"逐渐走向死亡的过程"联系在一起，而相对来说，重症监护病房内的死亡患者相对集中，有些患者病程长,多次反复住院治疗,身心和家庭经济不堪重负,监护病房中缺少亲人接触,使患者产生无望、无助、消极厌世的情绪,等待死亡,甚至拔去身上各种导管,采取自杀行为。放弃治疗的患者这样的患者较少,认为自己患了绝症,对医疗护理漠不关心,失去战胜病魔的勇气。

大部分患者疾病经过诊治可以治愈,但不论医学发展到什么程度,总有一小部分患者因医治无效而面临死亡。临终患者接近死亡时会产生十分复杂的心理和行为反应,多年来,很多西方研究者在探讨临终患者的心理状况时最常引用的是美国医学博士 E. Kubler-Ross 将大多数患者面临死亡的患者心理反应过程分为五个阶段。

(1)否认期:患者往往不敢面对病情恶化的现实,对死亡的后果没有具体思想准备,希望奇迹会出现。此时患者的心理防御机制可以对其有一定的保护作用。大多数患者的这一阶段持续时间的都很短暂,很快会转而进入下一阶段,但是也有患者会持续否认,直至死亡。

(2)愤怒期:随着病情的加重,症状愈发明显,患者开始接受患病的现实,开始意识到死亡是不可避免的。此时患者会出现生气、愤怒、怨恨等情绪反应,无缘无故摔东西或呵斥医护人员和家属。患者的愤怒来源于恐惧和绝望,其愤怒指向可能是多方面的。

(3)协议期:此阶段患者的心理实际上是一种延缓死亡的乞求,是人类生命本能和存在欲望的体现。在愤怒的心理逐渐平复后,患者意识到愤怒和怨恨对疾病无济于事,相反还可能加重疾病过程。此阶段患者对生存还抱有希望,会积极配合医疗和护理,希望用合作的态度和良好的表现来换取生命的延续。此时患者心态较为平静并珍惜和家属相处的时间。

(4)抑郁期:前三个阶段过后,患者以深刻领悟到自己的即将逝去,感到前所未有的绝望和悲伤,以及无所适从的失控感。患者会表现出对周围事物淡漠,语言减少,但内心又害怕孤独,希望家属能无时无刻在身边陪伴,有的患者可能会出现自杀倾向。

(5)接受期:是生命的最后阶段,此时患者已经对死亡有了心理准备,默认了残酷的现实,既不感到痛苦,也没有恐惧。患者认为自己已经处理好后事,在等待着与家人最终的分别。患者的情绪趋于平静,喜欢独处,睡眠时间逐渐增加,极度疲劳衰弱,死亡已经被认为是一种解脱。

(二)重症监护室患者心理问题的诱发原因

1.疾病相关的因素

(1)很多疾病不仅会在躯体功能方面对患者造成影响,还会对患者精神方面造成影响。如呼吸衰竭的患者,由于肺通气和换气功能障碍,导致气体交换受损,出现低氧血症和二氧化碳潴留;休克患者因有效循环血量骤减,组织器官的血液灌流不足导致脑缺血缺氧,这些疾病不仅能导致患者不同程度的谵妄,还会使患者出现烦躁不安、焦虑、恐惧等一系列负性情绪。

(2)相当一部分危重症患者,疾病本身会造成不同程度的心理活动异常或精神异常,认为自己病情严重会危及生命,因此产生十分明显的恐惧感和威胁感。

(3)还有些疾病,比如急性脑血管病会导致患者突然失去生活自理能力,而面对突如其来的变化没有足够的心理准备,可使患者的心理产生抑郁或抵触。

2.病室环境的因素

(1)ICU病房的结构、人员配置和仪器都不用同于普通病房,家属不能陪在身边,ICU环境对危重患者来说是相当陌生和恐惧的。

(2)医务人员不断来往处理各种危机状况,抢救和治疗时的紧张气氛,医务人员大声谈论病情以及病情发生变化都会给患者造成内心的恐惧。

(3)病室内各种医疗设备昼夜不停地运行,加之ICU病房一般要求24 h照明,各种灯光和各种仪器警报声的影响,造成了患者听觉上和视觉上的负担,导致患者出现焦虑情绪和失眠等。

3.治疗因素

(1)由于疾病的原因,往往会给予患者使用一定的镇静药物,如力月西等,这些药物会在一定程度上造成患者对药物的依赖,影响患者的睡眠状态。

(2)在治疗过程中,全身多部位被连接于监护仪上,各种直接介入患者生命器官的管路,如各种引流管、气管插管、气管切开、深静脉导管等,都会给患者带来生理上的痛苦并造成心理困扰,成为情绪或心理问题产生的诱发因素。

(3)另外,由于医务人员的问询和记录,会涉及一些患者平时不对人言的隐私,使患者产生焦虑不安,恐怕自己的信息被泄露。

4.患者的认知因素 由于疾病的突然变化,导致患者身体功能受损或受限,加之患者对疾病的了解不够,认为病情的变化会导致自己的死亡,从而产生不安和恐惧的心理。对疾病的经历和认识水平,也会使得病情同样严重的不同的患者产生截然不同的反应和后果。

5.与家属隔绝的因素 许多患者是在意识丧失的情况下进入ICU,当清醒时,发现自己身处于一个陌生的环境,身边又无亲属陪伴,而每天仅有有限的探视时间,易产生内向消极的情绪,自己处在监护室产生孤独感,非常想念亲人,从而产生分离性焦虑,甚至绝望。

6.各种不适带来焦虑、恐惧因素 如一些患者手术后带来的切口疼痛,各种引流管的牵制制约了身体的活动,各种插入行的操作所带来的治疗处的疼痛、咳嗽,更换体位后的不适,都会给患者造成焦虑和恐惧。

7.医护人员缺乏人文关怀 各种先进仪器的使用不仅使护理监测处置更加准确、快捷。而且还节省了大量的时间,但是仪器再先进也不能替代护患之间的交流和情感的传递。患者是人,需要被尊重和理解,另一方面患者还是一个特殊的群体,情感脆弱,在接受高技术护理的同时,更需要人文关怀。

（三）重症监护室患者的心理护理

1. 提高患者对疾病的知情能力

（1）患者进入 ICU 后要客观的进行病情宣教，使他们对自己的疾病有个正确的认识。应告知患者目前的治疗情况、病情的变化及预后，以使其做好心理准备，做到心中有数。

（2）护理人员应向患者详细解释抑郁、焦虑、恐惧等不良情绪对其病情所造成的影响，以使其能够保持良好的心态，积极地配合治疗及护理工作。

2. ICU 的环境

（1）营造良好的人文环境　①室温控制在 22~24 ℃，湿度以 50%~60% 为宜。②保持病房设施清洁整齐，按照医院重症监护室的相关规定，对重症监护室环境定期进行清洁消毒，病室内进行空气消毒，尽量消除病室内包括消毒液在内的各种异味。③至少每 2 h 协助患者翻身、拍背，更换体位，每日两次为患者洗脸、擦身。④医务人员尽量做到"四轻"，集中进行治疗和护理，降低各种仪器的报警音量，夜间可选用灯光报警，关闭不必要的照明，避免不良的听觉、视觉刺激，提高患者的睡眠质量。

（2）帮助患者熟悉 ICU 环境　对神志较为清醒的患者介绍 ICU 的环境和与功能分区，简单地介绍一下各种医疗器械的用途，以减少患者对特殊环境的恐惧感。让患者认识 ICU 的医生和护理人员，使患者有宾至如归的感觉，使其懂得进入 ICU 是为了更好的观察病情，将会有一个高水平医疗团队为其诊治。使患者在对 ICU 的了解中自然地减轻心理压力，产生健康的心理，从而更有助于疾病的康复。

3. 注重与患者的沟通

（1）护士要善于与患者沟通　较好地解决患者在住院过程中出现的各种负面情绪，减少护理纠纷，拉近护患距离，使护士及患者都能处在较好的人文环境中进行工作和接受治疗。使患者了解医护人员对相关疾病的治疗经验，正常情况下只要患者全力配合疾病状况是可以改善的，根据其性别、年龄、文化程度、病情等几方面，与患者多多交流、沟通，解答疑惑，要使患者产生信任感，提高治疗依从性。

（2）与患者进行有效地沟通　尊重患者的情感需求待患者清醒后，告知现在的时间、地点、家人的情况，向患者说明家属不能陪护的原因，取得患者的理解，避免患者产生孤独无助感；增加患者的安全感，护士要尽可能在患者可见到的范围，做各种治疗护理之前，应向患者做好解释，让患者尽快适应 ICU 的环境，减轻心理反应，从而消除禁闭感，解除思想顾虑。

（3）使患者感到医护人员可亲、可信　护理过程中要面带微笑，亲切的语言，轻柔的动作，商量的口吻询问患者的要求，维护患者的自尊心，护理人员的关心与照顾会让患者感到温暖。医护人员娴熟的医疗操作技术和严谨的工作作风，不仅是赢得时间使患者转危为安的保证，同时对患者来说又是心照不宣的支持、鼓舞和依靠力量，使患者感到可信、可敬，从而获得安全感。

（4）注重对患者的"人性化"关怀　患者由于因仪器设备的限制只能用肢体语言与医护人员沟通，护理人员要经常查视、

熟悉患者手势、口形、表情的内涵，要注重对患者的"人性化"关怀，避免出现不关心患者健康而只关注仪器设备运行情况的发生。进行护理治疗等操作前应先把操作过程讲解清楚，使患者理解并调至适合的温度，将患者安放在一个舒适的体位，充分建

立护患信任的关系。

(5)医护人员需要主动对与患者交流,进行心理疏导工作　医护人员需要主动对患者进行心理疏导工作,平时多观察患者细微的表情、动作,日常的需求、心理的需求,促进护患关系。另外,医护人员应当积极主动与患者进行交流,对于出现不良情绪的患者,医护人员要引导患者讲出让他们不安的原因,主动与患者进行交谈,关心患者生活上的需要,让其拥有积极的思想和习惯。同时还可以将其对疾病的关注转移到外部事物上,让患者觉得自己和正常人一样。

(6)放弃治疗患者的心理护理　对于放弃治疗的患者,尽管已接受了手术治疗,但总觉得自己患上了绝症,没有希望治愈,认为自己的治疗增加了家庭的经济负担。在这种心理动态下,表现出对治疗不太重视的态度。护理人员应耐心开导,让其增加战胜病魔的信心,使患者以良好的心态配合医护工作,使患者感到温暖和信任,接受并配合各种治疗护理。

(7)护理人员禁止在病房内大声说笑,抢救时应将患者床帘拉上,避免患者看到抢救现场,造成其产生恐惧心理。由于患者经常躺在病床上,容易产生烦躁的心理,所以,护理人员在室内走动尽量不要产生太大的响声,影响患者情绪。

4.与患者家属进行有效沟通

(1)医护人员应当与患者家属进行良好的沟通　及时告知患者家属病情、进展、用药情况等,让其家属能够全面了解患者的病情,对患者的预后有心理准备。

(2)做好患者家属的工作取得合作　在每日探视前,先向家属做好心理知识的宣教,并要求他们不在患者面前表现出情绪波动,以免影响患者的病情和治疗效果。

5.维护患者自尊　在重症监护室治疗过程中要始终对患者保持足够的尊重,减少患者身体暴露,在全部的操作过程中换药、更衣、排便、导尿、灌肠等操作都要注意遮挡,及时回应一切合理要求。

6.手术后的心理护理

(1)尊重患者知情权及时告知疗效　患者经过手术治疗,麻醉药物退效后最先想了解的内容就是手术是否成功,此时护士应以积极的言语和正面的结果告知患者,可以使患者产生极大的心理安慰。

(2)术后有明显疼痛感的患者　护理人员应安慰患者,使之产生耐受疾病的能力。如果病情严重可给予适量止痛药物,迅速帮助患者减轻疼痛,给药后逐渐减少用药量,使患者在疼痛得到缓解的情况下,使疾病尽快得到恢复。

(3)对于各种导联线及引流管所带来的不适感　应向患者讲解各种导联线及引流管的重要性,让患者了解其在治疗疾病当中所起到的作用;治疗当中应尽量减少各种导联线牵拉所引起的不适,将引流管及导联线妥善固定。

(4)主动询问患者病情　护理人员按照医院规定按时巡视 ICU 病房,询问患者有没有不舒适的感觉,检查手术患者切口是否发生感染及愈合情况,严密检测患者各项生命体征,观察引流液量、颜色和性状等,对患者反应,进行认真分析,发现问题第一时间向责任医生报告,并及时处理。

7.非语言心理护理

(1)非语言心理护理是通过眼神、动作、表情及行为来对患者进行心理支持。

(2)护理人员应以温柔的目光注视患者,行为举止要沉着稳重,执行护理操作时应熟练流畅。

（3）护理人员应充分尊重患者的隐私及意愿，以缓解患者的心理压力，建立起良好的护患关系。

（4）在患者接受治疗的过程中，护理人员应紧握患者的双手，并配合眼神、表情对其进行心理支持，使其感受到人怀关怀。

（5）护理人员可为患者播放其喜欢的音乐，以缓解其心理压力及病痛。

（6）对于失望、悲观情绪较为明显的患者，护理人员除了应对其进行必要的健康教育外，还应多向其介绍治疗成功的典型案例，以帮助其建立起战胜疾病的信心。

（7）运用放松训练减轻焦虑。放松训练的目的是使患者达到一种主观的安静状态，逐渐产生安详、幸福的感觉。同时可降低交感神经的兴奋性，抑制各种不良心理反应，减少和预防 ICU 综合征的出现。放松训练包括深呼吸放松、肌肉放松和想象放松训练等。

（8）有些患者由于气管插管或气管切开等原因不能说话，我们应该密切观察其表情、手势，配合会话卡的问题提示，同时应根据患者的社会地位、文化背景准确判断所要表达的意图，采用手势、面部表情、手写来加强护患交流，尽量满足患者需求，以减轻患者的精神负担和疾病痛苦。

临终患者心理护理

（1）否认期：对于否认期的患者，护士应当劝说家属不可当着患者面表现出难过，即使这样彼此心照不宣。也可使患者得到心理上的满足。

（2）愤怒期：护士要谅解宽容患者，真诚相待，说服家属不要计较和难过，并与医护合作，帮助患者度过愤怒期。

（3）协议期：护士就尽量地安慰患者，为之解除疼痛，缓解症状，使患者身心舒适。

（4）抑郁期：护士要同情患者，尽量满足患者的需求，允许亲人陪护和亲友探望，让患者同亲人在一起度过不可多得的时刻。嘱咐亲人要控制情感，不要再增加患者的悲痛。

（5）接受期：协助患者安详、肃穆地离开人世，使患者、家属感到安慰是护士的崇高职责，是情操高尚的表现。护士是一直守护在临终患者身旁的人，要帮助患者整容，用生理盐水擦拭眼睛、鼻孔和面部的污迹。患者听觉是人体最后的丧失知觉的器官。故不可议论不利患者心情的话，不可耳语。有的患者来不及等到亲属到来就离开人世，就由护士代替其亲人接受并保存遗物，或记录遗言。

(四)心理护理对重症监护室护理工作的意义

综上所述,护理是为人类健康提供服务的过程,护理的本质就是促进人的身心健康并满足人的身心需要,特别是"以人为中心"的整体护理理念,包括人的生理、心理、精神,社会层次等多方面。随着危重症护理学科的发展和不断完善,人们逐渐认识到对重症患者同样需要进行心理护理。良好的心理护理不仅可以满足患者的合理需要,同时还可消除不良情绪的反应,调动患者战胜疾病的信心,提高患者的适应能力,使患者主动配合治疗和护理,对恢复健康起到了积极的促进作用。

因此对 ICU 危重患者施以有效救治的同时,要重视患者的心理反应。针对患者出现不良心理反应不同,诱发原因也有所不同,在心理护理时也应对症护理,不可一概而论。护士应先行沟通以了解患者不良心理反应的具体情况,并分析诱发原因,再具有针对性地实施心理护理,解开患者心结,消除不良心态,提高对疾病康复的自信心,建立积极的人生观和价值观。

随着医学模式从传统的以生理治疗为主到现如今重视心理护理的改变,心理护理应贯穿于整个护理过程,是整体护理中关键性的一环。病者,医矣,三分治疗,七分养。护理工作已由传统的完全依附与医生的诊疗活动转变为独立开展工作的专业,作为重症监护室护士,不仅要牢固掌握专业知识,还要具备高尚的道德操守,充分重视患者的心理情绪变化,在施护过程中营造良好的氛围,使患者能够以积极的心态面对疾病,从而促进患者的康复。

思考题

1. 简述重症监护室患者的心理特点。
2. 重症监护室患者心理问题的诱发因素有哪些?
3. 重症监护室患者有哪些常用的心理护理方法?

九、手术室患者的心理护理

丽雅,一名 37 岁的银行职员,离异,计划 3 个月后再婚,当医生告诉她,她可能患有乳腺癌时,她非常沮丧。医生的话在临床检查中得到证实,丽雅需要接受乳房切除手术。参与手术的医生很和蔼,并向她保证:会尽量根据实际需要缩小手术范围。手术被安排在 2 周之后,这 2 周期间,丽雅处于极度焦虑之中。她的正常生活和日常社会活动变得困难,社交也面临严峻考验。丽雅夜里也不放松,警惕性紧张使她无法入睡。她害怕术后第一次看到自己的胸部,并且害怕被未婚夫看到,她担心手术所产生的破坏性影响会给自己造成紧张而使计划的婚姻尚未开始就被告知结束。她花了大量时间,通过网络接触那些接受过乳腺癌切除术的妇女,还拜访了一位乳腺癌护理咨询师。虽然丽雅一直都在焦虑和担心着,当手术临近时,丽雅变得有些坚强并能应付了。

问题与思考：

1. 丽雅的心理在经历着怎样的变化？

2. 如果你是手术室护士，在围手术期你能为她做点什么？

　　手术是广泛用于外科、妇产科、眼科、耳鼻咽喉科、口腔科等疾病治疗的重要手段。由于手术为有创性治疗措施，手术过程中会出现组织损伤、出血、疼痛，术后可能会导致机体某项功能丧失或出现并发症，以及由此而带来经济损失、社会角色功能和生活质量的改变，因此每个患者而言，手术都是一种严重的心理应激，常导致患者在术前、术中、术后各个时期出现不同程度的心理反应。其心理反应又反过来直接影响手术效果，甚至决定手术的成败。因此，只有了解围手术期患者的心理问题，才能提供有针对性的心理干预及护理，使患者顺利度过围手术期，对手术的顺利实施、术后康复，以及减少手术并发症等都具有积极而重要的意义。

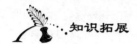知识拓展

　　围手术期是围绕手术的一个全过程，从患者决定接受手术治疗开始，到手术治疗直至基本康复，包含手术前、手术中及手术后的一段时间，具体是指从确定手术治疗时起，直到与这次手术有关的治疗基本结束为止，时间约在术前5~7 d至术后7~12 d。

（一）手术患者的心理特点

　　1. 术前患者的心理特点　　手术常被视为人生中重大事件，对患者的心理造成很大影响。手术前多数患者有焦虑、恐惧和睡眠障碍等心理反应。焦虑是感到有预期心理威胁的一种紧张和不愉快的情绪反应。患者表现为精神紧张、顾虑重重、坐卧不宁、失眠多梦，有的因过度焦虑而出现心悸、气促、胸闷胸痛、手发抖、坐立不安、出汗等心身反应。研究发现，术前焦虑水平与术后疼痛的程度、镇静药的用量、住院时间呈正相关。

　　急诊手术和择期手术所引起患者的心理反应不尽相同。颅脑外伤、突发性意外情况的急危重患者实施急诊手术时，因病情危重，面临着死亡的威胁，患者出于尽快摆脱病痛的折磨和求生的强烈欲望，对手术的恐惧退居次要地位，能以高度合作的态度和平静的心态等待手术。择期手术的患者，随着手术日期的临近，对手术的恐惧与日俱增，有的甚至超出了对疾病本身的担心程度。

　　（1）术前焦虑的原因

　　1）患者对手术、麻醉过程缺乏认识　　担心术中出血过多、发生麻醉意外、手术失败而留下后遗症，甚至担心有死亡的危险而恐惧和焦虑。如甲状腺手术患者因担忧手术损伤喉返神经手术、喉上神经损伤致喉咙嘶哑，额面部手术时，担心影响容颜而紧张焦虑；生殖器手术的患者，由于担心失去性征和性功能，甚至期望保留病变的器官。

2）怀疑手术效果，对手术成功缺乏信心　由于疾病的复杂性、个体体质的特异性和手术风险的不可预测性，患者对术后结果常忧心忡忡，对术后结果是好转、改善，还是残疾、恶化等问题，常反复询问医护人员，或向他人打听，或因此彻夜难眠。这方面原因与病情轻重有关，自觉病情较轻的患者，这方面原因较多，但整形外科患者恰好相反，自觉病情越严重，对手术效果担忧越大；如果患者曾经历一次失败的手术，当年手术前后不愉快的心理体验可以重现，加重患者术前焦虑。

3）对医护人员的技术水平不信任　绝大多数手术患者在术前会打听主刀医师或主管护士的年龄、技术和经验，为此感到焦虑；或医护人员有过不良的言行态度，医疗设备落后，都可导致患者不同程度的焦虑、恐惧。

4）害怕手术引起剧烈的疼痛、痛苦与不适　30%的术前患者害怕术中疼痛难忍，手术越小，患者往往越害怕手术期间的疼痛。

5）其他方面的原因　担心手术增加家庭经济负担，如器官移植术本身费用较高，且术后还需长期使用昂贵的免疫抑制剂。此外，家庭关系、今后工作学习的安排等因素也可使患者紧张焦虑。如接受大手术的患者，通常把上手术台当作一场生离死别、牵肠挂肚的事情，尤其是有未成年子女的患者的这种心理活动尤为强烈。国外对术前恐惧的研究发现，62%的患者担心麻醉意外，15%惧怕手术，23%为其他原因，例如怕离开家庭、对医院环境恐惧、担心疾病加重等。如子宫切除患者术前焦虑的主要原因为：担心性功能改变，担心术后形体改变，担心手术影响身体健康、体力难以恢复，担心病变恶化，担心术后切口疼痛和感染，担心医疗事故等。

（2）术前焦虑的影响因素　术前患者心理反应的影响因素术前焦虑水平个体差异甚大，年龄、性别、职业及某些心理因素等均可产生一定的影响，一般而言术前焦虑和恐惧的心理状态比较女性高于男性，成人高与儿童，初次手术者高于既往手术患者。文化程度高的患者顾虑多些，内向不善言语或有心理创伤史者（早年母子分离、受别人虐待、夫妻不和等）往往因多愁善感、触景生情或联想到过去不幸的遭遇而致焦虑。经济状况差者，焦虑情绪较重。因此，护士在估计患者术前焦虑水平时要考虑到患者个人背景的影响。

（3）术前焦虑与手术结果的关系　在临床工作中，有许多患者心理适应能力差，焦虑水平高，尽管手术非常成功，但术后自我感觉却长期欠佳。关于术前焦虑与术后心理生理适应之间的关系问题，Janis（1958年）的一个经典研究发现，术前焦虑程度与术后效果存在着倒"U"字形的函数关系，即术前焦虑水平很高或很低者，术后的心理反应大且恢复缓慢，预后不佳；术前焦虑水平适中者，术后结果最好。这是因为高焦虑水平往往能降低痛阈及耐痛阈，使患者在术中或术后感受到更强烈的疼痛和心理上的痛苦，因而对手术效果感觉不佳；术前焦虑水平低或完全没有焦虑的患者，在心理上采取了回避和否认的心理应对机制，对手术的危险性、术后并发症的可能性及术后康复的艰巨性缺乏应有的心理准备，一旦面临不尽人意的现实时，便一筹莫展，无法去应对，甚至彻底崩溃，从而影响术后的恢复。术前焦虑水平适中的患者，在心理上毕够对手术及其带来的种种问题有正确的认识和充分的准备，能较好地适应手术和忙后各种情况，结果术后感觉较好，躯体恢复较为顺利。

近20年来，多数研究结果证明，术前焦虑与术后焦虑、疼痛程度及恢复状况存在正性关系，即术前焦虑水平高的患者，术后焦虑和疼痛程度高，恢复较慢。术前低焦虑水平与术后结果的关系,研究结果尚不统一,有待进一步深入认识。

2. 术中患者的心理特点　术中患者的心理反应主要是紧张。手术时,患者置身于陌生的环境中,即使是熟悉的医护人员此时因口罩遮住面部也成了陌生人。对于较小手术采取局部麻醉的患者来说,主要表现在对麻醉药的要求上,因惧怕疼痛而要求多用药、用好药;对于采取腰麻及全身麻醉的患者来说,最担心麻醉的后遗症,存有恐惧与疑虑。手术中金属器械的碰撞声,话语不多的紧张气氛,对切口、出血情况的想象,内脏牵拉疼痛等都会使患者紧张。紧张导致血压升高,心肌耗氧增加,胸闷、胸痛与气促。如果患者原有隐匿性冠心病、亚临床型心肌炎、脑血管病变、糖尿病等,加之应激反应不良,可能导致术中死亡等意外事故。

3. 术后患者心理反应

(1) 术后患者心理反应特点　一般而言,如果患者手术前有较充分的心理准备,术中得到良好的麻醉和心理护理,手术又获得成功,那么术后便可出现一段以喜悦为基调的积极的心理反应期。即使有躯体不适和疼痛反应,也能积极配合治疗和护理。在术后短期内,身体的恢复是主要的。随着手术切口的逐渐愈合,心理与行为因素对术后恢复的影响变大。术前心理准备是重要的,因为它可以使患者对手术的消极方面有心理准备;但它不能消除术后实际的疼痛与痛苦。因此患者在度过手术危险关头后不久,便会进入沮丧、失望、悲观、无助和忧虑的心理反应期。患者开始考虑手术对自己健康、工作、学习和家庭的不利影响,对于不时出现的疼痛与不适感到心烦意乱。Comey(1992 年)曾调查了 105 例子宫癌和卵巢癌术后患者,发现大多数患者出现过较严重的术后抑郁和性心理障碍。一般重大手术均有可能引起部分生理功能丧失、体像改变如留下明显瘢痕,以及许多心理问题如愤怒、自卑、焦虑、人际关系障碍等。反复手术而久治不愈者术后心理反应强烈,有的患者可能因术后一时不能生活自理、长期卧床、难以工作、孤独等原因,继发严重的心理障碍。常见的术后严重心理障碍:①术后意识障碍,常在手术后 2~5 d 出现,表现为意识混乱,一般在 13 周消失,少数可继发抑郁。伤口疼痛、失血缺氧、代谢障碍、继发感染等生物因素均可诱发术后意识障碍的发生。②术后精神复发,常因心理压力过重所致。③术后抑郁状态,表现为悲观失望,自我感觉欠佳,睡眠障碍,缺乏动力,兴趣丧失,自责想死,甚至出现自杀行为。多见于乳房切除术、颜面手术、眼球摘除术、甲状腺切除术、绝育术、子宫全切术、卵巢术、睾丸摘除术、肠切除术、截肢等手术后。患者因术后容貌受到影响,躯体的完整性遭到破坏,或生理功能受到影响而出现抑郁、焦虑等情绪反应。生殖器官手术的患者可出现性心理和性功能障碍,患者担忧影响夫妻关系和家庭生活,从而陷入抑郁和焦虑状态。白内障摘除术、眼球摘除术等患者,因术后处于外界刺激隔绝状态而产生"感觉被剥夺感"的心理反应。四肢手术后不能行走运动的患者,易产生自卑、依赖、无能的心理反应。以上患者术后可能变为"心理伤残者",他们需要广泛的社会支持,包括从个人、家庭、团体与社会水平综合进行心理干预。④术后持久疼痛:疼痛是一种复杂的生理心理反应。情绪因素在疼痛反应中具有很大作用。焦虑、抑郁能使痛阈减低而使疼痛加剧。术后疼痛是一种常见症状,约 32% 患者诉疼痛极其严重,41% 诉中等程度的疼痛,27% 认为疼痛较轻,可以忍受。一般情况下,手术伤口愈合后,功能恢复,疼痛即消失。如果患者疼痛持续存在,持续数周或更长时间,而又不能以躯体情况解释时,则成为一种术后不良心理反应。少数患者术后持续疼痛的原因为自身心理素质不够健全,痛阈较低,不愿活动,食欲减退,处于术后抑郁状态。这类患者进入"患者角色",感到有"继发性获益"(如因病而获得较长时间的休息和较丰富的营养,取得精神与物质上的满足等),从而使其疼痛状态持续下去。

(2)影响手术预后的心理因素　除了疾病的严重程度、手术操作技术、术后护理以及有无并发症等因素外,以下心理因素也可直接或间接影响手术预后:①对手术不了解;②智力水平低,难以与医护人员进行有效沟通;③消极应对方式;④焦虑水平过高或过低,情绪不稳定、抑郁、缺乏自信;⑤治疗和康复动机不足;⑥对手术结果的期望不切合实际。

总之,外科手术患者在术前、术中、术后不同时期可产生不同的心理反应,许多因素可影响患者的心理状态,如:①患者的个性、性别、年龄、文化程度、经济状况;②手术次数、疾病性质;③对医学知识和自身病情的了解程度等。

(二)手术患者的心理护理

1.术前患者的心理护理　术前患者心理反应因人而异,个体差异甚大,因而护士应根据患者的术前心理反应的程度和种类、应对方式和手术性质灵活地采用心理护理措施,使之发挥更大效应。术前需评估患者的心理状态,了解存在的心理问题,为心理护理提供依据。术前心理准备的临床意义在于,它可以调整患者对手术和麻醉的认识、动机、期望与情绪反应,解决患者的心理冲突,变消极因素为积极因素,变被动接受为主动配合,从而不仅使手术得以顺利实施,而且还能减轻患者的痛苦,促进术后恢复。国内外研究表明,术前针对患者的心理特点开展心理准备,可以有效地减轻患者的应激反应。经过心理准备的患者,焦虑、恐惧、抑郁、疼痛及痛苦程度均有所减轻,心率、血压及血或尿中儿茶酚胺变动减少,术后并发症减少。术前心理护理措施如下。

(1)提供信息与认知矫正　大量研究证实,不确定的事件对人心理上的困扰大。术前,医护人员向患者提供有关手术和麻醉及术后恢复过程的信息,可以消除不确定性,从而便可解除患者不必要的猜疑、忧虑和恐惧,矫正错误认识并调整对手术的期望。大多数患者更希望获得感觉性信息(即术中和术后患者可能体验到的东西),而不只是程序性信息(手术与身体恢复的过程)。提供完全真实的信息并不能使所有患者都获益。这意味着提供的信息要同患者的需要与应对方式等相适应。术前一天,手术室护士访问患者及家属,以了解患者的病情、社会背景、文化程度、职业及对手术的心态,通过交流沟通,解除患者对手术的疑虑,消除患者对手术室护士的陌生感,为术中配合打下基础。提供有关手术治疗的必要信息护士应耐心地与患者进行交谈,听取患者的意见和要求,以估计患者的心理反应、手术动机及应对方式,建立起良好护患关系。然后,应及时向患者和患者家属提供有关手术信息:①详细介绍患者的病情,阐明手术的重要性和必要性,尤其要对手术的安全性做出恰当的解释。②了解患者的近期情况,如:有无心慌、气促及其他不适,对女性患者需了解其月经情况,以便根据具体情况决定手术日期,并向患者讲述手术前的注意事项、禁食水的目的,对患者提出的各项问题,我们都要采取亲切的语言,和蔼态度耐心地进行回答和解释。从而,保证患者术前有稳定的情绪和良好的睡眠。为接受手术做好充分的准备。耐心说明术前需注意的事项及术中配合方法,赢得患者信任,为术中配合奠定基础。③在提供信息的同时,要随时估计患者的理解力和做出决定的能力。焦虑水平高的患者往往理解力降低,因此要及时纠正患者各种误解,全面、正确理解术前各种信息。

（2）帮助患者获得有力的社会支持　对患者家属及朋友讲解手术意义、方式、术后护理、预后等外科知识，指导他们在精神上和经济上支持、帮助患者，给患者以温暖和勇气，从而减轻患者的术前焦虑。鼓励患者家属在术前与患者多进行有益的交流，在多方面给予支持和呵护，让他们消除后顾之忧；尤其是患者家庭成员的关爱与否是直接关系到患者的心理状态，因此要对其家庭成员进行必要的心理知识宣传让他们做到主动关爱患者、处处关心患者、事事帮助患者，让患者保持宽慰的治疗心态。Kulik等人在"社会支持与手术后恢复的研究报告"中指出：在已婚患者中，家庭支持高者手术后较少使用止痛剂，且恢复快于支持低者。这说明社会及家庭支持对手术患者焦虑程度及手术后恢复都有影响。因此，护士可通过行为评估、与患者及亲属交谈等方法，收集患者的心理状况、社会及家庭支持等方面的信息，并进行有针对性的疏导和帮助。

2.术中患者的心理护理　患者进入手术室后，护士应将关爱融于护理操作中，满足患者的需要，加强患者的心理护理，减轻其恐惧与陌生感。

（1）优化手术室环境　手术室环境方面要求手术室环境应保持整洁寂静，房间温度、湿度适宜，床单无血迹，手术器械要掩藏。尽量避免患者单独留在手术室时间太长。可准备术前等候间，播放轻缓的音乐缓解患者紧张情绪，提供专业人员密切观察患者情况并与之进行有效沟通。

（2）主动进行宣教　患者进入手术室后，护士要热情问候患者，关心患者。向患者简单介绍周围环境，认真解答患者的疑问，用通俗易懂的语言解释说明手术的必要性和可靠性及需要患者的配合注意事项。对待沉默的患者，要进行诱导，鼓励他们提出问题，了解患者的心理状况，进行针对性安慰，使其更好地配合麻醉和手术。在术中，巡回护士始终陪伴患者，讲明麻醉与术中的配合方法。对未施行全麻的患者，应及时听取其反应，并给予积极的心理支持；可视具体情况，与患者对话，嘱其深呼吸，以分散注意力，从而减轻手术过程中的紧张和恐惧。

（3）气氛和语言　患者对手术室内医务人员的言谈举止极为敏感，医护人员应该端庄大方、言语亲切，气氛融洽、互相尊重、主动合作，使患者产生安全感。和患者谈些比较轻松愉快的问题，分散其注意力，缓解紧张情绪，谈话时态度要和蔼可亲，必要时做些手势和动作，同时也要做个好听众，认真听患者的谈话，不要随意发言，当患者过度激动哭泣时应给予安慰，也可诱导继续谈些别的话题，在手术中医护人员要用心工作不要闲谈，不要谈易使患者误解的话，以免引起某些心源性疾病，同时应注意施行保护性医疗制度。使语言在心理护理中起到应有的作用。只有这样，才能取得患者的合作，更好的配合手术。术中一旦发现病情变化或出现意外情况，医护人员要沉着冷静，不可惊慌失措，以免给患者造成恐惧和紧张。手术结束后，及时告诉患者术后的注意事项，增强患者早日康复的信心。

（4）行为和操作　因与家属分离，有的患者会出现依赖心理，会像孩子寻求安慰一样，一个简单的握手动作，就会使患者心理得到安慰。进行各项操作时轻、稳、准，减少对患者的不良刺激，且均应向患者解释以取得合作。

3.手术后的心理护理

（1）及时反馈手术完成情况　术后患者最关心的问题是手术是否顺利及效果如何，因此，当患者回到麻醉恢复室或清醒后，护士应适时告知手术情况，注意传达有利的信息，给患者以心理支持和安慰；护士应富有同情心，尊重患者人格；在护理过程中，注意自己的仪表、仪态,增加患者的信任感和安全感。术后应定期访视患者,观察病情,不仅重视专科护理和基础护理,而且重视心理护理,密切观察患者的心理动态和情绪反应。

(2)正确处理术后疼痛等不适　观察患者的心理状态和情绪反应,对术后疼痛、睡眠不佳、情绪烦躁等问题,应积极处理。告诉患者术后24 h内疼痛最明显,2~3 d后逐渐缓解,使患者有充分的心理准备;观察患者的面部表情,鼓励用言语表达疼痛;遵医嘱适当应用止痛剂,并教会患者及家属使用止痛药的方法;指导患者利用非药物措施,如听音乐、数数字等分散注意力的方法以减轻疼痛;处理好其他心理症状,如焦虑、抑郁等,均有助于疼痛的控制。

(3)帮助克服抑郁情绪　术后患者平静下来之后,大都出现抑郁反应,主要表现为不愿说情变化或出现意外情况,医护人员要沉着冷静,不可惊慌失措,以免给患者造成恐惧和紧张。手术结束后. 及时告诉患者术后的注意事项,增强患者早日康复的信心。一些患者会出现不愿说话、不愿活动、易激惹、食欲下降及睡眠不佳等,患者的这种心理状态如不及时排解,必将影响患者及时下床活动,而不尽早下床活动会影响患者心、肺及消化等功能,容易产生营养不良、静脉血栓或继发感染等。此时,护士应告诉患者要根据自己的病情特点、手术情况及术后检查情况来正确评价病情进展,使其认识到自己正在康复之中;同时,护士应在生活上、心理上给予患者全面支持,帮助克服消极情绪。

(4)鼓励积极对待人生　若患者术后效果不好或预后不良,不宜直接把真实情况告诉他们。对子宫、卵巢切除、截肢等患者,护士术前应交代清楚,并给予同情、支持和鼓励,使患者勇敢地承认现实、接纳现实,鼓励患者自信、自强,克服困难,尽快恢复自理和工作能力。

急诊手术患者心理护理

急诊患者三大特点:急、危、重。大多数患者突然遭受意外伤害,由于发病急、病情重、病程复杂、病情变化快、对疾病缺乏思想准备,使患者产生不同程度的恐惧心理,表现为惊慌失措,这些心理应激反应可能加重病情,影响手术顺利进行,并进一步影响疾病的转归。因此,如何做好急诊手术患者的心理护理,有效缓解患者紧张情绪,让患者顺利进行麻醉和手术治疗极其重要。因此在面对急诊手术的患者时,护士更应该敏捷、冷静、沉着、和蔼、有序的处理各种复杂情况,缓解患者的急躁心理,树立时间就是生命的观念,抓住抢救的黄金时间,使患者增强安全感。

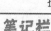

思考题

患者术前焦虑的因素有哪些?

十、门诊患者的心理护理

(一)门诊患者的心理需要

门诊患者既有慢性病患者,也有急性、亚急性患者,既有儿童、青年,也有中老年人。且由于就诊患者数量大、病情各异,受患者疾病痛苦程度、个人素质、文化背景、经济状况、环境等因素影响,患者的心理反应也不尽相同。其心理需要与其就医行为的短暂性、临时性及疾病的性质密切相关。主要需要包括以下几项。

1. 早就医的心理需求 门诊患者不论疾病是否严重,普遍存在"早就诊,早确诊,早治疗"的迫切心理。都希望来医院就诊后能帮助他们解除痛苦,恢复健康,满足他们需要。

2. 受尊重的心理需求 受尊重是每个患者的心理需求,尤其是农村患者、下岗、失业人员、身体有畸形、老年患者、长期患慢性病的患者。他们就诊时顾虑重重,忐忑不安,担心受到医生不平等对待,希望得到医护人员的理解与尊重。

3. 需要导医的帮助 患者在陌生而复杂的医院环境中,环境陌生、紧张,由于对医院环境的不熟悉,对医务人员不熟悉,对"一卡通"挂号、预约挂号和呼叫系统认识能力不同,加上复杂的检查,对检查程序不理解等,都会产生陌生感、紧张感、焦虑及急躁情绪。迫切希望护理人员能适时引导,得到最便捷的就诊流程。

4. 需要合理的解释 患者希望医务人员能向他们解释现场挂号、预约号和优诊号的区别及叫号顺序,希望自己所患疾病能得到正确的诊治及合理的解释,想了解所患疾病的原因、诊断治疗过程、预后、注意事项、药物的用法和不良反应等。

5. 需要治愈的保证 门诊患者对医生要求高,大部分患者都要求经过医生的诊治病情能迅速好转,能迅速明确诊断,有用药物迅速起到他们自己预期的效果;知道自己的疾病是否严重,需要医务人员保证或承诺疾病治疗的结果。特别是慢性病患者,总希望看一次医生就能"立竿见影"。

6. 需要医务人员良好的服务态度 社会的一些负面评价,在他们的心里就有了一些不正确的印象,因此对医护人员的态度十分敏感。敏感多疑患者对自身疾病妄加推测,并希望从医生护士的精神面貌、言谈举止、情绪变化那里的得到蛛丝马迹,对医护的言行特别敏感,有时不切实际的猜测、曲解,对医护的好言相告,不予理睬。

7. 正确用药的心理需求 有的患者听别人介绍某种药效果好,自己就找医生开,而不知道症状相似病的种类很多,治疗方案的不同,还有的患者迷信用药,速效心理,认为价钱越贵或进口药就是好药,还有的依赖用药和重复用药,有的乱用补药、中药等无效药。多数门诊患者存在这些仿效用药的现象,希望得到医务人员正确的用药指导。

8. 合理消费的心理需要 患者因经济收入、消费观念、文化素质的差异,对医生诊疗水平、服务质量要求各不相同。有些患者既希望医术高明的医生为自己诊治,又对医生开具的检查和药物不理解,受"看病贵"的影响,总担心自己被"宰";有些患者排队挂号、候诊很长时间,总希望医生能做详细检查,甚至主动要求医生给自己做检查,开"好药",误认为便宜药不管用;经济比较拮据的患者,就诊时害怕医生乱开各种检查及药物,高额费用使自己无法承受,给家庭经济带来很大的负担。

9.需要健康知识的心理需求 随着科学的发展和社会进步,人们的健康意识逐步提高,增强身体素质和维持健康,已是人们所期待的生活目标。为提高生活质量、预防疾病,患者对自我保健知识需求迫切,而且年龄偏大者反映更明显。

护理案例

蔡某,女,61岁,因"既往患有冠心病近一周感觉心前区不适来门诊"就诊,点名挂心内科某知名专家号,等候15分钟。

蔡某:"护士,我等了这么久怎么还没有轮到我?"

护士:"阿姨,您别着急,我来帮您看看啊,您是12号,现在叫到6号了,前面还有6位患友,您需要再稍等一会儿。"

蔡某:"还要等,我都等这么久了,前面是不是有人加队了?"

护士:"阿姨,我理解您着急的心情,真没有人加队,您再等20分钟左右估计就到了。"

蔡某:"我都这么大年龄了,我不想等了,你让我进去看吧。"

护士:"阿姨,冬天心内科的患者老年人确实比较多,今天找这位专家看病的基本上都是老年人,要不然我给您换一位这会儿前面没有患者的专家,您先看看可以吗?"

蔡某:"那不行,我就想找这个专家看,我这会儿感觉心慌胸闷。"

护士:"阿姨您胸口不舒服吗? 来,我先扶您坐下,我来给您测个血压和脉搏好吗?"

问题与思考:

1.本案例中蔡某有哪些心理需求?

2.如果你是这位护士遇到这种情况你会怎么处理?

(二)门诊患者的心理护理措施

1.创造温馨舒适的就医环境 为患者提供宽敞、明亮、清洁、通风良好的候诊区,舒适的候诊椅,醒目的指引标识,现代化的电子呼叫系统和液晶电视等设施;维持有序的就诊秩序,营造宽松的人际氛围,能舒缓患者的紧张情绪,使患者感到安全和可信赖,让患者在轻松的氛围中候诊。

2.预约门诊时间,缩短候诊时间 候诊时间过长是患者产生不良情绪的主要原因,开展各种形式的分时间段预约挂号服务,节约患者大量的候诊时间,减轻候诊患者的焦虑心理。利用其候诊时间指导患者梳理疾病信息,对高血压、发热患者协助测量血压、体温等,以稳定患者焦急的情绪和长时间候诊的不安,对病情有变化需提前就诊的患者及时进行协调处理。

3.关心、尊重患者 尊重患者是建立护患关系的最基本的重要条件,对不同身份、不同职务的患者应一视同仁,平等对待。对暴露出的各种心理矛盾,要综合分析,应给予足够的重视,不得歧视,要针对疾病的不同特点进行护理。尤其是农村患者、年老、失业、下岗、身体有畸形的患者,更应热情、周到、耐心、细心,给予指导。对患者的困难给予帮助,发现问题及时处理。

4. 提供具体、完善的导诊服务　设有明确就诊流程及预约挂号说明标识。在各诊区设立明确的"就诊须知"、每张检查单、化验单最好印有温馨提示:价格、卡内余额、缴费、检查科室位置等信息,尽可能减少患者就诊过程中的往返。设立"导医"人员,指导患者就诊,主动、耐心解答患者问题,尊老爱幼,热情称呼,缩小医患间心理距离,减少患者的恐惧不安,增进医患间、患患间的情感交流和理解,构建和谐医患关系。"以人为本,以患者为中心"亲切的微笑与问候能创造出宽松和谐的气氛,对患者焦虑、恐惧心理起到安抚作用。

5. 提供真诚、热情的优质护理服务　门诊护士要注意察"言"观色,从不同的患者及家属的眼神中读懂他们的疑虑和病痛,尽最大努力给予满足;预测患者的需求,积极主动地提供服务,解决患者的疑问,从患者的心理活动和行为反应出发,善待每一位患者;要尊重患者,给患者创造一个安全、温暖的氛围,使其最大限度的表达自己,可使患者感到自己被尊重、被接纳、获得一种自我价值感;要讲究语言的技巧,针对不同患者,不同病情,不同心态,使用不同的语言表达方式。如安慰、鼓励、劝说、疏导、解释或指令等,使用暗示性语言,通过积极巧妙的暗示,使治疗发挥最好的效用。密切观察候诊患者的情况,对年龄较大的,病情较重的患者要优先安排并主动扶助到相关科室,对无人陪伴的年老体弱患者应陪同去检查或治疗,通过电子屏幕及时报告就诊进度,让患者心中有数,并随时给予患者及家属适当的安慰。遵守保护性医疗制度,为患者保守秘密,不泄露患者的隐私,使患者有安全感和信赖感。

6. 做好分诊工作,不断提高专业知识与技能　分诊护士要主动了解患者病情需求,准确分诊,协助就诊,护士在施治过程中要面带笑容、热情诚恳,以和蔼的态度对待每一位患者,主动询问就诊目的及症状,根据患者的主诉分辩疾病性质和所属专科,耐心倾听和解答患者提出的问题;在测体温、抽血、测血压等各项操作中,做到动作娴熟、准确、轻柔、稳重和敏捷,这样才能使患者有一种信任感、安全感。分诊护士要有强烈的责任心和耐心,熟练掌握各个医生的出诊动态及部分医生的专业专长、科室布局等,以便给患者提供正确的导医服务。不断学习护理新业务新技术,强化应急技能,以良好的服务及娴熟的技术赢得患者的信任,以消除患者陌生感而产生的焦急、茫然不知所措的心理,及时消除患者的疑虑。

7. 个性化健康教育　按照患者的不同需求,介绍常见病的预防和治疗,满足患者的各种需要,解除思想负担。针对不同患者的特殊用药和检查,要主动介绍所用药物的名称、剂量、作用、副作用等。适当提供相关的医疗保健信息,进行个性化健康教育。开辟多种形式进行健康宣教,以利健康教育顺利进行,如口头宣教、利用健康宣传栏、健康教育处方、电视讲座、电话咨询、网上宣传等,根据患者的文化程度选择不同的教育方法,并关注患者对某一事物的需求程度,进行重点宣教。

在门诊分诊护理过程中,根据不同患者的心理需求,采取不同的沟通方式和方法,尽力满足患者的心理需求,对维护和谐的诊疗环境具有积极作用。患者在追求高尖的诊疗技术的同时,也追求人性化的医护关怀服务,温馨的服务与卓越的技术同步,能使患者身心两受益。在医疗市场竞争激烈的今天，护理工作的质量和服务水平已成为患者选择就医最直接最重要的指标之一。关注门诊患者的心理需求，"因人施护"，满足患者的心理需要，使患者心情愉快，才能获得最佳治疗效果，使医院获得社会效益和经济效益双丰收。

思考题

　　1.门诊患者的心理需要有哪些？

　　2.针对门诊患者的心理需求可采取哪些护理措施？

十一、康复科患者的心理护理

护理案例

　　2016年，某患者，男，53岁，中风以"脑梗死"为诊断入院。患者因右侧肢体偏瘫，活动受限，不能自理，跌倒，经主管医生、护士长和当班护士询问，患者自尊心强，不愿连累家人，自己自行锻炼，家属说"不能自理，就别硬撑"，患者本人生气，不听家人劝说，自己行走，不慎跌倒。经过护士长调解，患者愿意听从家人和医护人员的忠告，再次向家人宣教。同时要求责任护士加强巡视病房，及时和患者做好沟通。

　　问题与思考：

　　1.患者有什么样的心理特点？

　　2.对于这样的患者，护理人员应该怎么做？

（一）康复心理学

　　康复心理学是医学的一个分支学科，是研究运用心理学的理论和技术研究康复医学中的各种心理问题的一门学科。康复心理学要研究残疾人心理变化的规律性，心理因素在残疾的发生、发展、变化中的作用，以及如何使残疾者重新保持其心理与环境、社会之间的平衡等内容。

　　患者的心理特点：心理的变化属于正常人处于危险境地时的基本心理状态，看问题易于走极端，往往把疾病的范围和影响扩大化，而忽视自己尚存的功能，误以为丧失了一切；习惯于伤前看问题的视角，以自己的疾病与健康人比较，越比越丧失信心，有的患者陷入苦恼中难以自拔，以至于出现强烈的身心症状，甚至出现自杀行为；易于由于外表上的变化陷入自卑，忽略了自己理想、意志、学识、人格等方面宝贵的内在价值的存在。他们多数人与社会隔离，信息封闭而感到孤独。

　　1.心理社会因素与康复患者

　　（1）认识因素　①否认躯体障碍的存在：在某些情况下，否认对疾病的康复不利，患者可能会对疾病的发展信息和不良发展后果持忽略态度，从而延误了可能康复的机会。在健康心理学和康复医学中,已把患者的否认心理和不遵医嘱(uncomplaisance)行为列入专门的研究课题。②对科学治疗知识认识的局限性:一方面可能因为患者自身文化水平较低,缺乏卫生科学知识,对卫生,保健和健康的理解和态度受到陈腐传统观念和某些错误的理论影响,以致做出很多愚昧的,不利于健康的行为。例如,认为手术要疼痛,要失血,常死人,麻醉后醒不过来,有后遗症而拒绝手术治疗;也有的不愿意下床活动和锻炼,认为能下床活动就不算患者;由于长期卧床引起的患者肢体肌肉萎缩及各种心理,社会和生理功能退化。另一方面可能因为患者对医学知识不了解和不信任,反而受封建文化的影响而相信鬼神和巫师及其他非医疗人员的不科学建议,也有虽不全信,但往往抱着"试试看"的心理,结果上当受骗,延误治疗时间。

(2)应对方式 对患者个性相对固执,在应对问题上他们表现得坚持己见,自以为是,刚愎自用,不服从和不配合医生,护士和家人的治疗和康复计划干预诊断,治疗和康复方案,因而往往打乱康复部署。这些人常有敏感,多疑的特点,一旦违反其意志,就发脾气,采取不合作的态度。也有的患者个性表现相对懦弱,当遇到问题和不幸时,他们的应对往往是被动消极的,往往有自怜、自责或罪孽感,认为是命中注定,是祖宗不积德的报应,有的甚至自卑、自责,把自己视为等外公民,甚至没有求治和康复的信心与要求。

(3)情绪 情绪障碍是部分残疾人和慢性患者在心理上最明显的变化疾病多伴有形象的破坏,因而出现对自我形象的不满意,自卑,羞愧,孤独,不愿或很少参加社交活动,自我封闭,由此引起空虚,孤独,抑郁,悲观,绝望,甚至自暴自弃,失掉康复信心,出现躯体不适感和疼痛症状,抑郁严重时,可能会有厌世和轻生的行为。

(4)人格 患者人格特点与其对挫折,残疾和病痛的反应强度对不幸遭遇的态度以及自我评价的高低都有一点关系。具有疑患者格的患者,他们敏感,多疑,对不适和疾病的耐受性较低,往往夸大疾病伤残的严重程度。他们对治疗,康复缺乏信心,导致康复过程延缓癔症人格的患者,则感情脆弱,在挫折和不幸面前情绪极其不稳定,对不适感则过分小心谨慎,拘泥于程序和治疗常规,固执,偏见,治疗程序略有变动,就对康复产生怀疑,信心随之动摇。

(5)社会因素 ①社会对残疾人的态度:残疾人希望和正常人一样并得到社会的认可,但是人们对残疾人往往有不同的态度,有些态度可能会对残疾人造成一定的影响,如同情,爱护但不怜悯可以让残疾人感觉到尊重并感到温暖,支持和增加康复的信心;嘲弄,侮辱属于不道德的恶作剧行为,会使残疾人和患者有屈辱感,愤懑或自怜,易导致消极情绪,不利于康复。而虐待,遗弃残疾儿童或慢性病老人属于犯罪行为,这就剥夺了残疾人和患者康复的机会。②家庭因素:家庭给予残疾人和患者的关心和支持是他们康复的一个重要支持因素。适当的支持,鼓励可以增加残疾人和患者的康复信心和动力,但是如果关心过度,则容易导致他们形成依赖思想;如果家人对残疾人或患者的康复不抱有希望甚至毫无信心的选择放弃,或把家庭的一切不幸和苦恼都怪罪于残疾人和患者,把残疾人或患者作为家中不幸的替罪羊,对他们抱怨,虐待,甚至遗弃,则可能导致他们产生抑郁,焦虑等消极情绪,放弃治疗和康复,甚至轻生。③继发性获益:有些残疾人和患者为了长期享受优抚,劳保不愿意降低残疾补助金等级,虽然病好应当出院,但他们仍夸大不适感,制造新症状,甚至抵制康复,以争取长期住院,以此获得个人利益。④缺乏社会支持系统:社会可以为残疾人和慢性患者提供支持和帮助,并为他们的健康创造条件,社会保险,福利和康复医疗机构的条件有无足够的,训练有素的康复医学家,康复心理学家,社会工作者以及为残疾人和患者服务的志愿者,都会影响康复者的保障和安全感。

(6)医源性因素 医务人员简单,生硬的态度可以强化症状,特别是某些易受暗示性,个性相对敏感,自卑脆弱的患者,容易使他们产生焦虑,悲观,滋生易病观念;其次是医护人员的治疗操作,如果过于粗暴,草率或者不熟练,增加了本来可以避免的痛苦,使患者惧怕手术,不愿注射等,形成康复医疗中的心理阻碍,再次是治疗计划安排,如药物治疗中的程序复杂,时间太长,康复工具设计笨重,使用是不舒服,都会使患者放弃或中断治疗,以致达不到康复的效果;此外,还有药物治疗带来的副作用,如未向患者说明服药后可能会有的不适副作用,这可能会使患者担心,害怕或者不能耐受,进而导致不能坚持继续治疗,影响康复。

2.中风患者的心理改变一般会经历5个阶段

(1)震惊期 患者对突然发生的中风缺乏心理准备,对进一步所造成的功能障碍也缺乏理解,因此患者可表现为震惊、慌乱。这一阶段可维持数小时或数天。此时期时间短暂,一般都会配合药物治疗,患者在震惊之余总认为药物治疗后肢体功能很快会恢复,此阶段容易度过,很快进入下一阶段。

(2)否认期 在震惊期之后,患者逐渐领悟到自身疾病可能造成的功能障碍,由此进入否定期。患者表现为对自己的功能障碍表示否认,一厢情愿地曲解病情,不愿了解病情的预后,以试图避免心理上的痛苦。这一阶段一般历时数天或数月。

此阶段患者病情逐渐平稳,系统的康复治疗手段在此时期介入。将患者推到康复治疗室,让患者感受康复环境,让患者看到和自己一样病情的病友是如何锻炼的,同时让患者从心理上认识到这类病是有完善的康复治疗方法的,让他们接受病情的同时行动起来,同大家一起投入到积极的康复锻炼中去,从而感受到肢体功能的恢复,培养一种乐观的心态,进而使肢体功能迅速恢复。而一些恢复量较慢或没有进行康复训练的患者很快进入下一阶段。

(3)抑郁期 患者一旦明白自己将成为残疾人时,可表现为极度的痛苦和悲哀,心情压抑,对所有的人或事物都失去兴趣,悲观失望,不愿意与他人主动接触。这一阶段一般持续数周或数月。这一时期最需要家属的关爱,绝大多数患者经过正规的康复训练可以独立行走,而不经过康复治疗的患者会朝向一个过度用力,代偿错误模式,强化错误的恶性循环中去。①对抗独立期:这一阶段患者主要表现为对抗治疗,拒绝合作,对日常生活中能够自己做的事自己不做,反而要依赖他人,对治疗和康复训练持不积极态度。②适应期:患者在平安经历了上述各期之后可逐渐进入适应期,表现为承认自己的残疾现实,并积极采取各种措施适应残疾,寻求减轻痛苦的方法,以适应残疾后的生活,在家中不再处于被动、依赖的地位。但这一阶段往往要几年时间才能达到,有些患者尚有可能达不到这一阶段。

(二)康复患者心理护理内容

康复患者的心理护理涉及面广泛,在康复心理护理的评估护理计划的制定和实施过程中,需要我们具备更广泛的知识、技术和经验。下面仅就某些对康复期患者心理健康有一定帮助的心理护理措施做简述。

1.培养积极的情绪状态 通过心理的和社会的支持和一定的心理指导等措施,鼓励残疾人和慢性病患者培养期乐观、积极、自信、自尊自爱、顽强的心理状态,以促进机体的抗病能力和发挥器官的代偿功能,例如,可以组织残疾人举办一些文艺活动,鼓励他们多锻炼和运动,甚至可以报名参加残疾人运动会等。

2.纠正错误认知活动,建立正确求医行为　错误的认知活动会扭曲客观事实,延误治疗和康复时机,纠正的方法主要靠宣传、指导、介绍卫生保健知识,与愚昧落后做斗争;揭露、批判散播迷信的诈骗行为,清除引人误入歧途的舆论,指导正确的求医行为。

3.动员生理代偿功能　当人们不幸丧失了某种生理功能时,其他生理功能就会予以代偿。残疾人在失去一部分生理功能后,往往会增加另一部分生理功能,如失去视觉的人,其听觉往往会比一般人敏感的多。所以,护士可以督促或指导患者家属帮助患者发觉和训练另一部分可以补偿的心理生理功能,使患者能重新适应生活并积极接受当前的治疗和康复计划。如有的无臂人经过锻炼后,可以用足穿针引线、绣花作画,并能做到生活自理。

4.应对方式指导　适当的应对方式可以缓解患者的心身反应,如减少消极情绪的产生、建立良好的社会支持,从而促使患者早日康复。帮助患者积极的应对自身的不幸,避免产生屈服、回避甚至幻想或坐以待毙等心理;反之,要鼓励他们能够顽强拼搏,自学成才,成为学有专长的人。护士可以给住院患者提供一些积极的应对例子、组织团体治疗的方式,使患者间能够相互学习、交流和鼓励,从而促使他们康复。

(三)康复过程中的心理治疗

1.认知疗法　认知疗法是通过改变人的认知过程和从这一过程中所产生的观念来纠正人们的心理障碍,矫正不良的情绪和适应不良的行为。认知治疗者要帮助患者的认知和思维活动,调节纠正错误的认知,安排特定的学习过程,改变和重新组织患者的思维为主的认知过程.从而改变患者的不良情绪和适应不良的行为。

2.支持疗法　一般是指医生合理地采用劝导、启发、同情、支持、解释、提供保证、应激无害化指导以及改变环境等方法,帮助患者认识问题、消除顾虑、改善环境、提高信心、从而促进心身健康过程。

3.集体疗法　集体心理治疗,简称集体治疗,指治疗者同时对许多患者进行治疗。这些患者常具有疾病及相关问题的共性。这种方法的优点,能节省治疗所需的人力,也能利用集体的力量产生积极效应。

4.放松疗法　放松疗法又称松弛疗法、放松训练,它是一种通过训练有意识地控制自身的心理生理活动、降低唤醒水平、改变机体紊乱功能的心理治疗方法。实践表明,心理生理的放松,均有利于身心健康、达到治病的作用。

5.家庭疗法　家庭成员是患者最亲近的人员。他们的态度、鼓励对患者影响极大。家庭对缓解患者的抑郁情绪有重要作用

6.音乐疗法　音乐能直接影响一个人的内在感情,能使一个人感到自我满足,还是一种非语言的沟通工具,能诱发患者的活动力,促进其综合运动功能。

应根据不同的对象选择音乐。

(1)音乐可引发生理反应;但很难预料这些反应的方向。

(2)音乐可引发心理(情绪/情感)反应。

(3)音乐或许能引发想象及联想。

（4）音乐能诱发一个人的活动力。

（5）音乐有一定的构造性与组织性。

（6）音乐活动能使一个人感到自我满足，能帮助一个人宣泄内在的情绪。

（7）音乐有变化情绪的特征，能将忧郁的情绪转换成喜悦明快的情绪，会驱散形成忧郁的情绪与思想。

（8）音乐是一种非语言的沟通工具。

（9）音乐活动能促进一个人统合运动机能，藉由节奏的刺激，可激起肌肉的活动。

（10）团体音乐活动能帮助促进人际关系。

7. 小组治疗　可以有助于降低孤独感，扩大交往，充实内心世界。与组员一起分享经历，加深理解，讲述自己的故事和感受，互相支持，讨论如何应对，面对现实而不是过去。

小　结

康复心理学患者的心理特点，心理社会因素与康复患者，中风患者的心理改变经历，康复患者心理护理内容以及康复过程中的心理治疗都是本章所涉及的重要概念。

医护人员通过对患者心理和影响患者的社会因素的了解和对康复患者心理护理疗法的掌握，将会极大的提高治疗效果和减轻患者的身心痛苦。

 思考题

影响康复患者的心理社会因素有哪些？如何对他们进行心理护理？

十二、精神科患者的心理护理

护理案例

某女，29岁，初小文化，汉族，已婚。阵发性暴怒，捶胸撕衣，咬人毁物，嚎哭呻吟，狂奔乱跑，数小时后逐渐平息缓解，上述症状反复发作9年。

问题与思考：

1. 精神科患者有哪些心理特点？

2. 护士可以为他们做些什么？

精神病学是医学的一个分支学科，是研究精神疾病病因、发病机制、临床表现、疾病的发展规律及治疗和预防的一门学科。精神障碍一类具有诊断意义的精神方面的问题，特征为情绪，认知，行为等方面的改变，伴有痛苦和（或）功能损害。精神疾病是指在各种生物学、心理学以及社会环境因素影响下，大脑功能失调导致认知、情感、意志和行为等精神活动出现不同程度障碍为临床表现的疾病。

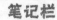

笔记栏

（一）心理护理对精神患者的目的及意义

1.心理护理的目的　心理护理在于运用心理学的理论和技术,去辅导和治疗患者心理障碍及行为矫正问题,促进患者认识疾病的性质及表现的规律,了解疾病的心理、生理及病理之间的关系以改善患者的心理以及适应方式,消除患者疑虑、抑郁及悲观情绪,充分发挥主观能动性,消除疾病后的消极心理所造成的继发性心因症状,从而加速康复,提高生命质量。

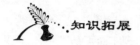 **知识拓展**

对精神病本质认识的历史演变

Psyche+iatyia(治疗灵魂)	Hippocrates:精神病体液病理学说
Aristotel:心是精神的发源	Pinel:首位"疯人院"院长
Engel:生物-心理-社会医学模式	

2.心理护理的意义　现代精神病学认为,在精神病科患者的治疗过程中,护士的言语行为会直接影响到患者的康复,所以对精神患者实施有效的心理护理,对疾病的转归,预后及防止精神残疾具有重大的意义。精神患者的共同特征是都有认知,情感,行为方面的症状。心理护理在这些疾病护理中扮演了重要角色。精神患者在住院的不同阶段有不同的心理特征,应区别对待。

（二）心理护理的具体方法

通过和患者言语交谈,达到解决患者心理问题的目的。个别心理护理是由护士完成,对患者采取个别指导、鼓励、暗示、劝解、疏导等方法。在进行心理护理时,护士首先应仪表端庄、态度和蔼、言语温和,给患者以亲切感和安全感。使患者愿意与护士交往,并建立良好的护患关系。

1.入院时的心理护理　接住院处通知后,值班护士根据病情需要安排合适的房间、合适的床位、餐位。一般新患者安排靠近护士站的房间,老年患者安置在老年病房,传染病患者安置在隔离室以便隔离。对有暴力行为史、年轻男性及所患的重型精神障碍的高危人群,护理上给予重点监护和人文关怀。

接触患者时应尊重患者,对患者的痛苦表示理解,让患者感觉护士是可以信赖的,住院的环境是安全的。经常关心询问患者的饮食、睡眠、排泄情况,征求患者的意见和要求,对患者提出的合理要求尽量予以满足,不能满足时解释理由,使患者感到被尊重、关心、照顾从而安心住院。

护士要主动热情接待患者,向患者介绍自己和病房环境、住院制度及其他工作人员、病友等,以帮助患者尽快适应住院生活。对不合作的患者,掌握其病情特点,摸索适当的接触方法,对不愿暴露思维内容的患者,在接触时可以先从患者的生活、工作或兴趣爱好着手,与患者交谈,建立良好的治疗性护患关系,然后再谈及病情。

2.住院期间心理护理　观察有无恐惧心理或拒服药、藏药行为,并告知患者治疗计划及讲解各种治疗的相关知识。告知患者治疗的过程,随着药物剂量的加大,不适的药物副作用难以避免,随着治疗时间的延长会产生一定的适应性,帮助患者分析现阶段的治疗成果,加强患者对治疗的信心。应用精神知识、心理学知识帮助患者分析原因,给予适当的指导及心理支持。

有药物不良反应患者要重视和关心。服用氯氮平的患者,常有流涎、多汗、体重增加、粒细胞减少等症状;服用碳酸锂可能出现恶心、呕吐、腹泻、肌肉僵直等表现;凡服用抗精神病药物的,常可出现锥体外系的症状群,一旦发现不良反应,及时告诉医生、护士。

精神疾病有很多类型,其临床表现各异、护理方法也不同。如对神经症、癔症患者要有同情心、有耐心,多用良性的暗示性语言;对兴奋、躁动的患者,避免激惹,必要时进行保护性约束;对精神分裂症患者注意观察有无幻觉、妄想出现;对懒散、被动的患者,应多与其沟通、督促其进行生活料理,养成良好的卫生习惯。

要根据患者病情变化予以不同的心理护理,拒食患者找出拒食的原因,根据原因予以不同的心理护理,说明进食的益处,鼓励其主动进食。

对罪恶妄想、关系妄想和嫉妒妄想者予以疏导解释,防止突暴伤人或自杀、自伤。对夸大妄想者不与争辩。对钟情妄想者举止稳重,保持一定的严肃性。对幻觉丰富的患者应注意观察其突发行为并给予对症处理。

对躁狂患者应沉着、冷静,用温和的语言低声说话,避免用激惹性语言。对严重兴奋躁动患者,护士态度要镇定,语言要诚恳,动作要机敏,迅速组织人力将患者隔离保护,同时要向患者说明,隔离保护是为了他的安全。

对于整日缄默不语或隐瞒症状的患者多观察、多接触,改变其错误认知。对于有消极抑郁或自杀企图的患者,护士要帮助树立生活的信心和勇气,转移其轻生的念头,根据原因进行心理疏导及护理,打开心结。根据患者的爱好,开展工娱治疗,活跃患者情绪,多与患者交谈,消除消极悲观念头,积极面对人生。

3.出院前的心理护理　出院前患者的心理活动复杂,应使用针对性强的个性心理护理。制定合理的休养计划,使患者逐步回归社会和家庭。此外,还要做好社区、工作单位有关人员及家属的健康教育,使他们接纳患者,协助患者进行维持治疗,使患者获得社会和家庭的支持,增强治病的信心,达到预防复发,保持身心健康的目的。

思考题

一、选择题

1. 下列哪项是手术患者的心理特点 （　　）

　A. 恐惧　　　　　　　　　　B. 焦虑

　C. 易激惹　　　　　　　　　D. 抑郁

　E. 自杀

2. 外科疾病患者心理状况的主要影响因素有 （　　）

　A. 信息缺失　　　　　　　　B. 以往的手术经验

　C. 对医护人员的信任度低　　D. 年龄

　E. 焦虑

3. 护士的心理护理意识包括 （　　）

　A. 有意识心理护理　　　　　B. 埃利斯

笔记栏

C. 无意识心理护理   D. 弗洛伊德

E. 许又新

4. 患者心理状况评估标准有   ( )

A. 主观经验标准   B. 社会适应标准

C. 病因症状标准   D. 信念

E. 统计分析标准

5. 常用心理护理技术包括   ( )

A. ABCDE 技术   B. 信息支持

C. 情感支持   D. 系统脱敏

E. 鼓励

6. 患者最常出现的应激情绪反应是   ( )

A. 抑郁   B. 恐惧

C. 焦虑   D. 愤怒

7. 青光眼患者由于病程较长、症状固定或反复发作,易出现   ( )

A. 厌世心理   B. 揣测心理

C. 恐惧心理   D. 上都正确

8. 老年患者突出的心理需求是   ( )

A. 关心   B. 受尊敬

C. 社会支持   D. 生活照顾

E. 精神支持

9. 医护人员缺乏同情心很可能会使患者产生   ( )

A. 焦虑   B. 恐惧

C. 抑郁   D. 孤独感

E. 遵医行为问题

10. 心理护理与心理治疗能否取得成功的重要因素,很大程度上取决于 ( )

A. 问题的针对性   B. 手段的综合性

C. 保密的严格性   D. 关系的和谐性

11. 对年龄较大的,病情较重的患者护士应   ( )

A. 不予理睬   B. 严格按序就诊

C. 优先安排就诊   D. 建议急诊科就诊

12. 患者听别人介绍某种药效果好,自己就找医生开,这是( )的现象。

A. 明智用药   B. 速效用药

C. 仿效用药   D. 经验用药

13. 门诊患者早就医的心理需求有哪些   ( )

A. 早就诊   B. 早确诊

C. 早治疗   D. 早发现

14. 健康宣教可采取哪些形式   ( )

A. 口头宣教   B. 网上宣传

C. 健康宣传栏   D. 电视讲座

E. 电话咨询

15. 关于康复心理学表述不正确的是   ( )

A. 交叉学科   B. 边缘学科

C. 思想教育学科   D. 心理学的分支

E. 康复学的重要分支

16. 康复心理学研究各种疾病患者的 （ ）
   A. 康复期的临床表现
   B. 生物理化致病因素
   C. 康复期患者特殊的心理行为表现
   D. 康复期心理行为变化和心理康复方法及技术
   E. 康复期患者心理行为变化的一般规律

17. 康复心理学发展的理论根据是 （ ）
   A. 生物-心理-社会模式   B. 生物-社会模式
   C. 生物-社会-心理模式   D. 生物医学理论模式
   E. 社会医学理论模式

18. 关于康复心理学的地位叙述错误的一项是 （ ）
   A. 康复心理学是心理学的一个分支,是临床心理学,咨询心理学和社会心理学的分支学科
   B. 康复心理服务是一项专业性较强的工作,需要受过充分训练的心理学专业人员来承担
   C. 康复心理学是采用心理和行为科学进行临床,咨询,组织的方法
   D. 康复机构可单独成立康复心理科(室),聘用经过训练的心理治疗师参加伤、病、残者的康复专业治疗组,参与综合功能评定,制订且全面参与康复治疗计划
   E. 康复心理学专业人员的主要任务是为病、伤、残者提供心理学方面的服务,以促进其适应工作、适应生活和适应社会的过程

19. 下列不属于护士实施心理护理职责的选项是( )(2012 年)
   A. 心理护理与心理干预
   B. 心理护理和行为指导
   C. 独立开展心理治疗和行为矫正
   D. 心理健康教育
   E. 心理护理和干预效果

20. 护士指导实施心理护理时( )(2010 年)
   A. 实施前进行有关心理护理原理等方面的指导
   B. 实施过程中护患间要不断交流
   C. 注意患者对交谈信息的反馈
   D. 调动和鼓励患者参与
   E. 以上均是

21. 急危重症患者初入院的 1～2 d,最典型的心理特点是( )(2013 年)
   A. 焦虑、恐惧   B. 否认
   C. 孤独、愤怒   D. 依赖
   E. 自我形象紊乱

22. 建立良好的护患关系,很大程度上取决于护士的人际能力及其( )(2014 年)
   A. 权威性   B. 主动性
   C. 变通性   D. 主导性
   E. 灵活性

23. 针对急危重症患者否认心理,不正确观点为( )(2012 年)
   A. 否认是自我保护
   B. 短期的否认可予以纠正
   C. 持续的否认心理可不予以处理
   D. 否认可使患者减轻烦恼
   E. 以上均是

24. 女性,36岁。左上腹痛伴进行性血压下降6 h。因诊断不明,需做剖腹探查,患者担心"白挨一刀"。此时护士进行心理疏导,其目的应排除(　　)(2014年)

 A. 除患者顾虑   B. 提高手术成功率

 C. 增加人性化服务   D. 增加医患间沟通

 E. 增加患者合作度

25. 患者女,45岁。反复不规则发热6个月,半个月前出现左下肢酸痛,行走困难,伴胸闷,心悸,被诊断为"亚急性感染性心内膜炎,二尖瓣脱垂伴关闭不全",建议手术治疗。患者对手术非常担心,适宜的护理措施是(　　)(2015年)

 A. 建议患者转院

 B. 告知患者手术已经安排,无法更改

 C. 向患者介绍手术成功的例子

 D. 告诉患者手术很简单

 E. 建议患者签字放弃治疗

26. 拟行胆总管结石切除术的某患者感到焦虑,对于减轻焦虑最为合适的护理措施是(　　)(2015年)

 A. 告知患者手术是常规治疗方法

 B. 为患者提供其想知道的有关术后信息

 C. 告知患者转移注意力以减轻焦虑

 D. 强调术后遵从医嘱的重要性

 E. 强调术前情绪稳定的重要性

27. 术前期护理重点是   (　　)

 A. 密切观察病情变化   B. 缓解患者的痛苦

 C. 预防并发症   D. 进行生理和心理准备

 E. 预防医源感染和意外伤害

28. 患者,男,75岁。因脑出血进行手术已数小时。家属焦急地问病房护士:"手术怎么还没有结束啊,我很担心!"此时最能安慰家属的回答是(　　)(2016年)

 A. "假如手术有问题,医生会通知您的。"

 B. "这样的病情手术风险本来就很大,您就别催了!"

 C. "您的心情我能理解,我可以打电话了解情况后再告诉您。"

 D. "这种手术的时间就是很长,您去手术室门口等着吧。"

 E. "对不起,我不清楚手术的情况"

二、案例

 患者入院后常对医生讲听到空气中传播流言蜚语,患者常听到别人讲自己"这个女人不正经,作风不正派",也会听到别人讲"这个女人在家炒菜时加盐和糖之类的调味品时是在菜中放白粉海洛因等",常常会觉得"公安局要来找我"。

 请分析:

 1. 该患者属于哪种精神障碍?

 2. 针对该患者的症状,该如何护理?

(河南省人民医院 郭舒婕)

附　录

参考答案(部分)

第三章

一、选择题

1.B　2.D　3.D　4.E　5.B

第六章

一、选择题

1.A　2.C　3.B

近年来与本章内容相关的护士执业资格考试题目

4.D　5.D　6.B　7.B　8.D　9.B

第七章

一、选择题

1.D　2.C　3.E　4.A　5.C　6.A　7.A　8.B　9.C

第十章

一、选择题

1.ABD　2.ABCD　3.AC　4.ABCE　5.ABCDE　6.C　7.D　8.B　9.D　10.D

11.C　12.C　13.ABC　14.ABCDE　15.C　16.C　17.A　18.A

近年来与本章内容相关的护士执业资格考试题目

19.C　20.E　21.A　22.D　23.C　24.B　25.C　26.B　27.ABD　28.C

笔记栏

参考文献

[1]刘晓虹.护理心理学[M].3 版.上海:上海科学技术出版社,2015.

[2]杨艳杰,曹枫林.护理心理学[M].北京:人民卫生出版社,2017.

[3]吴斌.护理心理学[M].北京:科学出版社,2015.

[4]刘惠军.医学人文素质与医患沟通技能[M].北京:北京大学医学出版社,2013.

[5]泥安儒,郝双英.健康生活幸福一生[M].济南:山东教育出版社,2015.

[6](Shaffer,D,R)谢弗[美]等.发展心理学[M].邹泓,译.北京:中国轻工业出版社,2016.

[7]古海荣.护理职业防护[M].郑州:郑州大学出版社,2015.

[8]Grant Blashki,Fiona Judd,Leon Piterman.全科医学之心理健康[M].杨辉,译.北京:北京大学医学出版社,2014.

[9]宇传华,季洁,张干深等.中国人寿命、死因与健康危险因素.全球疾病负担研究最新结果[J].中国卫生统计,2015,32(1):181-182.

[10]高铭涛,张健,王诚丽.国内居民疾病死因研究进展[J].中南医学科学杂志,2015,(4):464-468.

[11]李秋萍.护患沟通技巧[M].北京:人民军医出版社,2014.

[12]郑一瑾,左慧敏.护理心理学[M].武汉:华中科技大学出版社,2016.

[13]王辉.护理心理学[M].北京:化学工业出版社,2015.

[14]张贵平.护理心理学[M].北京:科学出版社,2014.

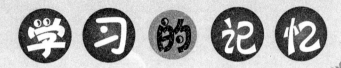

小事拾遗：————————————————————

————————————————————————————

————————————————————————————

————————————————————————————

————————————————————————————

————————————————————————————

————————————————————————————

学习感想：————————————————————

————————————————————————————

————————————————————————————

————————————————————————————

————————————————————————————

————————————————————————————

————————————————————————————

　　学习的过程是知识积累的过程，也是提升能力、稳步成长的阶梯，大家的注释、理解汇集成无限的缘分、友情和牵挂，请简单手记这一过程中的某些"小事"，再回首时定会有所发现、有所感悟！

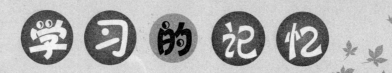

学习的记忆

姓名：_____

本人于20____年____月至20____年____月参加了本课程的学习

此处粘贴照片

任课老师：_____ _____　　班主任：_____

班长或学生干部：_____ _____ _____

我的教室（请手写同学的名字，标记我的座位以及前后左右相邻同学的座位）